Die Theorie des Coolout und ihre
Bedeutung für die Pflegeausbildung

## Zur Autorin

*Karin Kersting* ist Krankenschwester, Lehrerin für Pflege,Diplom-Pädagogin und Professorin für Pflegewissenschaft/Pflegeforschung im Fachbereich Sozial- und Gesundheitswesen an der Hochschule Ludwigshafen am Rhein. Sie hat dort über 10 Jahren den Studiengang Pflegepädagogik geleitet und forscht seit über 20 Jahren zum Phänomen »Bürgerliche Kälte in der Pflege« (synonym »Coolout in der Pflege«).

*Karin Kersting*

# Die Theorie des Coolout und ihre Bedeutung für die Pflegeausbildung

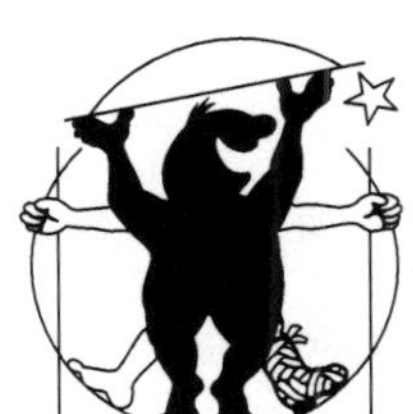

Mabuse-Verlag
Frankfurt am Main

**Bibliografische Information der Deutschen Nationalbibliothek**

Die Deutsche Nationalbibliothek verzeichnet diese Publikation in der Deutschen Nationalbibliografie; detaillierte bibliografische Angaben sind im Internet unter http://dnb.d-nb.de abrufbar.

Informationen zu unserem gesamten Programm, unseren AutorInnen und zum Verlag finden Sie unter: www.mabuse-verlag.de.

Wenn Sie unseren Newsletter zu aktuellen Neuerscheinungen und anderen Neuigkeiten abonnieren möchten, schicken Sie einfach eine E-Mail mit dem Vermerk »Newsletter« an: online@mabuse-verlag.de.

3. Auflage 2024

Kasseler Str. 1a
60486 Frankfurt am Main
Tel.: 069–70799622
Fax: 069–704152
vertrieb@mabuse-verlag.de
www.mabuse-verlag.de

Umschlaggestaltung: Marion Ullrich, Frankfurt am Main
Umschlagfoto: ©istockphoto/Djapeman
Satz und Korrektorat: Christian Eberwien, Berlin

Druck: SOL Service GmbH, Schrobenhausen
ISBN: 978-3-86321-285-8
Printed in Germany

*Immer noch*

**Für Anna Stephan** – *stellvertretend für alle PatientInnen, die in Krankenhäusern fixiert werden*

# Inhalt

# Vorwort zu Ursprung, Entwicklung und Fortsetzung der »Kälte-Studien« bzw. »Coolout-Studien«

Gegenstand dieser Monographie ist eine zusammenfassende Darstellung der Coolout-Studien in der Pflege: theoretische Grundannahmen, Forschungsdesign, forschungsmethodische Vorgehensweise und Ergebnisse werden im Überblick dargestellt und ergänzt durch eine Beschreibung und Diskussion von ausgewählten Folgestudien, die seit 2007 im Fachbereich Sozial- und Gesundheitswesen an der Hochschule Ludwigshafen am Rhein durchgeführt werden.

Es handelt sich also um eine Weiterentwicklung meiner Dissertation »Berufsbildung zwischen Anspruch und Wirklichkeit. Eine Studie zur moralischen Desensibilisierung«, die in der ersten Auflage 2002 im Verlag Hans Huber, in der zweiten und dritten Auflage (2011 und 2013) im Mabuse-Verlag erschien.[1] Die Studie ist im Rahmen des Forschungsprojektes »Moralische Krisenerfahrung in Kindheit und Jugend« an der Universität Gesamthochschule Essen (heutige Universität Duisburg-Essen) entstanden. Vom Sommersemester 1995 bis zum Wintersemester 1999/2000 untersuchte eine Gruppe von Studenten[2] und Doktoranden, zu der auch die Verfasserin dieser Arbeit gehörte, unter der Leitung von Prof. Dr. Andreas Gruschka Reaktionen von Kindern, Jugendlichen und jungen Erwachsenen auf moralische Konfliktsituationen.

---

1 Die Dissertation wurde dankenswerterweise von der Robert-Bosch-Stiftung unterstützt.

2 Mit der Bezeichnung sind gleichzeitig auch Studentinnen gemeint. Im Interesse einer besseren Lesbarkeit wurde bei allen Personen nur eine Geschlechtsform gewählt, die stellvertretend für beide Geschlechter steht. Das gilt ebenso für die Bezeichnungen Schüler, Krankenschwester, Proband, Patient, Praxisanleiter, Pflegepädagogen/Pflegepädagoge usw.. Auch bei Angaben zu den Probanden wurde nur eine Geschlechtsform gewählt. Dies dient angesichts der kleinen Fallzahlen der einzelnen Folgestudien auch der Wahrung der Anonymität.

Zu diesem Zweck wurden klinische Interviews mit 209 Probanden geführt. In den Gesprächen wurden verschiedene, ihnen aus ihrem Alltag bekannte moralische Konfliktsituationen thematisiert. Die konkreten Inhalte wechselten dabei je nach Altersgruppe und Thema. Strukturell waren die Konflikte jedoch identisch: Immer ging es um Situationen, in denen ein Verhalten gemäß einer postulierten Norm im Widerstreit zu den Bedingungen des Alltags stand. Diese Konfliktsituationen wurden in kleine Geschichten (Szenarien) eingearbeitet, die den Probanden vorgelesen bzw. vorgelegt wurden. Sie wurden aufgefordert, ihre Meinung dazu zu äußern. Die Probanden – Kindergartenkinder, Schüler der Primarstufe, Sekundarstufe I und II, Studenten und junge Arbeitslose, die an einer Qualifizierungsmaßnahme des Arbeitsamtes teilnahmen – wurden zu verschiedenen Normkonflikten in pädagogischen Institutionen und im außerpädagogischen Bereich befragt.[3]

Organisiert wurde das Projekt durch eine Zuordnung von Themen moralischer Konflikte zu einzelnen Projektmitarbeitern, die in kleinen Arbeitsgruppen die Reaktionen darauf in allen Altersgruppen untersuchten. Weil die Konflikte strukturidentisch sind, ist eine Verallgemeinerung sowohl der Ergebnisse der Altersgruppen der Probanden als auch der Arbeitsgruppen und damit der verschiedenen Normkonflikte möglich. Die Studie wurde 1996 auf den Bereich der beruflichen Bildung ausgeweitet: Ergänzend zu o.g. Probanden hat die Verfasserin Auszubildende der Pflege und später examinierte Pflegekräfte in das Projekt einbezogen, weil die Untersuchungsanlage die Möglichkeit bot, Erkenntnisse über Moralentwicklung also auch in der Pflege zu gewinnen. Denn durch die Auswertung der Interviews wird deutlich erkennbar, welche Strategien die Befragten für eine moralische Orientierung in ihrem Alltag entwickeln. Der für die Pflegeprobanden relevante moralische Konflikt ist ihrem Arbeitsalltag entnommen und resultiert aus dem normativen Postu-

3 Zu den thematischen Schwerpunkten der Gesamtstudie im Bereich der Pädagogik vgl. Kersting 2013: 315 ff., sowie die dort angegebene weiterführende Literatur.

lat einer patientenorientierten Pflege und die an die Pflegenden herangetragene Forderung nach funktionalen Verhaltensweisen in der Pflegepraxis.

Das gesamte Forschungsprojekt wurde seinerzeit an der Universität Essen als »Kälte-Studie« bezeichnet.[4] (Vgl. die Ausführungen zur Metapher der Kälte, S. 41 ff. der vorliegenden Arbeit) Der Begriff »Coolout-Studie« setzte sich im Laufe der Zeit für die pflegebezogenen Studien mit Bezug zu einem bereits 1999 erschienenen Aufsatz von mir mit dem Titel »Coolout im Pflegealltag« und vor allen Dingen aufgrund des Titels der Neuauflagen im Mabuse-Verlag ab 2011 (»Coolout in der Pflege. Eine Studie zur moralischen Desensibilisierung«) durch. Die Begriffe »Coolout-Studie« und »Kälte-Studie« werden im weiteren synonym verwendet. Ob die Entscheidung gut war, den Begriff »Coolout« zu verwenden, wird die Zeit bzw. werden entsprechende Diskussionen zeigen. Mit dem Begriff »Coolout« wird das damit beschriebene Phänomen – wenn es nicht tatsächlich in seiner Bedeutung und das heißt, in seinen Bezügen zur »Bürgerlichen Kälte« (Theodor W. Adorno und Max Horkheimer) erfasst wird – womöglich schnell zu so etwas wie »Coolness«, »Coole Pflegende« oder Ähnlichem fehlgedeutet und damit unverstanden bagatellisiert. Das wird der Sache in keiner Weise gerecht.

Es ist den Studierenden und Absolventen des Diplom- bzw. Bachelorstudiengangs Pflegepädagogik zu verdanken, dass es die Folgestudien in der Pflege gibt.[5] Durch ihr Interesse an den Coolout-Stu-

4 An diesem Projekt haben u. a. mitgearbeitet Karin Kersting, Vera Timmerberg, Thomas Geier, Marion Pollmanns, Anke Reichenbach, Martin Heinrich, Annette Weingarten, Markus Uecker, Sebastian Vogel, Ralf Boost. Es folgten an der Johann Wolfgang Goethe-Universität Frankfurt am Main zudem noch weitere Studien von Christoph Leser und Steven Heller.

5 Alle Studierenden der pflege- und gesundheitsbezogenen Studiengänge im Fachbereich Sozial- und Gesundheitswesen der Hochschule Ludwigshafen am Rhein (Bachelorstudiengang Pflegepädagogik, dualer Bachelorstudiengang Pflege, dualer Bachelorstudiengang Hebammenwesen) führen im Rahmen entsprechender Modulangebote in kleinen Gruppen eigene Forschungsprojekte durch. Sie werden dabei eng begleitet von den Lehrenden. Die Themen suchen sich die Studierenden selbst aus.

dien und ihr Engagement konnten bislang zehn Folgeuntersuchungen mit dem Forschungsdesign der ersten Studie von 1996 durchgeführt werden. Insgesamt wurden somit bisher für das Berufsfeld der Pflege 91 Probanden befragt. Darüber hinaus gibt es eine Reihe von ergänzenden Arbeiten (weitere Forschungsprojekte, Diplom-, Bachelor-, Masterarbeiten), die von Studierenden zu dem Themenfeld durchgeführt bzw. verfasst wurden. Zu nennen sind an dieser Stelle Matthias Adam, Julia Braun, Stefanie Braun, Reinhard Bretz, Kerstin Dech, Gert Fischer, Christina Flocken, Nina Follmann, Ingrid Gottmann, Barbara Grabowski, Annemarie Graff, Konstanze Hardock, Madeleine Hauck, Daniela Hünlein, Nicole Hüther, Felix Jentsch, Nadine Kaag, Christof Kexel, Kristin Kohlstedt, Nastassia Konze, Judith Lauer, Matthias Löw, Viktoria Maier, Julia Mayer, Sabrina Meinhardt, Christine Möglich, Peggy Naumann, Karina Peukert, Ingrid Roos, Daniel Rudolph, Katja Schonsky, Timo Siebenborn, Claudia Sohns-Böttcher, Tina Spingler, Alexander Stahl, Miriam Steppacher, Tatjana Steuerwald, Ertan Tastan, Nora Trümpelmann, Monika Vogler, Sophie Wagner, Sarah Weber, Nicole Zekl.

Im Jahr 2011 habe ich am Fachbereich Sozial- und Gesundheitswesen der Hochschule Ludwigshafen am Rhein eine Arbeitsgruppe gegründet. An dieser »Kälte-AG« oder »Coolout-AG« nehmen Pflegepädagogen[6], Studierende der Pflegepädagogik und der Pflege teil. Es sind Absolventen und Studierende der Hochschule Ludwigshafen am Rhein und anderer Hochschulen bzw. Kollegen aus unterschiedlichen Bildungseinrichtungen. In der Arbeitsgruppe werden neue Forschungsprojekte und Qualifizierungsarbeiten, die sich mit dem Thema Coolout befassen, vorgestellt und diskutiert. Darüber hinaus dient die »Coolout-AG« weiterführenden pflegepädagogisch/pflegedidaktischen Überlegungen und Diskussionen hinsichtlich der Vermittlung der Studien in Aus-, Fort- und Weiterbildung in den pflege- und gesundheitsbezogenen Berufen.

6 Die Bezeichnung ›Pflegepädagoge‹ umfasst in dieser Arbeit sowohl weitergebildete Lehrer für Pflegeberufe als auch hochschulisch ausgebildete Lehrende.

Mein Dank gilt allen Studierenden und Absolventen, die mit großem Engagement die Forschungen fortsetzen, sich gegenseitig in Forschungs- und Interpretationsgruppen unterstützen, auch nachfolgenden Projektgruppen beratend zur Seite stehen; hier sind besonders Gert Fischer und Matthias Löw zu nennen, die seit vielen Jahren immer wieder in verschiedenen Interpretationsgruppen mitarbeiten. Mein Dank gilt auch den Teilnehmern der »Coolout-AG«, die ihre jeweiligen theoretischen Perspektiven und praktischen Erfahrungen in die Diskussionen einbringen. Sie alle tragen dazu bei, dass diese Forschungsreihe lebendig gehalten wird.

Ich danke Matthias Löw für seine Mitarbeit bei der Beschreibung der Pflegepädagogen-Studien im dritten Kapitel und Christina Flocken, Christian Jonda, Sabine Meisterernst für die Vorstellung ihrer Unterrichtskonzepte im vierten Kapitel. Jutta Hassemer-Jersch, Raimund Hassemer, Sabine Meisterernst und Achim Fischer sei gedankt für das Korrekturlesen sowie bereichernde kritische Rückfragen und Anmerkungen. Mein besonderer Dank gilt Hans Ebli, der meine Texte gelesen, geduldig und kritisch diskutiert und mir so viele Anregungen gegeben hat.

*Ludwigshafen am Rhein, 2016* *Karin Kersting*

# Einleitung

Das zentrale Thema der Coolout-Studien ist der Widerspruch zwischen dem, wie die Pflege sein soll, und dem, wie sie in der Wirklichkeit ist: Pflegende sollen sich im Sinne einer ›guten‹ und ›richtigen‹ Pflege am jeweiligen individuellen Patienten und seinen Bedürfnissen orientieren.

Dies ist im Arbeitsalltag aber keineswegs durchgängig möglich. Pflegende geraten immer wieder in moralische Konfliktsituationen, in denen sie das ›Gute und Richtige‹ tun sollen und wollen, aber zu wenig Zeit dafür zur Verfügung steht. Es wird von ihnen nämlich gleichzeitig erwartet, sich funktional an den Erfordernissen der Stationsabläufe zu orientieren: Alle Arbeiten müssen erledigt werden, egal wie viel oder wenig Pflegepersonal zur Verfügung steht, egal wie viele Patienten auf der Station sind und wie pflegebedürftig die jeweiligen Patienten sind. Pflegende sehen sich dadurch oftmals genötigt, ›schnell‹ zu arbeiten.

Die Rahmenbedingungen, unter denen Pflege stattfindet, führen so zu einem unauflösbaren Widerspruch in den Anforderungen an Pflegende und Schüler, die in der Praxis tätig sind. Dieser Widerspruch findet sich auch in den Anforderungen wieder, die an die Pflegepädagogen und an die Praxisanleiter gestellt sind. Sie sind es, die den Schülern den pflegefachlichen Anspruch vermitteln sollen. Zugleich müssen sie auch Sorge dafür tragen, dass Schüler als Teil des Teams mitarbeiten können, sie sollen »praxistauglich« ausgebildet werden, sie müssen im Stationsalltag auch ›funktionieren‹, ihr Handeln muss sich auch an wirtschaftlichen Prinzipien ausrichten.

Mit den Coolout-Studien wird untersucht, wie Berufsangehörige der Pflege in ihrem Arbeitsalltag mit den daraus resultierenden alltäglichen moralischen Konfliktsituationen umgehen. Oder anders gesagt: Wie reagieren Berufsangehörige der Pflege »auf die Erfahrung, daß systematisch nicht gilt, was den postulierten Normen zufolge gelten sollte?« (Heinrich 1999: 14)

Anknüpfend an das erste Forschungsprojekt (1995–2000) an der Universität GH Essen (heutige Universität Duisburg-Essen) werden diese Studien seit 2007 gemeinsam mit Studierenden der Pflegepädagogik und Pflegepädagogen im Fachbereich Sozial- und Gesundheitswesen an der Hochschule Ludwigshafen am Rhein weiterentwickelt und fortgeführt.[7] Bislang wurden insgesamt 91 Probanden aus der Pflege untersucht: Auszubildende der Pflege und examinierte Pflegende, Pflegepädagogen, Praxisanleiter, Altenpflegeschüler und Pflegedienstleitungen. In der Studienreihe werden jeweils leitfadengestützte Einzelinterviews auf der Grundlage von typischen Szenarien aus den jeweiligen Arbeitsbereichen geführt und mittels Objektiver Hermeneutik ausgewertet.

Im Mittelpunkt dieses Buches stehen die Folgestudien, die sich mit dem Widerspruch in den Anforderungen an Praxisanleiter und Pflegepädagogen befassen. Im ersten Kapitel werden zunächst die theoretischen Grundlagen, die forschungsmethodische Vorgehensweise und die Ergebnisse der Ursprungsstudie zum Coolout in der Pflege zusammenfassend dargelegt. Dies ist bedeutsam, weil sich die Folgestudien daran ausrichten.

Im zweiten Kapitel werden die Studien zur Situation der Praxisanleiter vorgestellt und diskutiert. Dabei wird auch Bezug genommen auf ausgewählte Praxisanleitungskonzepte (von Birte Mensdorf und Christa Olbrich), die vor dem Hintergrund der Studien analysiert und hinsichtlich ihrer Tragfähigkeit im Pflegealltag geprüft werden.

Im dritten Kapitel folgen die Beschreibung und Diskussion der Pflegepädagogen-Studien. Auch hier wird vor dem Hintergrund der Studienergebnisse ein (pflegefachdidaktisches) Konzept (von Karin Wittneben) untersucht.

Im vierten Kapitel werden dann aus den Studienergebnissen, Analysen und Diskussionen der theoretischen Konzepte pflegepädagogische

7 Vgl. S. 11 ff. der vorliegenden Arbeit sowie Kersting 2013: 15 f.

Konsequenzen sowie Fragestellungen, Überlegungen und Vorschläge bezüglich einer weiterführenden Auseinandersetzung abgeleitet.

# 1 Die Coolout-Studien: Forschungsgegenstand – Forschungsmethode – Theorieentwicklung

In diesem Kapitel werden zunächst die Grundlagen der Coolout-Studien dargestellt: der unauflösbare Widerspruch in den Anforderungen an Pflegende, das daraus resultierende Spannungsfeld im Arbeitsalltag der Schüler und examinierten Pflegenden und die den Studien zugrundeliegenden theoretischen Bezüge. Dabei werden schrittweise anhand einer zunehmend erweiterten graphischen Darstellung das Studiendesign und die forschungsmethodische Vorgehensweise skizziert. Auf diese Weise wird verdeutlicht, wie mit den Coolout-Studien eine auf empirischen Daten basierte Theorie entwickelt wird. Die Ergebnisse der Ursprungsstudie werden zusammengefasst und anschließend wird auf die Folgestudien übergeleitet.

## 1.1 Der unauflösbare Widerspruch in den Anforderungen an Pflegende und das Spannungsfeld im Pflegealltag

Folgende kleine Geschichte aus dem Pflegealltag beinhaltet eine typische Konfliktsituation aus dem Stationsalltag.[8]

> Ulli ist Schüler auf einer internistischen Station und hat Frühdienst. Die Stationsleitung, Schwester Claudia, teilt morgens nach der Übergabe die Arbeit ein. Sie sagt: »Es sind zehn Patienten zu waschen. Du Ulli, gehst erstmal nach Zimmer 14 zu Frau M., Britta und Harry betten durch und fangen an, die anderen Patienten zu waschen. Heute ist zügiges Arbeiten angesagt, wir sind wieder nur zu viert.« Ulli sagt: »Zügiges Arbeiten – ja. Aber du weißt ja, wie Frau M. ist.« (Frau M. ist eine Patientin mit einer Halbseitenlähmung und einer Sprachstörung. Sie gilt als schwierige Patientin, ist nicht besonders kooperativ, wehrt sich oft gegen die Mundpflege (sie hat einen Soor), und sträubt sich auch immer dagegen, wenn sie rausgesetzt werden soll. Wenn das Pflegepersonal sie dazu aktivieren soll, die Tätigkeiten, die sie allein verrichten kann, auch selbst durchzuführen, so dauert das immer recht lange. Zudem versteht man sie sehr schlecht, und es dauert eben immer eine ganze Zeit, bis man weiß, was sie möchte). Britta sagt: »Ja, stimmt. Aber wenn Harry und ich uns beim Betten beeilen, schaffen wir das schon.« Harry sagt: »Nein Ulli. Du mußt dich eben auch beeilen. So viel Zeit ist einfach nicht. Das kann doch nicht alles an uns hängen bleiben. Heute ist Visite, die Blutdrücke müssen vorher gemessen werden, und das Labor wird sich bedanken, wenn das Blut wieder so spät runter kommt.

---

**8** Das Szenario wurde in der Ursprungsstudie je zehn Probanden aus einem Unter-, Mittel- und Oberkurs einer Krankenpflegeschule und einer Auswahl von ihnen erneut eineinhalb Jahre nach deren Examen vorgelegt und sie wurden dazu interviewt (Vgl. Kersting 2013: 92 ff.).

Außerdem kommen sonst die anderen Patienten auch zu kurz, wenn wir so hetzen müssen.« (Kersting 2013: 25, 92)

Was kann Ulli machen? Geht er zu der Patientin, dann würde er sie begrüßen, ggf. fragen, wie warm sie heute das Waschwasser haben möchte, würde sie evtl. direkt mobilisieren wollen, um sie bei der Körperpflege am Waschbecken zu unterstützen. Dazu würde er sie fragen, ob ihr das recht ist. Wenn sie das nicht möchte, es aber aus pflegerischer Perspektive sinnvoll erscheint, würde er mit ihr besprechen, aushandeln wollen, was sie nun machen könnten. Wenn sie ihm etwas sagen möchte, müsste er natürlich so lange warten, bis er sie verstanden hat. Vielleicht möchte sie etwas von dem Besuch am Vorabend erzählen, vielleicht möchte sie Wünsche zur Körperpflege äußern, vielleicht möchte sie etwas zu Mobilisationsmaßnahmen sagen. Versteht er sie nicht, so kann er nicht mit den Pflegemaßnahmen beginnen. Er soll eine aktivierende Pflege durchführen. Das, was sie allein kann, soll sie allein machen, dabei jedoch unterstützt und ggf. angeleitet werden, denn ihre Selbstständigkeit soll gefördert werden. Zugleich hat der Schüler die Stimme im Ohr, die ihn auffordert, sich auch zu beeilen. Und er weiß, es ist viel zu tun. Er hört die Klingeln der anderen Patienten, hört Füße auf dem Flur auf und ab laufen, das Telefon, den anrollenden Essenswagen. Das kennen alle, die in der Pflegepraxis tätig sind oder waren. Diese Geschichte skizziert den Widerspruch in den Anforderungen an Pflegende, der unter den gegebenen Bedingungen in der Pflege unauflösbar ist.

Wenn Ulli sich der Patientin so zuwendet, wie es gemäß dem normativen Anspruch erforderlich wäre, so kann er seinen Kollegen nicht in dem Maße, wie gefordert, bei der Versorgung der anderen Patienten und dem Stationsablauf helfen. Denn nicht nur diese Patientin benötigt Unterstützung. Beeilt er sich hingegen bei der Patientin, um den Kollegen zu helfen, so unterläuft er die Norm: Denn wie kann er sich beeilen, wenn er eine Pflege durchführen will, mit der die größtmögliche Autonomie wieder hergestellt werden kann? Wie kann er sie ›schnell‹ unterstützen bei Tätigkeiten, die sie doch al-

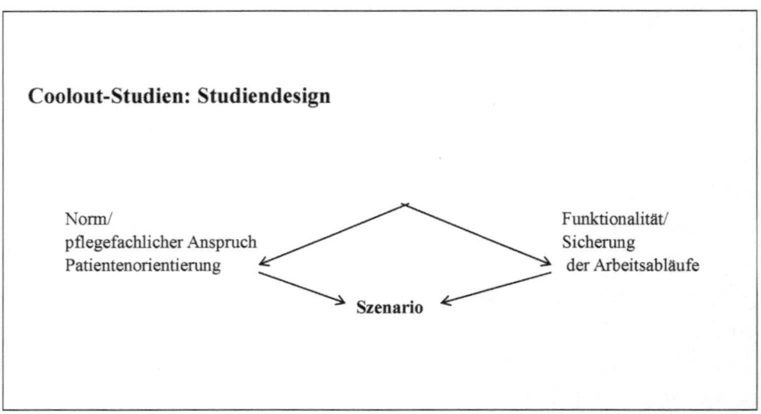


**Abbildung 1:** Studiendesign – Der Widerspruch in den Anforderungen an Pflegende

lein durchführen soll? Oder wie kann er sie ›schnell‹ überzeugen, die Mundpflege durchführen zu lassen oder aktiv an Mobilisationsmaßnahmen mitzuwirken? (Vgl. Kersting 2014: 487)

Das Szenario beinhaltet einen typischen Konflikt aus dem Arbeitsalltag in der Pflege. Die Patientin im Szenario repräsentiert die Forderung nach einer individuellen, ihren Bedürfnissen entsprechenden Pflege und damit das, was die Auszubildenden als ›patientenorientierte Pflege‹ kennenlernen.

Denn in der Beschreibung der Patientin steckt implizit die Aufforderung nach einer entsprechenden Pflege und Zuwendung. Die Krankenschwester Britta unterstützt diese Aufforderung: Der Schüler Ulli soll sich dieser Patientin so zuwenden, wie es für sie angemessen ist.

Frau M. steht für den *normativen pflegefachlichen Anspruch,* der im Gesetz über die Berufe in der Krankenpflege (kurz: KrPflG) und in der Ausbildungs- und Prüfungsverordnung für die Berufe in der Krankenpflege (kurz: KrPflAPrV) verankert ist und sich in vielfältigen Theorien, Konzepten und Methoden pflegerischen Handelns widerspiegelt. Gesetzlich festgeschrieben sind verschiedene Kompetenzen, die Pflegende in den drei Jahren erwerben sollen.

> (1) Die Ausbildung [...] soll entsprechend dem allgemein anerkannten *Stand pflegewissenschaftlicher, medizinischer und weiterer bezugswissenschaftlicher Erkenntnisse* fachliche, personale, soziale und methodische Kompetenzen zur verantwortlichen Mitwirkung insbesondere bei der Heilung, Erkennung und Verhütung von Krankheiten vermitteln. Die Pflege [...] ist dabei unter Einbeziehung *präventiver, rehabilitativer und palliativer Maßnahmen* auf die *Wiedererlangung, Verbesserung, Erhaltung und Förderung der physischen und psychischen Gesundheit* der zu pflegenden Menschen auszurichten. Dabei sind die *unterschiedlichen Pflege- und Lebenssituationen sowie Lebensphasen und die Selbständigkeit und Selbstbestimmung* der Menschen zu berücksichtigen(Ausbildungsziel). [...] (Bundesgesundheitsministerium 2003a: § 3, Hervorhebung d. d. V.)

In der KrPflAPrV wird das konkretisiert: Schüler sollen lernen, Pflegesituationen wahrzunehmen, zu reflektieren und adäquat zu reagieren. Sie sind zu befähigen,

» pflegerische Interventionen am je individuellen Pflegebedarf der Patienten auszurichten;

» die Pflegemaßnahmen im Rahmen der pflegerischen Beziehung mit einer entsprechenden Interaktion und Kommunikation durchzuführen;

» zu Maßnahmen zur Erhaltung, Förderung und Wiederherstellung von Gesundheit anzuregen und hierfür angemessene Hilfen und Begleitung anzubieten;

» Betroffene in ihrer Selbständigkeit zu fördern und sie hinsichtlich der gesellschaftlichen Teilhabe zu unterstützen;

» in ihrem Pflegehandeln insbesondere das Selbstbestimmungsrecht und die individuelle Situation der zu pflegenden Personen zu berücksichtigen.

Darüber hinaus sind Pflegende zu befähigen,

> » ihr Pflegehandeln an Qualitätskriterien und an wirtschaftlichen Prinzipien auszurichten. Sie müssen lernen, mit materiellen und personalen Ressourcen ökonomisch umzugehen. (Vgl. Bundesgesundheitsministerium, 2003b, Anlage 1 A der KrPflAPrV ›Theoretischer und praktischer Unterricht‹)

Das sollen die Schüler nicht nur theoretisch lernen, sondern auch praktisch, also im Stationsalltag, umsetzen. Sie sollen ihr pflegerisches Handeln nicht nur in der Ausbildung sondern natürlich auch in ihrer späteren Berufstätigkeit daran ausrichten.

Schüler und examinierte Pflegende arbeiten jedoch in einer beruflichen Praxis, in der die Umsetzung dieses Anspruchs so nicht möglich ist. Neben der direkten Pflege der Patienten gehört eine Vielzahl von weiteren Tätigkeiten zum Arbeitsalltag in der Pflege. Die Verhaltenserwartungen, die in der Pflegepraxis im Zusammenhang mit der Sicherung des Stationsablaufes an sie gestellt werden, sind gleichermaßen legitim. Alle Arbeiten müssen erledigt, alle Patienten auf einer Station müssen versorgt werden. Das heißt, es gilt ja nicht nur einer Patientin individuell gerecht zu werden, sondern allen Patienten und die Erfüllung aller Arbeitsaufgaben im Alltag zu gewährleisten. Das Krankenhaus ist nach allgemeiner gesellschaftlicher Übereinkunft einerseits am Wohl des Patienten orientiert, so Bischoff schon 1984. Sie betont aber, dass es auch eine ökonomische Einrichtung sei:

> Tatsächlich aber unterliegt das Krankenhaus einem Doppelzweck: Einerseits – von seinem Selbstverständnis her und in seiner Präsentation nach außen – ist es eine humane Institution zum Zweck der uneigennützigen Krankenversorgung, andererseits ist es ein Wirtschaftsbetrieb, der verbrauchte Arbeitskraft bis zur Wiederherstellung der Arbeits- und Leistungsfähigkeit reproduzieren soll und dabei orientiert ist an den Prinzipien auch anderer bürokratischer und wirtschaftlicher Organisationen: an Effektivität, Rationalität und störungsfreiem Ablauf. Die

> humanen und ökonomischen Zielsetzungen des Krankenhauses stimmen nicht notwendigerweise überein, stehen sich vielmehr oft antagonistisch gegenüber. (Bischoff 1984: 171)

Das Krankenhaus als wirtschaftlicher Betrieb ist an einem rationalen Einsatz der Arbeitskräfte und an einem reibungslosen Arbeitsablauf interessiert, in dem sämtliche anfallenden Aufgaben erledigt werden. Rationalisierung geht einher mit schnellem, zeitsparendem Arbeiten, bei dem individuelle Besonderheiten der Patienten eher als Störfaktoren angesehen werden.

> Auf der Strecke bleibt als Erstes die Kommunikation mit dem Patienten, sobald sie über ein unbedingt notwendiges Maß hinausgeht; später werden auch an der körperlichen Versorgung Abstriche gemacht. Die Pflege wird unter dem Druck der ständigen psychischen und physischen Überlastung nur noch mechanisch ausgeführt und das mit zunehmender Geschwindigkeit. Für menschliche Zuwendung bleibt keine Zeit. Dieser Mangel kann nur noch durch Mehrarbeit ausgeglichen werden. (Ebd.: 179)

Somit beinhaltet eine Orientierung des Pflegepersonals an einer patientenorientierten Pflege auch immer das Moment, sich gegen institutionelle Rahmenbedingungen und den Druck der Systemrationalität durchsetzen zu müssen, um diese Pflege tatsächlich durchführen zu können. Dieser Druck durch ökonomische Zwänge hat in den letzten Jahren deutlich zugenommen, nicht zuletzt aufgrund von Stellenabbau, Wettbewerb sowie Privatisierungen von Krankenhäusern. Soll die Vorgabe der patientenorientierten Pflege erfüllt werden, so muss sich das Pflegepersonal konkret in der jeweiligen Pflegesituation dafür einsetzen und sich solidarisch mit dem Patienten zeigen. Das würde bedeuten, andere Tätigkeiten zurückzustellen und sich zunächst ganz dem einzelnen Patienten zu widmen.

Pflegende, auch Schüler, müssen sich aber *funktional an den Erfordernissen des Pflegealltags orientieren.* Auch diese Seite ist in das

Szenario eingearbeitet: Der Pfleger Harry steht für die Sicherung aller Arbeitsaufgaben im Stationsablauf. Es gibt bestimmte Aufgaben, einige sind beispielhaft aufgeführt, die zeitgerecht erledigt werden müssen, damit ein reibungsloser Stationsablauf gewährleistet ist, egal wie viel Pflegepersonal anwesend ist und egal wie pflegebedürftig die Patienten sind. In der Geschichte ist es nicht nur die Patientin Frau M., die versorgt werden muss, sondern von allen anderen Patienten der Station benötigen noch neun weitere Patienten Unterstützung bei der Körperpflege. Dies stellt keine spektakuläre, sondern eine typische Situation aus dem Arbeitsalltag der Pflegenden dar. Sie spiegelt die Normalität des Stationsalltages wider und sie zeigt zugleich auch, dass die Ansprüche, die an die Pflegenden – hier an den Schüler Ulli – herangetragen werden, in sich widersprüchlich sind.

Mitte bzw. Ende der 90er Jahre, als die erste Coolout-Studie durchgeführt wurde, gab es noch keine derart breiten Erhebungen und Daten zur Situation in der praktischen Pflege in Deutschland, wie das heute der Fall ist. Beispielhaft wird hier Bezug genommen auf die breit angelegte Studienreihe »Pflegethermometer« vom Deutschen Institut für angewandte Pflegeforschung in Köln. Mit der Studie »Pflege-Thermometer 2009. Eine bundesweite Befragung von Pflegekräften zur Situation der Pflege und Patientenversorgung im Krankenhaus« werden ein chronischer Pflegemangel und Überforderungen des Pflegepersonals in deutschen Krankenhäusern beschrieben. (Vgl. Isfort / Weidner u. a. 2010: 13, 26) Demnach nehmen Mängel in der pflegerischen Versorgung zu, sie sind nicht die Ausnahmen, sondern die Regel. Problemfelder in der Pflegepraxis sind:

» Sicherstellung einer angemessenen Überwachung von verwirrten Patienten;

» Mobilisierung und fachgerechte Lagerung von bewegungseingeschränkten Patienten;

» Gesprächshäufigkeiten;

» Unterstützung bei der Nahrungsaufnahme;

» Betreuung Schwerstkranker und Sterbender.

» Etwas mehr als die Hälfte aller Befragten konnten Fehler bei der Medikationsverabreichung, Verbandswechseln und Hygienemaßnahmen nicht ausschließen.

» Nur jede dritte Pflegekraft geht noch uneingeschränkt davon aus, dass pflegerische Maßnahmen, die als notwendig erachtet werden, in aller Regel auch durchgeführt werden können. (Vgl. ebd.: 7f.)

Betrachtet man die im Pflegethermometer genannten Tätigkeiten, bei denen Mängel zu verzeichnen sind, so ist fraglich, wie die Pflegenden in einer solchen »Mängelpraxis« den gesetzlich verankerten Anspruch erfüllen können sollen. Wie können Auszubildende und Examinierte ihre Pflege an den je individuellen Bedürfnissen und der Förderung der Selbständigkeit der Patienten ausrichten, sie umfassend begleiten, beraten, betreuen? Was bedeutet das für die Pflegenden, wenn von ihnen etwas verlangt wird, was sie doch systematisch gar nicht erfüllen können, weil die Bedingungen dem entgegenstehen? In der KrPflAPrV ist als Ausbildungsziel auch angegeben, dass die Schüler lernen sollen, ihr Handeln an ökonomischen Prinzipien auszurichten: Stichwort ›wirtschaftliches Handeln‹. Was aber kann es bedeuten, in einer ›Mängelpraxis‹ mit materiellen und personellen Ressourcen ökonomisch umzugehen und zugleich dem Postulat der Patientenorientierung Folge zu leisten?

## 1.2 Die Dialektik von Sollen und Sein in der Pflege

Ziel der Coolout-Studien ist nicht eine Untersuchung des sogenannten Theorie-Praxis-Transfers oder der oft bemängelten Theorie-Praxis-Kluft. Die Analyse würde zu kurz greifen, wenn man eine ›gute‹ Theorie gegen eine ›schlechte(re)‹ Praxis stellen und womöglich sogar im Sinne von Schuld- oder Defizitzuweisungen gegeneinander ausspielen würde. Es geht nicht um einen immer wieder thematisierten Theorie-Praxis-Transfer, für den man »tragfähige« Strategien entwickeln, erproben und evaluieren müsste. (Vgl. Behrens u. a. 2012: 39). Es geht auch nicht um die Betrachtung einer sogenannten »Theorie-Praxis-Kluft«, die als vermeintlicher »Dissens« bezeichnet wird, dem nun »produktiv« zu begegnen sei. (Elsbernd 2013: 37f.) Der Widerspruch in den Anforderungen an Pflegende und Lehrende ist vielmehr in der Theorie (etwa den gesetzlichen Grundlagen) und in der Praxis verankert, hier findet sich die Dialektik von Sollen und Sein in der Pflege. Die Norm einer patientenorientierten Pflege steht nicht theoretisch formuliert und isoliert der Praxis gegenüber, sondern sie ist selbst Bestandteil der Praxis und konstituiert diese. Ein Krankenhaus, welches sich nicht darauf beruft, dass die Patienten im Mittelpunkt der Bemühungen aller Beschäftigten stehen, ist aufgrund des Selbstverständnisses der in ihm tätigen Berufsgruppen und der Institution nicht vorstellbar. Der Anspruch, der mit der Erfüllung der Norm einer patientenorientierten Pflege einhergeht, hat seine Grundlegung in der Praxis. Er ist dem Berufsrollenverständnis immanent, und die Praxis selbst liefert den Maßstab für die Norm. Das, was sein soll, hat auch praktisch eine Geltung und ist einklagbar. Dies zeigt sich zum Beispiel in (Pflege-)Leitbildern von Kliniken:

> Wir nehmen uns Zeit für die Menschen, um ihre Fähigkeiten und Fertigkeiten zu fördern und zu erhalten. […] Wir begleiten Sterbende in

ihrer letzten Lebensphase und lassen sie in ihren letzten Stunden nicht allein. (Krankenhaus Hetzelstift Neustadt/Weinstraße, Auszug aus dem Leitbild, 2016)

Alles Handeln der Mitarbeitenden des Diakonissenkrankenhauses ist auf das Wohl der Patientinnen und Patienten ausgerichtet. Das Wohl und die Würde jedes einzelnen Menschen stehen im Mittelpunkt allen medizinischen und pflegerischem Tun. [sic!] (Diakonissenkrankenhaus Mannheim, Auszug aus dem Leitbild, 2016)

In Wertschätzung der Würde und Individualität des Patienten ist unser Handeln nicht nur auf kurative, sondern auch auf rehabilitative und palliative Aspekte ausgerichtet. Auch den spirituellen Bedürfnissen unserer Patienten fühlen wir uns verpflichtet. (Bergmannsheil Berufsgenossenschaftliches Universitätsklinikum Bochum, Auszug aus dem Leitbild, 2016)

Wir bieten höchste medizinische und pflegerische Qualität. [...] Verständnis und Empathie sind unsere Handlungsmaxime. [...] Die Würde unserer Patienten [...] ist unantastbar. (Klinikum Ludwigshafen, Auszug aus dem Leitbild, 2016)

Diese beispielhafte kleine Zusammenstellung von (Pflege-)Leitbildaussagen zum Stellenwert der Orientierung an den Patienten ließe sich beliebig verlängern. Erkennbar wird daran, dass die Institutionen diesen normativen Anspruch als Selbstverpflichtung aufnehmen und für sich reklamieren.

Die Forderung nach einer patientenorientierten Pflege ist nicht allein historisch überliefert oder findet sich im Krankenpflegegesetz, in der Ausbildungs- und Prüfungsverordnung, in Rahmenlehrplänen, Curricula und Fachliteratur wieder, sondern ist im Anspruch der Praxis verankert. Selbst wenn dieser Anspruch in der Praxis nicht umgesetzt wird, so wird an ihm festgehalten bzw. die Ausrichtung der Pflege an den Bedürfnissen des einzelnen Patienten auch gegen die Wirklichkeit unterstellt.[9] Wäre das nicht der Fall, so hätten das Krankenhaus, die Medizin und die Krankenpflege nicht die Berechtigung, als humane Einrichtung bzw. humane Dienstleister zu gelten, sondern dann würde der betriebswirtschaftliche Aspekt offen im Vordergrund stehen. Und dies ließe sich nicht mit der Erwartungshaltung der Gesellschaft verbinden, dass die im Krankenhaus Tätigen am Wohle des einzelnen Kranken und Hilfsbedürftigen interessiert sind, ihm die Zuwendung zuteilwerden lassen, deren er bedarf, und dies auch in den Mittelpunkt ihrer Arbeit stellen.

Die Norm einer patientenorientierten Pflege hat damit nach außen hin die Funktion, die Institution Krankenhaus als eine humane Einrichtung zu präsentieren, der sich der Einzelne anvertrauen darf und in der er gut aufgehoben ist. Aber nicht nur bezogen auf die Erwartungshaltung der Gesellschaft hat diese Norm eine Funktion, sondern auch für die im Krankenhaus Arbeitenden. Auch sie orientieren sich trotz ihres Wissens um die pflegerische Realität aus moralischen und berufsethischen Gründen an dieser Norm.

Theoretische oder normative Vorgaben können somit nicht gegen eine defizitäre Praxis ausgespielt werden, denn damit verkürzt man die Problematik. Der Blick auf den Widerspruch in den Anforderungen muss über eine einfache Betrachtung – hier der theoretisch formulierte Anspruch, der leitend für die Praxis sein soll, dort die Praxis, die diesen Anspruch nicht einlöst – hinausgehen. Die beiden Seiten des Widerspruchs verweisen vielmehr aufeinander. Sie sind miteinander verknüpft; das eine bedingt das andere und umgekehrt. Gezeigt wird das dialektische Verhältnis von notwendiger Patientenorientierung und ebenso – unter den gegebenen Bedingun-

9 Zwei Aspekte sind hier zukünftig weiter in den Blick zu nehmen: Erstens ist zu beobachten, inwieweit diese Art der Selbstdarstellung und Selbstverpflichtung der Krankenhäuser im Zuge der Privatisierung von Kliniken und weiter zunehmenden ökonomischen Zwängen Bestand haben werden. Zweitens ist zu prüfen, ob in Stellenanzeigen von Krankenhäusern die Bereitschaft, das Engagement und die Befähigung zu einer patientenorientierten Pflege auch heute noch explizit von Bewerbern erwartet wird. (Vgl. Kersting 2013: 38)

gen – notwendiger Systemrationalität, die den normativen Anspruch unterläuft.

Wie die Medizin hat auch die Pflege ein gesellschaftliches Mandat. Die Gesellschaft hat Sorge dafür getragen, dass Pflege institutionalisiert wurde. Unter ökonomischen Gesichtspunkten organisierte Institutionen können eine medizinisch-pflegerische Versorgung breiter Bevölkerungsmassen gewährleisten. Die von der Gesellschaft eingerichteten Gesundheitsinstitutionen müssen bezahlbar bleiben, so lauten seit Jahren Warnungen seitens der Politik und der Kranken- und Pflegeversicherungsträger. Das führt zu wirtschaftlichen Zwängen, die bis in die Pflegepraxis hineinreichen. Zugleich wird aber auch die Forderung nach einer individuellen, bedürfnisorientierten Pflege ausgesprochen. Diese wird unter zwei Paradigmen gefordert, die ineinander übergehen:

Erstens entwickelt sich die Pflege als eigenständige Wissenschaft mit einem entsprechenden Wissenskorpus. Pflege soll theoriegeleitet, wissenschaftsbasiert, orientiert an den jeweiligen individuellen Bedürfnissen des einzelnen Kranken durchgeführt werden; an diesen Kriterien bemisst sich im Wesentlichen die Professionalität. Die Forderung nach einer an den einzelnen Individuen ausgerichteten Pflege wird so theoretisch untermauert.

Pflegeethische Ansätze, die aus der Pflegewissenschaft hervorgehen, fordern zweitens, dass Pflegende den Hilfsbedürftigen neben der korrekten Durchführung begründeter pflegerischer Handlungen auch Anteilnahme, Fürsorge und Zuwendung unter Berücksichtigung des Erlebnishintergrundes und der Lebenswelt der einzelnen Patienten zuteilwerden lassen.

Patientenorientierte Pflege ist somit eine selbstverständliche und von der Gesellschaft erwartete, eine auf wissenschaftlichen Erkenntnissen und eine auf ethischen Verpflichtungen basierende Hilfeleistung, zu der immer auch eine angemessene kommunikative Zuwendung gehört. Eingeklagt werden muss sie erst in dem Moment, in dem damit einhergehende Handlungsanweisungen nicht realisiert werden können. Mit der Forderung nach patientenorientierter Pflege wird auf den Anspruch auf Humanität innerhalb der nach wirtschaftlichen Gesichtspunkten organisierten und ausgestatteten Institutionen verwiesen. Wäre dies nicht der Fall, so hätten die Institutionen ihren Anspruch verwirkt und die Pflege ihr Selbstverständnis verloren.

Eine volle Einlösung des normativen Anspruchs kann in der Institution Krankenhaus jedoch gar nicht geleistet werden. Würden Pflegende all die Aspekte, die zur Patientenorientierung hier (nur sehr kurz) ausgeführt wurden, tatsächlich als Maßstab für den Alltag ernst nehmen und sich allein daran orientieren, dann könnte das Krankenhaus seinen Auftrag der Massenversorgung mit dem zur Verfügung stehenden Personal nicht erfüllen. Es ist unter den herrschenden Bedingungen des Pflegealltags faktisch nicht möglich, die Pflege systematisch an den normativen Vorgaben auszurichten. Um jedoch als humane Einrichtung gelten zu können, muss zwangsläufig der Anspruch an die Pflege in dieser, als überschüssig einzuschätzenden Weise postuliert werden.

Der normative Überschuss in der Forderung nach einer patientenorientierten Pflege meint das über das zu realisierende Hinausgehende. Realisiert werden kann eine Pflege, die im Hinblick auf den normativen Anspruch als defizitär gilt. Das, was den normativen Anspruch jedoch ausmacht – die Zuwendung zum Einzelnen gemäß seinen Bedürfnissen – ist unter den gegebenen Umständen systematisch nicht zu erfüllen. Damit schießt die Norm über die Wirklichkeit hinaus und ist so ein nicht zu erreichendes Ideal oder, anders ausgedrückt, nicht mehr und nicht weniger als eine regulative Idee (wie sie zum Beispiel in [Pflege-]Leitbildern formuliert wird). Das Ideal hat somit eine Funktion: Die Herstellung eines ideellen Fundamentes sowohl bezogen auf die theoretisch gebotene Norm, als auch auf die Pflegepraxis.

Die gesellschaftliche Akzeptanz der Institution Krankenhaus als eine humane Einrichtung ist nur dann gegeben, wenn Menschen in der Annahme, dass sie sich in ihrem Person-Sein aufgehoben fühlen können, sich in die Abhängigkeit von ihnen fremden Personen begeben können. Mit dieser Erwartung einer individuellen Betreuung, bei der das Wohl des einzelnen Menschen im Mittelpunkt steht (sowohl bezogen auf medizinische wie auch auf pflegerische Belange), vertrauen die Menschen sich selbst bzw. ihre Angehörigen der Institution Krankenhaus und fremden Personen, den Pflegenden, an. Erst das, was zur Verhinderung des pflegerischen Anspruchs führt, macht die normative Forderung notwendig. Erst das Postulat der Norm wiederum ermöglicht den Institutionen und der in ihnen steckenden Funktionalität ihre ›Daseinsberechtigung‹ und ihre gesellschaftliche Akzeptanz. Unter dieser Perspektive ist der der Pflege immanente Widerspruch, der in der kleinen Sequenz des Szenarios zum Ausdruck kommt, nicht aufzulösen. Aufzulösen wäre dieser nur, wenn das, was als selbstverständliche Aufgabe der Pflege formuliert und von der Gesellschaft erwartet wird, auch die Rahmenbedingungen erhalten würde, damit diese Erwartungen erfüllt werden können. (Vgl. auch Kersting 2013: 39ff.)

Mit der hier ergänzten Graphik der Beschreibung der Coolout-Studien wird der Blick auf dieses dialektische Verhältnis von Sollen und Sein aufgenommen. Sowohl die Norm als auch die Funktionalität sind jeweils im Sollen und im Sein verankert:

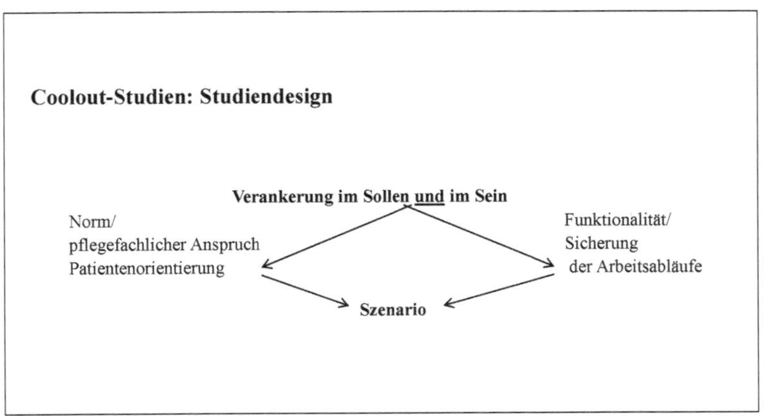


**Abbildung 2:** Studiendesign – Die Dialektik von Sollen und Sein

Eine Polarisierung zwischen dem ›Guten‹, welches von der Theorie gefordert wird, und dem ›weniger Guten‹, welches in der Praxis machbar ist, verbietet sich. Sollen und Sein in der Pflege sind in sich dialektisch und sie stehen in einem dialektischen Verhältnis zueinander. Der normative Anspruch der Pflege ist nicht allein theoretisch formuliert, sondern auch konstitutiv für die Pflegepraxis und damit für das ›Sein‹. Zugleich muss der Arbeitsalltag auch bestimmt sein von einem reibungslosen Ablauf, was unter den gegebenen Bedingungen zu einer ›schnellen Pflege‹ führt. Das Sollenspostulat umfasst mehr als nur die Aufforderung, sich dem einzelnen Patienten zuzuwenden, nämlich sich *jedem* einzelnen Patienten zuzuwenden.

Damit geht die Forderung nach Fähigkeiten einher, Handlungsspielräume auszuschöpfen, Prioritäten zu setzen und aufgrund des Fachwissens Entscheidungen treffen zu können, welche Maßnahmen, wann, bei wem, sinnvollerweise durchgeführt werden sollten. Im KrPflG von 2003 ist als Ausbildungsziel explizit die Befähigung genannt, das pflegerische Handeln an wirtschaftlichen Prinzipien auszurichten, mit Ressourcen ökonomisch umzugehen. Der ICN formulierte 1973 in seinen ethischen Grundregeln: »Die Krankenschwester hält die Pflege auf dem höchsten Stand, der in einer gegebenen Situation möglich ist.« (ICN 1973)[10] Berücksichtigt werden muss neben der Einschätzung des einzelnen Patienten auch die gegebene Situation; sie bestimmt mit, was in einer aktuellen Situation der höchste Stand der Pflege sein kann.

Für den Ablauf des Arbeitsalltages bedeutet das, die jeweiligen Situationen und Rahmenbedingungen, unter denen die Pflege stattfindet, zu berücksichtigen und zwar so, dass für jeden Patienten der höchste Stand der Pflege unter gegebenen Bedingungen erreicht

---

**10** Wenngleich in der Neufassung des ICN-Ethikkodex für Pflegende die Formulierung z.T. allgemeiner gehalten ist (»grundlegende professionelle Verantwortung«), so zeigt sich dennoch, dass es um das Wohl des Einzelnen geht: »Die Pflegende zeigt in ihrem Verhalten professionelle Werte wie Respekt, Aufmerksamkeit und Eingehen auf Ansprüche und Bedürfnisse, sowie Mitgefühl, Vertrauenswürdigkeit und Integrität.« (ICN-Ethikkodex 2014: 1)

werden kann. Der Blick der Pflegenden muss sich so auch auf den Kontext richten: Zu gewährleisten ist die Pflege aller Patienten und die Ausführung aller Tätigkeiten, die im Alltag anfallen und die über die direkte pflegerische Zuwendung zum einzelnen Patienten hinausgehen und denen nachgekommen werden muss. Die Bedingungen, die in einer Situation vorgegeben sein können, beziehen sich auch auf materielle und personelle Ressourcen. Sind diese knapp bemessen, dann sind sie hinderlich für die optimale Gestaltung der Pflege; dieser Aspekt ist in der Formulierung des ICN schon eingearbeitet. Jedoch ist der theoretische Anspruch – Patientenorientierung – eindeutig so formuliert, dass die Belange des Einzelnen der Maßstab des Handelns sein sollen. Alle Beschreibungen, wie Pflege sein soll, sind so formuliert, dass sie für einen und für alle Patienten Geltung haben. Die Ideologie, die in dem Postulat der Norm steckt, ist somit erforderlich, um den pflegerischen Anspruch anzustreben. Weil seine Verwirklichung verhindert wird, muss der Anspruch auch als solcher formuliert werden.

Innerhalb des Seins – also der Wirklichkeit, dem Alltag von Pflegenden – gelten die Forderungen nach individueller Pflege und nach schnellem Arbeiten. Innerhalb des Sollens gilt das Gleiche: die Forderung nach Patientenorientierung und zugleich nach der Gewährleistung von Pflege und Versorgung Kranker, die allen zugänglich ist, die wirtschaftlichen Prinzipien gerecht wird und die für die Gesellschaft bezahlbar bleiben muss. Unter dieser Perspektive spiegelt sich das Sollen im Sein wider und umgekehrt. Diese Interdependenz von Norm und Funktion führt zu einer immanenten Unauflösbarkeit des Widerspruchs in den Anforderungen an Pflegende. Das heißt, solange die künstliche Begrenzung durch die unzureichenden Mittel anhält, die für die Betreuung Kranker zur Verfügung gestellt werden und die zu Zeit- und Personalmangel in den Institutionen führt, der Normverwirklichung gegenübersteht, lässt sich der Widerspruch nicht auflösen. Praktisch können zwar Maßnahmen ergriffen werden, mit denen er entschärft werden kann; eine systematische Auflösung und damit ein systematisches Gelingen der Pflegepraxis gemäß der Norm ist aber solange ausgeschlossen, wie die Funktionalität das Handeln in der Institution diktiert. Es gibt unter den herrschenden Bedingungen keinen Ausweg aus diesem Widerspruch. (Vgl. Kersting 2013: 40 ff.)

Das eingangs vorgestellte Szenario stellt somit eine kleine Alltagssequenz dar, in der der strukturell verankerte, unauflösbare Widerspruch von Norm und Funktion aufgehoben ist. Diese kleine Alltagssequenz ist exemplarisch, sie verweist auf einen typischen Konflikt und damit auf etwas Allgemeines, das sich in verschiedenen Situationen im Pflegealltag wiederfindet. In ihr zeigt sich die Strukturiertheit pflegerischer Praxis. (Vgl. Oevermann 1999: 257; Kersting, 2013: 93)

## 1.3 Die Normalität der Regelverletzung im Arbeitsalltag

Die Normalität einer kleinen Alltagssequenz ist einer der entscheidenden Aspekte bei den Coolout-Studien. Es geht nicht darum, die ›großen‹ moralischen Konfliktsituationen aufzugreifen, die zum Beispiel in der Pflegeethik thematisiert werden, um an diesen dann Maßstäbe und Orientierungslinien für moralisches Handeln in der Pflege aufzuzeigen. Dabei handelt es sich oftmals um schwerwiegende Probleme wie etwa Sterbehilfe oder Zwangsernährung, oder um Konflikte, die aufgrund ihrer Brisanz und Folgen für die Beteiligten, wie mögliche strafrechtliche Verfolgung oder deutlich zu erkennende Gefahren oder Schäden für Beteiligte, als besonders explosiv und spannungsgeladen erscheinen. Solche Konflikte lassen zu Recht erschrecken, und sie erregen Aufmerksamkeit durch die ganz offenkundigen Schwierigkeiten, die mit einer moralisch zu rechtfertigenden Entscheidung einhergehen. Sie werden jedoch nicht als die Normalität im Pflegealltag angesehen. Derartige Konflikte bestimmen nicht den Arbeitsalltag, und sie müssen nicht täglich von allen Pflegenden entschieden werden. »Demgegenüber können vom Inhalt tolerierbare oder gar als normal erscheinende, jedoch strukturell regelverletzende Abläufe auf die Dauer, gerade weil sie keinen Widerstand mobilisieren, sich als besonders transformationsfähig erweisen«, so Oevermann. »[G]erade jene objektiv ›unvernünftigen‹ Struktureigenschaften alltäglicher Abläufe, die weniger dramatisch erscheinen und insofern harmlos erscheinen, deshalb wirkungsvoll sind, weil sie aufgrund ihrer Unscheinbarkeit nicht bemerkt und als normal akzeptiert werden« sind nach Oevermann geeignet, eine allgemeine Strukturiertheit der Sozialität aufzudecken. (Oevermann 1999a: 257) Die hier mit dem Szenario vorgestellte, als typisch geltende (kleine) Alltagssequenz birgt gerade aufgrund ihrer Alltäglichkeit und fehlenden Besonderheit eine Normalisierungstendenz, die zum Maßstab für Normalität selbst gesetzt wird. Denn die Aufforderung an den Schüler Ulli im Szenario bedeutet nicht, dass er eine Patientin nicht pflegen soll. Sondern dahinter verbirgt sich, dass er sie nicht so pflegen soll und kann, wie es für sie optimal wäre. Das Regelverletzende besteht damit in mehr oder weniger kleinen Abweichungen von gebotenen pflegerischen Handlungen, die für die Förderung der Selbständigkeit und das Wohlbefinden der Patientin erforderlich wären. Dies erscheint angesichts der personellen Situation, des Hinweises auf die anderen Arbeitsaufgaben und der Forderung nach schnellem Arbeiten als legitim. Die Situation im Szenario zeigt exemplarisch etwas Alltägliches.

Demnach muss zwangsläufig der in der Situation strukturell verankerte Widerspruch auch Eingang in die Deutung des Alltags und damit in die Haltung der Agierenden zum Alltäglichen finden. »Die Reproduktionsgewalt von gesamtgesellschaftlichen Strukturierungsgesetzlichkeiten kann nicht auf Reservate besonders dramatischer und problemgeladener sozialer Vorgänge beschränkt sein, sondern muß sich bis in die unscheinbarsten Vorgänge hinein, die kleinsten Poren des Alltagslebens durchdringend, nachweisen lassen.« (Oevermann 1999a: 277) Dafür steht das Szenario. (Vgl. Kersting 2013: 93f.) Das Erkenntnisinteresse der Coolout-Studien richtet sich darauf, wie Pflegende die widersprüchlichen Anforderungen aushalten und in diesen Strukturen bestehen können, ob sie den strukturell verankerten Widerspruch in den an sie gestellten Anforderungen erkennen und wie sie darauf reagieren. Mit den erfassten Reaktionen der Probanden auf den unauflösbaren Widerspruch in Alltagssituationen kann erklärt werden, wie sich die Strukturiertheit der Praxis reproduziert.

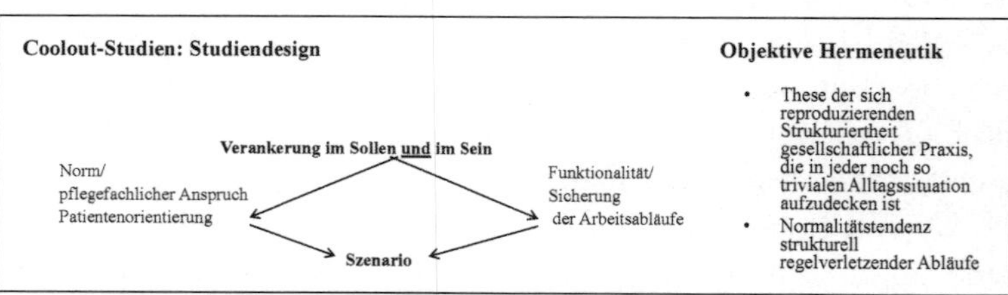

**Abbildung 3:** Studiendesign – Grundannahmen der Objektiven Hermeneutik

## 1.4 Die Metapher der Kälte

Nimmt man den normativen Anspruch einer am je individuellen Patienten und seinen jeweiligen Bedürfnissen ausgerichteten Pflege ernst, so wie er etwa im KrPflG, in der KrPflAPrV, in Pflegetheorien und -konzepten formuliert ist, dann müsste man verzweifeln angesichts einer Realität, die die Verwirklichung versagt. Aber: Pflegende sind nicht alle verzweifelt, sie sind nicht alle ausgebrannt oder steigen alle aus. Sie halten das aus, die meisten – jeden Tag, die Examinierten und auch die Schüler. Wie machen sie das? Wie können sie aushalten, dass sie nicht machen können, was sie machen sollen und auch machen wollen, weil sie wissen, dass es das »Gute« und »Richtige« für die Patienten ist? Die Antwort lautet: durch »Bürgerliche Kälte«. Diesen Begriff prägten Theodor W. Adorno, Max Horkheimer und später Andreas Gruschka mit ihren gesellschaftskritischen Analysen. Sie sind der theoretische Bezugspunkt der Coolout-Studien.

Mit der Metapher der Kälte wird in den Coolout-Studien beschrieben, wie Pflegende die an sie gestellten widersprüchlichen Anforderungen aushalten und in diesen Strukturen ihres Arbeitsalltags bestehen können. Indem sie sich kalt machen gegenüber dem Widerspruch, gelingt es ihnen, die Verletzung der Norm hinzunehmen. Mit der Kälte, so Gruschka, »wird das mehr oder weniger widerstandslose Hinnehmen der Tatsache möglich, daß die Welt nicht so ist, wie sie zu sein beansprucht bzw. wie sie sein sollte.« (Gruschka 1994: 76). Dieser Begriff der Kälte hat eine Doppelsinnigkeit:

1. Die Metapher der Kälte bezieht sich zum einen auf das, was von den Strukturen der Gesellschaft bzw. des Gesundheitswesens ausgeht. Die Strukturen im Gesundheitswesen fordern auf der einen Seite von den Pflegenden, den hohen normativen fachlichen Anspruch zu verwirklichen und zwar auch innerhalb der wirtschaft-

lichen Zwänge, denn dies macht die Pflegeeinrichtungen erst zu humanen Einrichtungen, trotz aller wirtschaftlichen Zwänge. Die wirtschaftlichen Zwänge nötigen aber zugleich zu funktionalem Handeln: Alle Abläufe im Stationsalltag müssen erledigt werden, trotz knapper Ressourcen. Hier, in diesem Widerspruch objektiviert sich die Kälte: Die Strukturen fordern etwas, das nicht einzulösen ist. Sie sind Kälte verursachend.

2. Mit der Metapher der Kälte wird zum anderen auch die Reaktionsform des einzelnen Pflegenden darauf beschrieben. Die Pflegenden lernen es, sich selbst kalt zu machen, sie lernen es, die strukturellen widersprüchlichen Bedingungen hinzunehmen und sie stabilisieren damit das, wovor sie sich zu schützen suchen: Kälte. (Vgl. Kersting 2013: 50).

Nachfolgend werden die theoretischen Bezüge der Coolout-Studien und der Begriff der Kälte näher erläutert: Die Widersprüche der bürgerlichen Gesellschaft und die daraus resultierenden objektiv Kälte verursachenden Strukturen werden beschrieben und die Frage geklärt, wie sich innerhalb dieser Widersprüche Moral im Sinne einer Orientierung an dem gebotenen ›Guten‹ entwickeln kann. Damit wird jedoch keine Bestimmung einer positiven Moral vorgenommen, sondern Moralentwicklung im Medium der Widersprüche wird als *Anpassungsmechanismus an Kälte* ausgewiesen.

### Gesellschaftliche Widersprüche und objektiv Kälte verursachende Strukturen

Gruschka beschreibt mit der Metapher der Kälte, wie die Subjekte auf die Erfahrung der Diskrepanzen zwischen Sein und Sollen reagieren. Der verwendete Kältebegriff geht zurück auf die Kritische Theorie und die Schriften von Adorno und Horkheimer (Vgl. Gruschka 1994: 36 ff). Danach wird Kälte als das »Grundprinzip bürgerlicher Subjektivität« bezeichnet. (Adorno 1994a: 356). Gruschka erläutert den

Hintergrund dieses Begriffs und seine Bedeutung für die Widersprüche in der Gesellschaft: Im historischen Rückgriff stellen Adorno und Horkheimer dar, dass erst über die Konkurrenz der Menschen untereinander die wirtschaftliche Entwicklung so weit fortschreiten konnte, dass die Möglichkeit einer Befreiung von materieller Not für alle Gesellschaftsmitglieder gegeben war. Die wirtschaftliche Produktionsweise, »in der das Prinzip der Kälte und Feindschaft notwendig die Wirklichkeit beherrscht, weil alle sich als Konkurrenten begegnen, entfaltete gegenüber den alten Formen der Gesellschaft [sic!] seine positiven Seiten: Jeder weitere Schritt der Verwirklichung, jede Ausbreitung der Konkurrenz brachte schließlich Erleichterungen, lieferte stärkere Proben dafür, dass auf Grund des neuen Prinzips eigener Entscheidungen der Wirtschaftssubjekte das gesellschaftliche Leben in Gang gehalten werden konnte.« (Horkheimer, Max, Schriften Band 4, S. 22, zitiert nach Gruschka, 1994: 37)

Erst in dem Moment, in dem die Menschen in dieser Weise ihre bürgerliche Subjektivität bestimmten, so Gruschka,

> eröffnete sich erstmals in einem allgemeinen Sinne die Möglichkeit des guten Lebens für alle. Nur die Inkorporation von Kälte ließ dies zu. An späterer Stelle in seiner Schrift macht Horkheimer deutlich, warum die Kälte sich zum Existential verselbständigte, warum sie nicht in dem Augenblick verschwindet, in dem sie ihre Aufgabe im Zivilisationsprozeß erfüllt hat. »[...] Die bürgerliche Gesellschaft beruht nicht auf bewußter Zusammenarbeit für Dasein und Glück ihrer Mitglieder. Ihr Lebensgesetz ist ein anderes. Jeder meint, für sich selbst zu arbeiten, muß auf seine eigene Erhaltung bedacht sein. Es gibt keinen Plan, der festlegt, wie das allgemeine Bedürfnis befriedigt werden soll. Indem jeder versucht, solche Dinge bereitzustellen, gegen die er sich andere, die er braucht, beschaffen kann, wird die Produktion gerade noch so reguliert, daß die Gesellschaft sich in der gegebenen Form entwickeln kann. Je mehr im Verlauf der Jahrhunderte eine bessere, rationellere Regelung technisch in den Bereich der Möglichkeit rückt, als desto gröber und umständlicher erweist sich dieses »feine« Instrument, der Markt,

> der nur unter schwersten Verlusten von Menschenleben und Gütern die Reproduktion der Gesellschaft vermittelt und mit dem Fortschreiten der kapitalistischen Wirtschaft die Menschheit trotz ihres wachsenden Reichtums nicht vor dem Rückfall in die Barbarei bewahren kann. Schon aus diesem Tatbestand, daß während der Epoche, die das Individuum emanzipierte, der Mensch in der grundlegenden wirtschaftlichen Sphäre sich selbst als isoliertes Subjekt von Interessen erfährt und nur durch Kauf und Verkauf mit anderen in Verbindungen tritt, ergibt sich die Fremdheit als anthropologische Kategorie«(a.a.O.; vgl. sinngleich Adorno in den Minima Moralia, 1980, S.27 ff.). Und Fremdheit im moralischen Sinne bedeutet Kälte gegeneinander. Diese muß so lang fortdauern, wie die Bedingungen der ›wirtschaftlichen Sphäre‹ bestehen. (Gruschka 1994: 38)

Die Menschen als Wirtschaftssubjekte entfalten somit nicht nur eine positive Wirkung in der und für die Gesellschaft, sondern auch eine negative Wirkung: Der Preis für den Fortschritt, die Erleichterung und ein angenehmeres Lebens für alle Menschen ist die Entfremdung und damit die Kälte. Erst durch diese konnte der Fortschritt entstehen. Gruschka erläutert sodann, was unter der Idee des ›guten Lebens‹ zu verstehen ist: Nach Adorno und Horkheimer verlange die Idee des guten Lebens von der Ökonomie die Sicherung der grundlegenden Reproduktionsbedingungen für alle Gesellschaftsmitglieder:

> […] die Befreiung von existentieller Not, ausreichende Lebensmittel, Wohnung, Schutz vor und Hilfe bei Krankheit, die Sicherung personaler Integrität, die Möglichkeit authentischer Zuwendung zu Mitmenschen, die nicht lizenzierte und limitierte Teilhabe an der Kultur etc.. Adorno und Horkheimer belegen in ihren Schriften, daß die genannten Bedingungen in der Gesellschaft entgegen dem Potential der Produktivkräfte entweder privilegierten Gruppen vorbehalten oder aber insgesamt nicht gesichert sind. Dafür, daß das hingenommen wird, machen sie die bürgerliche Kälte verantwortlich. (Ebd.: 36)

Herausgearbeitet wird von Gruschka, dass die Menschen selbst ihr Leben nach der Funktionslogik der Wirtschaftlichkeit und der damit einhergehenden Kälte gegeneinander organisieren. Notwendig richten sie ihr Leben an den daraus resultierenden strukturellen Bedingungen des Alltags aus, und sie zeigen die Fähigkeit, sich diesem Regelwerk zu unterwerfen. Diese Unterwerfung, so Adorno und Horkheimer, führe dazu, dass mit der Versachlichung des Geistes die Beziehungen der Menschen selber »verhext« wurden, »auch die jedes Einzelnen zu sich. Er schrumpft zum Knotenpunkt konventioneller Reaktionen und Funktionsweisen zusammen, die sachlich von ihm erwartet werden.« (Adorno / Horkheimer 1994: 34)

Die Kälte ist somit nur bedingt den Menschen zuzuschreiben; sie resultiert aus den materiellen Grundlagen der Reproduktion in der bürgerlichen Gesellschaft. Deren Regeln verurteilen die Menschen zur Übernahme der Kälte. Indessen wäre die Kälte nicht, wenn die Menschen nicht fähig wären, sie zu übernehmen. (Vgl. Gruschka 1994: 59) Die Regeln des gesellschaftlichen Lebens führen demnach zu einer Entfremdung der Menschen untereinander und zugleich sind die Menschen in der Lage, das damit einhergehende Unbehagen gering zu halten und sich anzupassen. Dies gelingt ihnen, weil sich die Epoche des aufstrebenden Bürgertums und seiner Emanzipation nicht nur durch das Selbstverständnis der einzelnen Individuen als Wirtschaftssubjekte auszeichnet, sondern auch Normen aufgestellt werden, die den wirtschaftlichen Interessen gegenübertreten und eine humane Gestaltung der Gesellschaft ermöglichen sollen. Die Forderung Kants, sich seines Verstandes zu bedienen, um aus der selbstverschuldeten Unmündigkeit herauszutreten, ist an einen Vernunftbegriff gebunden, der doppeldeutig ist. Die Vernunft als »Instanz des kalkulierenden Denkens, das die Welt für die Zwecke der Selbsterhaltung zurichtet [...] und die Vernunft, die als [...] das transzendentale überindividuelle Ich [...] die Idee eines freien Zusammenlebens der Menschen [enthält, K. K.], in dem sie zum allgemeinen Subjekt sich organisieren und den Widerstreit zwischen der reinen und empirischen Vernunft in der bewußten Solidarität des Ganzen aufheben.« (Adorno / Horkheimer 1994: 90) Der andere darf »nie bloß als Mittel gebraucht werden [...]«, sondern der »Mensch ist unbedingt Selbstwert und Selbstzweck [...].« (Reble 1989: 203) Dies soll das sittliche Zusammenleben der Menschen mitbestimmen und mit der Einrichtung gesellschaftlicher Institutionen, die allen zugutekommen, soll das zum Ausdruck gebracht werden.

> Das Bürgertum hat im Ein- und Widerspruch zu den materiellen Grundlagen der von ihm durchgesetzten Wirtschaftsweise zur Seite einer allgemeinen Gültigkeit postulierende Ethik wie zur Seite der subjektiven moralischen Empfindungen das praktische Dementi der Kälte gefordert [...]. (Gruschka 1994: 38)

Seinen Niederschlag findet dies in den Postulaten der Französischen Revolution: Freiheit, Gleichheit und Brüderlichkeit. Gruschka arbeitet heraus, dass diese in der bürgerlichen Gesellschaft Geltung beanspruchenden Normen für die Pädagogik differenziert und konkretisiert werden. Diese hat den gesellschaftlichen Auftrag, der nachwachsenden Generation nicht nur Wissen zu vermitteln, sondern sie auch zu sittlichem und humanem Zusammenleben zu erziehen. Als strukturbildend für pädagogische Institutionen gelten die Ansprüche, Kinder und Jugendliche zur Mündigkeit und zur Solidarität zu erziehen und allen die Teilhabe an den Bildungsgütern zu sichern. Allgemeinbildung wird so auch als soziale Allgemeinheit der Bildung formuliert und geht einher mit Gerechtigkeit und Chancengleichheit. Diese Normen, die das Selbstverständnis der pädagogischen Institutionen konstituieren, stehen der Funktionslogik der Gesellschaft gegenüber, welche auf den Prinzipien der Vereinzelung, der Leistung und der Konkurrenz basiert. Auch pädagogische Institutionen sind jedoch von diesen Prinzipien nicht frei. Sie sind Spiegel der Gesellschaft. Kinder und Jugendliche werden hier auf die Gesellschaft vorbereitet, und das heißt, sie müssen hier auch lernen, sich den Prinzipien entsprechend zu verhalten, die sie dazu befähigen, zu vergesellschafteten Wirtschaftssubjekten zu werden. Solidarität untereinander und in Konkurrenz zueinander zu treten widersprechen sich indessen. Denn neben der Selbstverpflichtung der pädagogischen Einrichtungen auf die oben genannten Normen haben sie auch eine Qualifikations-, eine Selektions- und eine Legitimationsfunktion. Heranwachsende müssen mit Qualifikationen ausgestattet werden, mit denen sie im gesellschaftlichen und beruflichen Leben bestehen können. Diese muss jeder Einzelne unter Beweis stellen. Solidarität mit dem Schwächeren findet spätestens bei Klassenarbeiten und Leistungsbewertungen ihre Grenze. Schule selektiert nach Leistungen, zertifiziert diese und führt damit zu unterschiedlichen Chancen im weiteren Leben. Schule ist so angelegt, dass die Kinder und Jugendlichen diese Selektion akzeptieren und als legitim ansehen. Das Leistungsprinzip wird verinnerlicht. (Vgl. dazu Gruschka 1994; Timmerberg 1999: 8–22, 149ff.; Heinrich 2001: 233ff.)[11] Die Heranwachsenden werden so in die Lage versetzt, sowohl sich selbst, als auch die Gesellschaft zu reproduzieren, und das bedeutet, die materiellen Grundlagen für das Leben des Einzelnen und gleichzeitig für alle zu sichern. Zugleich wird an sie die Forderung nach moralischen Verhaltensweisen etwa gegenüber den Schwächeren gestellt: »Die humane Qualität einer Gesellschaft und damit die Identifikation der Menschen mit ihr hängt wesentlich ab von ihrer ökonomischen Potenz und den liberalen Reproduktionsbedingungen und sozialen Austauschprozessen. Die Integration der Menschen in die Gesellschaft ist zugleich nicht ohne eine Moral zu denken, die diesen Bedingungen eben auch widerspricht.« (Gruschka 1994: 15; vgl. auch Kersting 2013: 315ff.)

Die moralischen Maximen der Gesellschaft sollen dem Zweckrationalismus der wirtschaftlichen Sphäre entgegengesetzt werden. Zu diesen gehören neben den genannten, in pädagogische Institutionen eingehenden Normen auch die Freundschafts- und Liebesmoral, die frei von Berechnung und Kalkül sein sollen, sowie ein schonender

**11** Vgl. dazu auch Kersting 2015b: 263ff., hier insbesondere die zusammenfassende Graphik von Martin Heinrich auf S. 265.

Umgang mit den Gütern der Gesellschaft und deren gerechte Verteilung. Kaum vorstellbar wäre eine Gesellschaft, in der alle Beziehungen der Menschen untereinander ausschließlich von ökonomischen Gesichtspunkten aus betrachtet würden, sie sich nur am Konkurrenz-, Leistungs- und Vereinzelungsprinzips orientierten, und die Menschen keinen Hehl daraus machten, sich allein als Verfügungsobjekte zu begegnen. Genauso wenig vorstellbar ist, dass die Menschen sich tatsächlich uneingeschränkt an dem normativ Gebotenen orientieren. Verhielten sie sich ausnahmslos solidarisch mit den Schwächeren, so wäre ihre eigene Selbsterhaltung in der ökonomisch geprägten Sphäre der Gesellschaft gefährdet. Wollten sie uneingeschränkt die moralischen Postulate in den Mittelpunkt ihres Handelns stellen, so würden sie in der Wirklichkeit, die realitätstüchtiges Verhalten erforderlich macht, scheitern und verzweifeln. Die Erkenntnis, dass das, was als gut und richtig erachtet wird, unter den Bedingungen des Alltags nicht umgesetzt werden kann, zwingt die Menschen dazu, sich realitätsgerecht zu verhalten und dennoch am normativ Gebotenen festzuhalten.

### Moralentwicklung im Medium des Widerspruchs

An die Menschen werden so im täglichen Leben gegensätzliche Anforderungen gestellt: die Anpassung an die Prinzipien einer an wirtschaftlichen Interessen ausgerichteten Gesellschaft und zugleich die Forderung nach moralischem und sittlichem Verhalten. Hier wird die Parallele zu dem dargestellten Spannungsfeld in der Pflege deutlich: Bezieht sich der hier nur in Umrissen skizzierte und stark verkürzt beschriebene Teil aus Gruschkas Forschungsbereich auf die normativen Ansprüche der pädagogischen Institutionen und das Bestehen des Einzelnen innerhalb der Funktionslogik der Gesellschaft, so beziehen sich die Coolout-Studien auf einen anderen Ausschnitt gesellschaftlicher Wirklichkeit: das normative Postulat und die Funktionslogik der institutionalisierten Pflege, die auch ökonomischen Zwängen unterliegt. Für das Bestehen der Menschen in diesen strukturell vergleichbaren Spannungsfeldern ist es erforderlich, diese Widersprüche auszuhalten. Wie dies gelingen kann, entfaltet Gruschka in der Analyse der ›Bürgerlichen Kälte‹: Mit der Metapher der Kälte erklärt er die Leistung der Menschen, die festgelegten Normen und den Zwang, ihnen zuwider zu handeln, in ihr moralisches Urteil zu integrieren. Bürgerliche Kälte wird als das moralische Prinzip bezeichnet, mit dem dieser Widerspruch ausgehalten werden kann. Mit der Kälte tendieren die Menschen zu einem Zustand der Gleichgültigkeit gegenüber dem Widerspruch. Dies geschieht aber nicht nur in einer polarisierenden Haltung, also nicht nur in der Form, dass sie sich völlig auf die eine oder die Seite des Widerspruchs schlagen, sondern vor allen Dingen in Form einer Integrationsleistung. Mit dieser werden die gegensätzlichen Forderungen – hier Befolgung der Norm, da befolgen der Funktionslogik – so in Einklang gebracht, dass es vermeintlich einen Ausgleich gibt und die Menschen handlungsfähig bleiben. Die Menschen müssen Fähigkeiten erwerben, mit denen sie den Widerspruch verarbeiten. Diese Kompetenzen sind nach Gruschka derart, dass die moralische Dimension erkannt und zugleich so verarbeitet wird, dass die eigene Selbsterhaltung nicht gefährdet wird und die Subjekte den realen Umständen entsprechend handeln können. »Die Fähigkeit der Kälte bedeutet damit eine zentrale Orientierungsleistung des Menschen, mit ihr bewertet er die auf ihn einströmenden moralisch verstandenen Verhaltenserwartungen für sich so, daß ein Handeln unter Anerkennung des Realitätsprinzips und der Realität möglich bleibt.« (Gruschka 1994: 80)

### Kälte als moralische Kategorie

Eine Untersuchung der Pflegenden im Umgang mit dem typischen Konflikt in ihrem Arbeitsalltag muss vor dem Hintergrund der Widersprüchlichkeit in den Anforderungen stattfinden. Es gilt, der subjektiven Verarbeitung dieser Widersprüchlichkeit und damit der Frage nachzugehen, wie Pflegende sie in ihr moralisches Urteil integrieren und welche Mechanismen der Anpassung hierbei wirksam werden. Es ist darüber aufzuklären, was Moral nicht nur sein will, eine Orientierung am Guten und Richtigen, sondern tatsächlich ist: »Nur am Widerspruch des Seienden zu dem, was zu sein es behauptet, läßt Wesen sich erkennen.« (Adorno 1994a: 169) Moral und Moralentwicklung sind demnach im Medium des Widerspruchs zu beschreiben, denn die in der Pflege Tätigen stehen unaufhörlich vor dem Widerspruch zwischen dem normativ Geforderten und der eigenen Erfahrung, dass sie dem nicht folgen können. Eine positive Bestimmung der Moral als empirische Sittlichkeit kann aus dieser Perspektive, die den Widerspruch in den Blick nimmt, nicht formuliert werden. Denn in dieser Perspektive ist immer schon das einbegriffen, was dem als verbindlich geltenden Anspruch, das ›Gute‹ zu tun, entgegensteht. »Der mit dem Konzept der Kälte vollzogene Perspektivenwechsel von der Bestimmung der positiven Moral zu den Mechanismen der Anpassung macht aus der Kälte eine moralische Kategorie in einem spezifischen Sinne.« (Gruschka 1994: 77)

Das heißt, mit der Kritik an den objektiven Bedingungen, die mit der Analyse der Kälte als Anpassungsmechanismus bzw. als Mechanismus der Desensibilisierung einhergeht, wird Partei ergriffen für einen Zustand, in dem das ›Gute‹ verwirklicht ist. Kälte ist somit als eine moralische Kategorie und als Reaktionsform auf die Differenz zwischen Anspruch und Wirklichkeit zu beschreiben. (Ebd.: 75ff.) Die damit einhergehende Kritik ist nicht als moralisierend zu verstehen. Sie soll vielmehr darüber aufklären, warum das in Normen festgeschriebene Gute nicht verwirklicht werden kann.

Die Voraussetzung für eine solche Kritik ist Distanz. Sie versetzt den Kritiker aber weder in einen Zustand jenseits der Kälte, noch kann daraus eine praktische Moral erwachsen: »Der Distanzierte bleibt so verstrickt wie der Betriebsame; vor diesem hat er nichts voraus als die Einsicht in seine Verstricktheit und das Glück der winzigen Freiheit, die im Erkennen als solchem liegt. Die eigene Distanz vom Betrieb ist ein Luxus, den einzig der Betrieb abwirft.« (Adorno 1994b: 23) Diese Einsicht und die darin liegende »winzige

Freiheit« ist wichtig »als geistige Haltung, denn ohne sie wäre Kälte gar nicht mehr aufzuklären, sie verschwände im dumpfen Gefühl. Aber eine geistige Haltung stiftet noch keine Alternative zur praktischen Selbstbehauptung in der Gesellschaft. Der Kritiker der Kälte ist gegenüber denen, die er als kalt kritisieren mag, nicht der bessere Mensch.« (Gruschka 1994: 51)

Intention und praktische Konsequenzen der Analyse von Kälte fallen also auseinander, was den Perspektivenwechsel schwer macht: »Kälte erregt Anstoß. Ihre Analyse ist vom Motiv bestimmt, sie zu überwinden. Zugleich zeigt die Analyse unter den gegebenen Umständen die Unüberwindbarkeit der Kälte. Die Behauptung provoziert nun ihrerseits nicht etwa Gleichgültigkeit, sondern in moralischem Sinn die Frage, was denn dann noch gegen Kälte zu tun sei?! Wer sich mit dieser Frage wehrt, zeigt, daß er sich nicht mit Kälte einverstanden erklärt. In dieser Regung wird der innere Widerwille gegen eine Verhaltenslehre deutlich, der in der eigenen Praxis gleichwohl nicht konsequent widersprochen werden darf.« (Ebd.)

Mit der Kältemetapher wird ein bestimmter Blickwinkel eingenommen, der sich auf die strukturellen Bedingungen richtet, unter denen Pflege stattfindet. Gruschkas Analyse folgend werden diese, die ein Ausschnitt gesellschaftlicher Wirklichkeit sind, als objektiv Kälte verursachend betrachtet. Kälte als Reaktionsform auf die Strukturlogik in den Anforderungen an Pflegende wird mit den Coolout-Studien in ihren besonderen Ausprägungen geprüft und belegt.

Ruth Schröck spricht im Zusammenhang mit moralischem Handeln in der Pflege von einem »Prozeß einer moralischen Desensibilisierung«, der sich im Laufe der beruflichen Tätigkeit nicht nur fortzusetzen, sondern zu verstärken scheine. (Vgl. Schröck 1995: 322) Damit meint sie den Verlust von Sensibilität gegenüber Verhaltensweisen, die vor dem eigenen Gewissen nicht zu rechtfertigen sind, weil sie dem normativ Gebotenen widersprechen. Diese Einschätzung Schröcks korrespondiert mit den in den Coolout-Studien entfalteten Diskrepanzen zwischen pflegerischen Ansprüchen und Bedingungen im Alltag. Zugleich scheint es Mechanismen zu geben, so vermutet Schröck, mit denen es gelingt, diese Verhaltensweisen zu praktizieren und hinzunehmen, ohne dass diese grundsätzlich in Frage gestellt werden und ohne dass es zu einer Beunruhigung kommt. Schröck gibt bereits 1995 einen Hinweis darauf, wie es kommt, dass Pflegende handlungsfähig bleiben können, auch wenn sie erleben, dass sie das, was sie machen sollen, nicht uneingeschränkt leisten können: Indem sie ihre Sensibilität verlieren, können sie auch Situationen dulden, die nicht einer optimalen Pflege entsprechen. (Vgl. ebd.)

Aus dem Vorgehenden ergibt sich unter Bezugnahme auf den von Schröck vermuteten Prozess einer moralischen Desensibilisierung und der Analyse »Bürgerlicher Kälte« von Adorno, Horkheimer und Gruschka das zu Untersuchende, nämlich wie Pflegende auf den unauflösbaren Widerspruch, auf Kälte mit Kälte reagieren.[12] Wir untersuchen, wie sie die typischen konflikthaften Situationen so für sich *deuten*, dass sie damit im Alltag bestehen und handlungsfähig bleiben können.

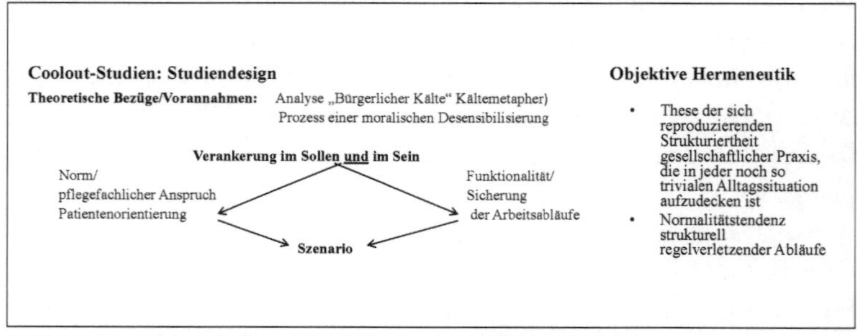


**Abbildung 4:** Studiendesign – Theoretische Bezüge/Vorannahmen

---

**12** Vgl. ausführlicher zur »moralischen Desensibilisierung« Gruschka 1996: 70f in Kersting 2013: 82; Kersting 2013: 131f., 135f., 200, 206f; sowie das Kapitel 6 »Zur Entwicklungslogik der Reaktionsmuster in Kersting 2013: 209ff. Differenzierte Ausführungen zur Moralentwicklung auch unter Bezugnahme auf die Entwicklung moralischer Urteilsfähigkeit nach Lawrence Kohlberg finden sich in Kersting 2013: 55ff.

## 1.5 Das Aufdecken von Reaktionsmustern auf Kälte mittels Objektiver Hermeneutik

Die Untersuchung ist so angelegt, dass Probanden aus der Pflegepraxis (Schüler und examinierte Pflegende) zu dem auf S. 22 vorgestellten Szenario interviewt werden. Das Szenario stellt dabei nur ein Vehikel für einen allgemeinen Konflikt dar: Die Probanden werden im Interview gebeten, ihre Sicht darauf und ihre eigenen Erfahrungen sowie ihren Umgang damit zu schildern. Der Interviewleitfaden umfasst folgende Fragen:

» Wie finden Sie die Situation? Wie finden Sie, wie Harry sich verhält? – Können Sie ihn verstehen?
» Wie finden Sie, wie Britta sich verhält? – Können Sie sie verstehen?
» Wie finden Sie, wie Schwester Claudia sich verhält? – Können Sie sie verstehen?
» Was würden Sie in Ullis Situation machen?
» Haben Sie so eine oder eine ähnliche Situation schon einmal selber erlebt? – Wenn ja, schildern Sie sie bitte.
» Wenn Sie die Situation verändern könnten, wie hätten Sie sie gern?[13] (Kersting 2013: 97 f.)

Die Interviews werden aufgezeichnet, transkribiert und mittels Objektiver Hermeneutik interpretiert und ausgewertet. Bei der Objektiven Hermeneutik handelt es sich um ein Verfahren, »bei dem Äußerungen und protokollierte Handlungen systematisch daraufhin analysiert werden, welche latenten Sinnstrukturen/objektiven Bedeutungsstrukturen sie enthalten und wie diese Strukturen im kon-

13 Vgl. dazu und zur Interviewführung auch Kersting 2013: 83 ff. An dieser Konstruktion des Interviewleitfadens orientieren sich auch die später noch vorzustellenden Interviewleitfäden der Folgestudien.

kreten Fall wirken« (Kleemann u. a. 2013: 112). Der Objektiven Hermeneutik liegt gemäß Oevermann ein leitendes Prinzip zugrunde: das Prinzip der Sachhaltigkeit. Mit diesem Prinzip wird eine enge Verknüpfung von Forschungsgegenstand, Forschungsmethode und Theoriebildung beschrieben.

> Theorieentwicklung und Erkenntnisfortschritt in der Soziologie [sind, K.K.] nur über konkrete Analysen zu sichern […], die die Sache selbst zum Sprechen bringen, indem sie sich an sie anschmiegen und durch dieses unvoreingenommene, radikale Sicheinlassen auf die jeweilige Besonderheit des Gegenstandes hindurch zum […] allgemeinen Begreifen der gesellschaftlichen Wirklichkeit gelangen. […]
> Theoriebildung und Datenanalyse lassen sich aus der Perspektive des Sachhaltigkeitsprinzips eben nicht voneinander trennen […] So wie der theoretische Begriff erst in der rekonstruierenden Darstellung einer konkreten Sache seine Gültigkeit erweisen kann, so kann gleichzeitig – in umgekehrter Richtung – die konkrete Sache erst in der Allgemeinheit der rekonstruierenden Begriffsbildung ihre gültige Ausdrucksgestalt gewinnen. […]
> Auch die allgemeine Begründung dieser Methodologie […] muss sich in der exemplarischen Analyse der Sache selbst vollziehen und in ihr ausdrücken. (Oevermann 1999: 234, zitiert nach Kersting 2013: 88f.)

Auf dieses Prinzip der Sachhaltigkeit und damit auf die enge Verknüpfung zwischen Methode, Erkenntnisobjekt (Forschungsgegenstand) und Theoriebildung wird später zurückzukommen sein.

Eine Grundannahme der Objektiven Hermeneutik ist die »Regelgeleitetheit sozialen Handelns« und damit ein intuitives Alltagswissen über sinnhafte Kommunikation, Regeln der Sprache sowie Kenntnisse über die semantische Bedeutung von Aussagen. (Vgl. Oevermann 1986: 23) Durch die gemeinsame Lebenswelt, im Sinne einer sprachlich-kulturellen Lebenswelt, sind die Textinterpreten mit dem Probanden verbunden. Weil sie dieselbe Sprache sprechen, die Handlungen, das heißt auch Sprechhandlungen, regelgeleitet sind,

sind überhaupt erst Sozialität und soziales Handeln als Sinnstrukturiertes möglich. In Interpretationsgruppen von 5–6 Personen werden die wörtlich transkribierten Interviews Sequenz für Sequenz ausgelegt (Sequenzanalyse), Lesarten im Sinne von plausiblen Geschichten und Deutungen der einzelnen Sequenzen produziert.[14] In der konkreten Interpretation der Texte wird auf das intuitive Regelwissen, welches die Textproduzenten und die Interpreten besitzen, zurückgegriffen. Auf dieser gemeinsamen Basis ist es möglich, die Bedeutungsstrukturen von Texten zu rekonstruieren. Die objektive Bedeutung der einzelnen Aussagen wird mit diesem Regelwissen/ Alltagswissen der Interpreten herausgearbeitet. Dazu werden alle sinnvoll erscheinenden möglichen Lesarten, allein bezogen auf eine Aussage, ohne Berücksichtigung des Kontextes, in dem die Aussage gemacht wird, benannt und argumentativ von dem Interpreten stark gemacht. Die Interpreten nutzen also ihr eigenes Alltagswissen für die Auslegung der Texte, um so dem objektiven Bedeutungsgehalt der Aussagen auf die Spur zu kommen. Diese objektive Bedeutung, das heißt also intersubjektiv Geltung habende Bedeutung, wird von Oevermann mit den Begriffen der »objektiven sozialen Strukturen« oder auch »objektiven Bedeutungsstrukturen« oder auch »latenten Sinnstrukturen« gefasst. (Oevermann u.a. 1979: 368, 370; vgl. dazu auch Kersting 2013: 103ff.) Die objektive Bedeutung in den subjektiven Aussagen der Probanden kann so mit einer Rekonstruktion der intersubjektiven Bedeutung nachgezeichnet werden. Indem die Interpreten auf ihr Regelwissen zurückgreifen, je sinnvolle Kontexte, in

14 Voraussetzung für die Durchführung der Coolout-Studien ist vorab bei allen Projekten die Sicherstellung einer hinreichend großen Interpretationsgruppe bzw. eines Pools von potenziellen Interpreten. Bei den Folgestudien, die im Rahmen von studentischen Forschungsprojekten durchgeführt werden, unterstützen die Studierenden sich untereinander bei den Interpretationsgruppen. Sie nehmen dazu Kommilitonen aus dem je eigenen Semester, aus höheren oder niedrigeren Semestern sowie Pflegepädagogen, die ihr Studium bereits abgeschlossen haben, in ihre Interpretationsgruppen auf. Unterstützung bei den Interpretationen und Auswertungen erhalten sie zudem durch die Verfasserin, zeitweise durch eine studentische Hilfskraft oder eine wissenschaftliche Assistentin. Vgl. dazu auch Kersting 2013: 112ff.

denen eine Aussage plausibel ist, entwerfen und diese sich im weiteren Textverlauf bestätigen müssen, kann der objektive Sinn der Aussagen, jenseits dessen, was der Proband zu sagen beabsichtigt, rekonstruiert werden. Die Vorgehensweise lässt sich so nach dem Falsifikationsprinzip beschreiben: Im Verlauf der Sequenzanalyse werden in der Interpretationsgruppe eine Fülle von Lesarten produziert, die von den Interpreten je plausibilisiert und argumentativ verteidigt werden müssen. Im Durchgang durch den Interviewtext werden dann durch die weiteren Aussagen der Probanden und damit vom Text selbst Lesarten bestätigt oder widerlegt. Mit der fortschreitenden Interpretation zeigt sich, wie der Proband den Konflikt für sich deutet. Die so rekonstruierte Deutung findet sich nicht nur an einer Textstelle wieder, sondern wird an mehreren Textstellen und an verschiedenen Aussagen verifiziert. Es bildet sich in Oevermanns Worten eine Fallstruktur ab oder auch eine Strukturierungsgesetzlichkeit, die im gesamten Text zu belegen ist. Diese Strukturierungsgesetzlichkeit spiegelt das Allgemeine in der Reaktion jedes Probanden wider – den Umgang mit dem objektiven Widerspruch. Zugleich zeigt sie das Besondere der Reaktion des je einzelnen Probanden – die je individuellen Ausprägungen im Umgang mit dem Widerspruch. Herausgearbeitet wird so ein Ensemble von zutreffenden Bedeutungsstrukturen an verschiedenen Textstellen. Sie werden am Ende des Interpretationsverfahrens quasi zusammenfassend als Reaktionsmuster oder synonym als Deutungsmuster des jeweiligen Probanden beschrieben. (Vgl. dazu ausführlicher Kersting 2013: 105 ff.)[15]

---

15 Reichertz grenzt Oevermanns Strukturbegriff von dem Begriff des ›Musters‹ ab: »Struktur meint ebenfalls nicht ein Verhaltensmuster, ein ›pattern‹. Das ›pattern‹ ist wie das ›Modell‹ Produkt gedanklicher Abstraktion, gewonnen wird es durch die nachträgliche Rekonstruktion von Ereignissen auf der Suche nach einer Typik. Das Muster erleichtert das Auffinden und Sortieren, aber es ist flüchtig. Das Muster wird von dem Beobachtenden einer Handlung beigegeben, es bewerkstelligt nichts, und es erreicht auch nichts.« (Reichertz 1995: 382). Indessen scheint in der Kälteforschungsgruppe der Begriff des Musters als treffend, um die komplexen Strategien der Probanden auf dem Hintergrund ihrer Deutung des Konfliktes zusammenfassend darzustellen und so sprachlich zugänglich zu machen. Es wird entgegen Reichertz Auffassung

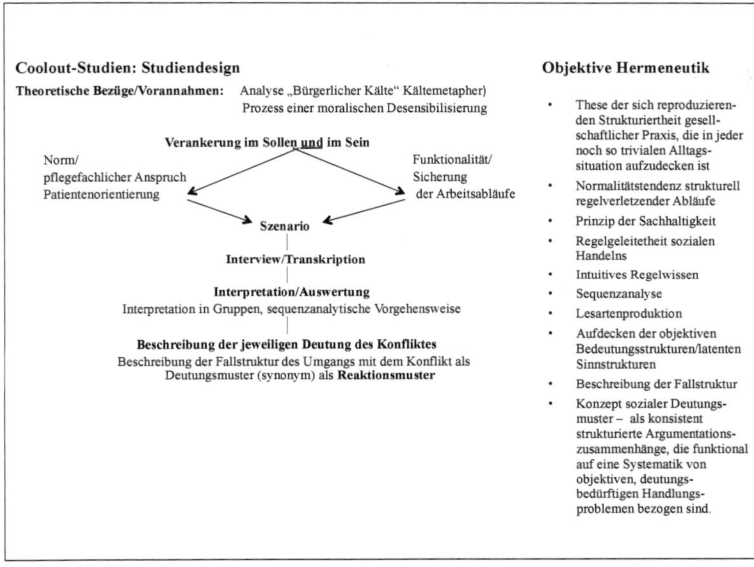


**Abbildung 5:** Studiendesign – Objektive Hermeneutik

Die zugrundliegende Definition von Deutungsmustern (hier synonym: Reaktionsmuster) geht auf Lempert zurück:

> Deutungsmuster sind bewußtseinsfähige, aber nicht bewußtseinspflichtige generative Regelsysteme für Interpretationen und Argumentationen, die funktional auf Probleme sozialen Handelns bezogen sind. Sie kanalisieren und strukturieren die Wahrnehmung sowie die kognitive und emotionale Verarbeitung der objektiven gesellschaftlichen Lebensbedingungen der Individuen und erleichtern diesen die Erhaltung ihrer persönlichen Integrität […] Sie entwickeln und stabilisieren sich innerhalb der durch die objektiven Verhältnisse gesetzten Grenzen relativ autonom. (Lempert 1979: 423, zitiert nach Gruschka 1985: 62.)

---

eben nicht von einem Beobachtenden einer Handlung beigefügt, sondern stellt sich als eine zusammenhänge Beschreibung der Elemente selbst dar. Bewusst bleibt dabei jedoch, dass die begrifflichen Bezeichnungen, also die Namen der Muster die Strukturierung der Reaktionen nur ungenau wiedergeben. (Vgl. auch Kersting 2013: 127).

Lemperts Definition korrespondiert mit zwei Grundannahmen Oevermanns bezüglich der Konzeptualisierung der Struktur sozialer Deutungsmuster:

> 1. Unter Deutungsmustern sollen nicht isolierte Meinungen oder Einstellungen zu einem partikularen Handlungsobjekt, sondern in sich nach allgemeinen Konsistenzregeln strukturierte Argumentationszusammenhänge verstanden werden. Soziale Deutungsmuster haben also ihre je eigene ›Logik‹, ihre je eigenen Kriterien der ›Vernünftigkeit‹ und ›Gültigkeit‹, denen ein systematisches Urteil über ›Abweichung‹ korreliert [...]
> 2. Soziale Deutungsmuster sind funktional immer auf eine Systematik von objektiven Handlungsproblemen bezogen, die deutungsbedürftig sind. (Oevermann 1973: 2–5, zitiert nach Sutter 1997: 102)

In den Reaktionsmustern objektiviert sich die Strukturiertheit der Alltagspraxis, die von den widersprüchlichen Anforderungen geprägt ist. Sie zeigen, in welcher Weise die Probanden den alltäglichen Konflikt interpretieren und wie sie ihre (moralische) Integrität innerhalb der widersprüchlichen Anforderungen zu erhalten suchen. Die Reaktionsmuster lassen so unterschiedliche Möglichkeiten sichtbar werden, wie ein lebensweltlich verankerter Konflikt im Alltag gedeutet werden kann. Diese Möglichkeiten sind begrifflich – eben als Reaktionsmuster – fixiert. An dieser Stelle kann noch einmal auf das Prinzip der Sachhaltigkeit rekurriert werden. Damit wird ausgesagt, dass der theoretische Begriff erst in der rekonstruierenden Darstellung einer konkreten Sache seine Gültigkeit erweisen kann, gleichzeitig kann die konkrete Sache erst in der Allgemeinheit der rekonstruierenden Begriffsbildung ihre gültige Ausdrucksgestalt gewinnen. (Vgl. Oevermann 1999a: 234) Der in der Beschreibung des Studiendesigns dargelegte unauflösbare Widerspruch zwischen Norm und Funktion, zu dem die Probanden sich in irgendeiner Form im Gespräch verbal verhalten und Handlungsoptionen präsentieren, wird in der Rekonstruktion der Reaktionsmuster (als Zusam-

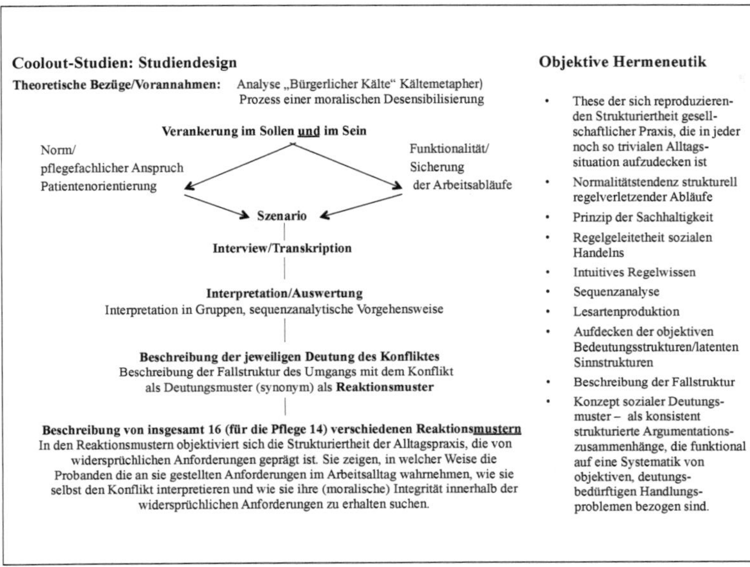


**Abbildung 6:** Studiendesign mit Definition »Reaktionsmuster«

menfassung der objektiven Bedeutungsstrukturen der Aussagen der Probanden) selbst rekonstruiert und die (verschiedenen) Reaktionsmuster zeigen, in welchen Formen sich der Widerspruch manifestiert. Die theoretischen Begriffe, mit denen die Reaktionsmuster bezeichnet werden, sind aus den Beschreibungen selbst gewonnen und mit ihnen erst kann das benannt werden, was »die Sache« ist: Reaktionsmuster auf die widersprüchlichen Anforderungen, die Hinweise darauf geben, wie die moralische Haltung im Alltag geprägt wird. Auf der Grundlage des Datenmaterials (den transkribierten und ausgewerteten Interviews) lässt sich Coolout in der Pflege als Prozess einer moralischen Desensibilisierung in Form von verschiedenen Reaktionsmustern beschreiben, die einer Entwicklungslogik folgen. Dies wird graphisch mit der sogenannten Kälteellipse veranschaulicht. (s.u.) Eine so entwickelte Theorie (hier der Moralentwicklung) wird von der (Forschungs-)Praxis selbst hervorgebracht. (Vgl. Kersting 2013: 129)

## 1.6 Die Kälteellipse

Die Kälteellipse wurde im Laufe der Forschungen auf der Grundlage der empirischen Daten entwickelt.[16] Mit ihr werden die Ergebnisse – die Reaktionsmuster aller Befragten – im Überblick dargestellt.

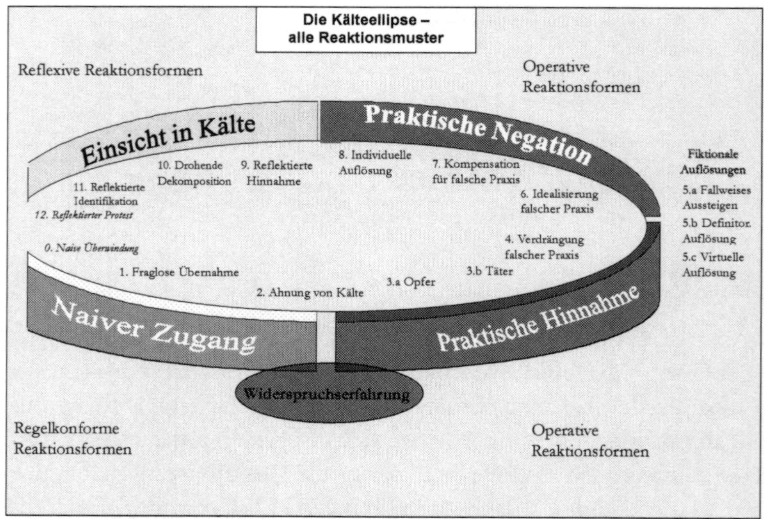


**Abbildung 7:** Kälteellipse: alle Reaktionsmuster

**16** Die Entwicklung der Kälteellipse fand im Rahmen der ersten Studien von 1995–2000 statt, in der nicht nur Pflegende zu dem Widerspruch ihres Arbeitsalltages befragt wurden, sondern darüber hinaus die über 200 weiteren Probanden zu strukturell vergleichbaren Konflikten in der Pädagogik. (Vgl. S. 12 der vorliegenden Arbeit) Den insgesamt 16 gefundenen Reaktionsmustern konnten bis heute keine weiteren hinzugefügt werden. Jedoch haben wir mit den Folgestudien zum Coolout in der Pflege seit 2007 auch Reaktionsmuster bei Pflegenden gefunden, die bis dahin nur bei Probanden außerhalb der Pflege identifiziert werden konnten. Nur die in der Kälteellipse kursiv geschriebenen Muster haben wir in den Pflegestudien bisher nicht identifiziert.

Alle Reaktionsmuster zeigen, wenngleich auf unterschiedlichen Reflexionsniveaus, dass und wie der unauflösbare Widerspruch in unterschiedlichen Formen bearbeitet und hingenommen wird und wie sich die Pflegenden so mit der Verletzung des pflegefachlichen Anspruchs im Alltag arrangieren können. »Jedes Reaktionsmuster zeigt auf seine Weise eine Desensibilisierung der Probanden gegenüber dem objektiven Widerspruch in den Anforderungen: Sie integrieren ihn so in ihre Konfliktdeutung und -bearbeitung, daß sie sich den strukturellen Bedingungen des Pflegealltags anpassen können. Beschrieben werden unterschiedliche Modi der Alltagsdeutung in dem Spannungsfeld zwischen normativem Anspruch und Funktionalität. Diese Unterschiede ergeben sich aus der Erfahrung und Bearbeitung der sich gegenüberstehenden Anforderungen.« (Kersting 2013: 135f.)

Das Spektrum der Reaktionsmuster in der Pflege ist breit:

» von einem naiven Zugang und einer *unreflektierten und unkritischen Übernahme* der Gepflogenheiten des Alltags, bei der der Widerspruch nicht erkannt wird, das theoretisch Gelernte nicht ernst genommen wird und nicht in den Alltag reicht oder allenfalls eine Ahnung darüber gezeigt wird, dass im Alltag im Umgang mit Patienten etwas moralisch nicht stimmt (Fraglose Übernahme, Ahnung von Kälte)

» über verschiedene Muster, mit denen aus der Perspektive der Befragten der *erkannte Widerspruch* (Widerspruchserfahrung) in der Praxis mehr oder weniger hilflos *hingenommen* werden muss (Opfer oder Täter, Verdrängung falscher Praxis),

» zu Mustern, mit denen der erkannte Widerspruch allein in der *Vorstellung der Befragten* aufgelöst wird (Fallweises Aussteigen, Definitorische Auflösung, Virtuelle Auflösung),

» zu Mustern, die einen kritischen Blick der Befragten auf die Praxis und *verschiedene Strategien und Versuche der Auflösung* des Widerspruchs und der Verwirklichung des fachlichen Anspruchs zeigen (Idealisierung falscher Praxis, Kompensation, Individuelle Auflösung),

» bis hin zu Mustern, bei denen die Befragten eine *Einsicht in die Unauflösbarkeit* des Widerspruchs mit unterschiedlichen Schlussfolgerungen erkennen lassen (Reflektierte Hinnahme, Drohende Dekomposition, Reflektierte Identifikation)[17]. (Vgl. dazu ausführlich Kersting 2013: 136 ff.; sowie Heinrich 1999: 17 ff.)

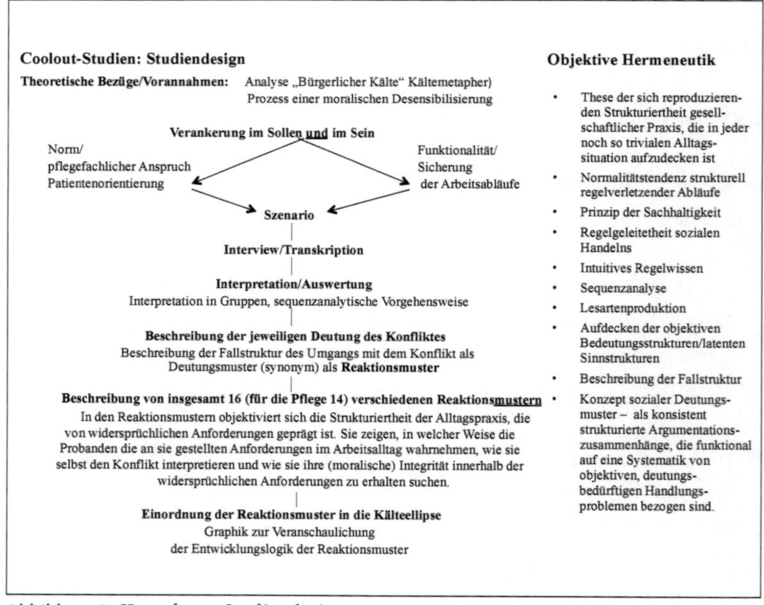


**Abbildung 8:** Komplettes Studiendesign

17 Das Reaktionsmuster »Reflektierte Identifikation« wurde in einer der Folgestudien auch in der Pflege beschrieben. Es handelt sich um eine Folgestudie aus dem Jahr

Die herausgearbeiteten Reaktionsmuster auf objektiv Kälte verursachende Strukturen sind einerseits durch eine Erkenntniszunahme charakterisiert, anderseits aber zeigen die empirischen Ergebnisse auch, dass es durch die beruflichen Erfahrungen nicht zu einer zunehmenden Einsicht in die immanente Unauflösbarkeit des Widerspruchs kommen *muss*. Bei der Analyse der Reaktionsmuster hinsichtlich der Möglichkeiten einer Veränderung im Sinne einer Entwicklung ist der Blick nicht auf eine individuelle Entwicklung einzelner Probanden[18] gerichtet, sondern darauf herauszufinden, welche Entwicklungsmöglichkeiten sie überhaupt bieten und welche Logik darin aufzufinden ist.

Die Kälteellipse dient dabei als Hilfsinstrument bei den Überlegungen bezüglich der Bestimmung der Qualität der Reaktionsmuster im Sinne einer zunehmenden Erkenntnis des Norm-Funktion-Widerspruchs. Das Kriterium für die Anordnung der einzelnen Reaktionsmuster in der Ellipse ist der sich in den Mustern zeigende Zusammenhang zwischen der Erfahrung des Widerspruchs und seiner Bearbeitung im Alltag.

Im Innenkreis stehen die Chiffren der Reaktionsmuster der Probanden. Im Außenkreis ist die Zuordnung der fünf Gruppen dargestellt, die auf Gemeinsamkeiten einzelner Reaktionsmuster in

---

2009. Hier wurden Schüler der Gesundheits- und Krankenpflege befragt, die nach dem neuen Krankenpflegesetz nach 2004 ausgebildet wurden. (Vgl. dazu auch Kersting 2011: 11)

**18** Warum welcher Proband mit welchem Deutungsmuster auf den Pflegealltag reagiert, wie lange es Bestand haben kann, das ist mit der vorliegenden Untersuchung trotz der Folgeinterviews nicht herauszufinden. Wollte man die Entwicklung einzelner Probanden erforschen, so müssten Untersuchungen durchgeführt werden, bei denen die Probanden über einen längeren Zeitraum begleitet werden. Auch die Befragung müsste bei einer solchen Untersuchung modifiziert, bzw. ergänzt werden (zum Beispiel durch konkrete Fragen nach einschneidenden Erfahrungen, besonderen Erlebnissen, evtl. müssten biographische Interviews geführt werden). Nur dann könnten bedeutsame Aspekte erfasst werden, die für eine persönliche Weiterentwicklung eine Rolle spielen. An den Probanden, mit denen Folgeinterviews geführt wurden, lässt sich nur aufzeigen, ob eine Entwicklung stattgefunden hat und wenn ja, welche.

der Perspektive auf den Widerspruch hinweisen: *Naiver Zugang*[19], *Praktische Hinnahme* des Widerspruchs, *Fiktionale Auflösung* des Widerspruchs, *Praktische Negation* des Widerspruchs, Einsicht in die immanente Unauflösbarkeit des Widerspruchs und das heißt *Einsicht in Kälte.* Die Innenperspektive der Ellipse bezieht sich also auf die Logik der Muster hinsichtlich des Blicks auf den Widerspruch, der in der Außenperspektive benannt ist, und daraus resultierende Strategien und entsprechende Bearbeitungsmodi, die die Probanden zeigen. Jedes Reaktionsmuster wird anhand der vorliegenden Erkenntnisse über die Merkmale im Hinblick auf eine Einordnung in die Ellipse diskutiert und eingefügt. Die Außenperspektive erlaubt es, Unterschiede im Blick der Probanden auf den Widerspruch im Pflegealltag zu fixieren: Er wird von ihnen entweder als strukturell verankerter Widerspruch wahrgenommen oder er wird nicht wahrgenommen. Dies ist als eine Abgrenzung der einzelnen Muster voneinander auszumachen; zwei sind vor der Widerspruchserfahrung angeordnet bzw. ein Muster kann quasi als Übergang zur Widerspruchserfahrung verstanden werden. Die Kritiklosigkeit, mit der dem Alltag begegnet wird, kommt in dem Begriff des ›naiven Zugangs‹ zum Ausdruck. Alle anderen Reaktionsformen gehen, wie beschrieben, mit einer Erfahrung des Widerspruchs und verschiedenen Formen der Bearbeitung einher.

Die Abgrenzung der fünf Bereiche in der Außenperspektive kann man sich bildlich auch als Schwellen vorstellen. Hypothetisch können diese mit zunehmender Erfahrung der Probanden überschritten werden:

1. Die dauerhafte Konfrontation mit Situationen, in denen es durch Normverletzungen zu negativen Folgen für die Patienten kommt,

19 Zu dem ›Naiven Zugang‹ wird ein weiteres Reaktionsmuster gerechnet: Die ›Naive Überwindung‹ als vornormativ-präfunktionale Reaktionsform wurde nur bei Kindergartenkindern und einigen Primarstufenschülern gefunden. (Vgl. Kersting 2013: 242; sowie Gruschka 1997: 34 ff., 56; Heinrich 1999: 9 ff.; Heinrich 2001: 322 ff.; Timmerberg 1998: 53 ff., 154)

kann dazu führen, dass der Alltag nicht mehr fraglos hingenommen werden kann. Es kann zu einer Ahnung kommen, dass Verletzungen der Norm nicht Ausnahmen von der Regel bzw. nicht zufällig auftretende Situationen sind, sondern dass in der Grundkonstellation des Pflegealltags etwas nicht stimmt. Die Ahnung kann sich zur Gewissheit verdichten, wenn der Widerspruch als in den Anforderungen selbst angelegt erkannt wird. Die Folge ist ein bewusstes Verhalten als Reaktion auf diese Erkenntnis. Wenn dem Probanden dann keine Strategien zur Verfügung stehen, mit denen er versuchen kann, eine patientenorientierte Pflege auch gegen die Widerstände des Alltags zu verwirklichen, dann bleibt ihm nichts anderes übrig, als sich dem Zwang der praktischen Hinnahme des Widerspruchs in der Praxis zu fügen.

2. Kann das Unbefriedigende an einem (un-)bestimmten Punkt nicht länger hingenommen werden, so wird die nächste Schwelle überschritten: Weil die Erfahrung der negativen Folgen für die Patienten und die eigene Ohnmacht nicht ertragen werden können, muss der Widerspruch so bearbeitet werden, dass der Konflikt als gelöst gilt. Stehen dabei keine praktischen Möglichkeiten zur Verfügung, so kann die Lösung in einem Fluchtpunkt jenseits der Realität und damit in der Vorstellung des Probanden liegen; dies kennzeichnet den Bereich der fiktionalen Auflösung, der symbolisch außerhalb der Ellipse dargestellt ist.

3. Werden im Alltag Handlungsspielräume erkannt und genutzt, um die Praxis zu verbessern, so wäre eine weitere Schwelle überschritten: Der Widerspruch wird produktiv bearbeitet, und es wird eine praktische Negation angestrebt.

4. Die Erkenntnis, dass mit den Lösungsversuchen allenfalls partielle Verbesserungen angestrebt werden können, der pflegerische Anspruch jedoch systematisch durch die künstliche Begrenzung von zeitlichen und personellen Ressourcen nicht verwirklicht

werden kann, führte dann zu dem Überschreiten der Schwelle in den fünften Bereich:

5. die Einsicht in die immanente Unauflösbarkeit des Widerspruchs und damit in die objektiv Kälte verursachenden Strukturen.

Diese Abfolge von Entwicklungsschritten ist vorstellbar aufgrund der Merkmale der analysierten Reaktionsmuster, aber sie muss nicht so verlaufen. Anhand des empirischen Materials lässt sich weder nachweisen, dass die Reaktionsmuster im Laufe der beruflichen Tätigkeit ›durchlaufen‹ werden, noch, dass die Schwellen in der Reihenfolge überschritten werden.[20] In der oben graphisch dargestellten Logik einer schrittweisen Erkenntniszunahme sind die Reaktionsmuster zwar hierarchisch angeordnet, aber ein Überspringen von Mustern und Schwellen scheint möglich, wenngleich eine Weiterentwicklung etwa von der ›Fraglosen Übernahme‹ zur ›Reflektierten Hinnahme‹, ohne vorherige praktische Bewältigungsstrategien wie zum Beispiel einer Orientierung an Verbesserungsmaßnahmen für den Arbeitsalltag wenig plausibel ist. Die Pflegenden müssen sich jedoch nicht erst als ›Opfer‹ sehen, danach den Widerspruch in einer der drei Formen fiktional auflösen, um anschließend Versuche praktischer Negationen im Alltag anzustreben. Aus der Erkenntnis, dass eine Verwirklichung des normativen Anspruchs unter den gegebenen Bedingungen nicht möglich ist, können sie zum Beispiel auch ohne eine vorherige praktische Hinnahme Reaktionsmuster der praktischen Negation ausbilden. Auch einer rückschreitenden Entwicklung etwa von der ›Individuellen Auflösung‹ zu einem ›Fallweisen Aussteigen‹ oder zum Reaktionsmuster des ›Opfers‹ steht auf-

---

**20** Vgl. auch Heinrich 1999: 13ff. Heinrich hat diese unterschiedlichen Perspektiven auf den Widerspruch, die hier als Schwellen bezeichnet sind, in Zusammenhang mit einer möglichen Stufenabfolge gebracht, deren Bezeichnungen die einzelnen Schwellenüberschreitungen charakterisieren und an eine Mischung aus Piaget und Kohlberg erinnern: 1. vornormativ-präfunktionale Reaktionsformen, 2. regelkonforme Reaktionsformen, 3. operative Reaktionsformen, 4. reflexive Reaktionsformen.

grund der strukturellen Merkmale der einzelnen Reaktionsmuster nichts entgegen. Die Erkenntniszunahme muss sich also nicht in der Abfolge der Reaktionsmuster vollziehen, ja sie muss gar nicht notwendig stattfinden, weil mit jedem Muster moralische Konflikte erfolgreich bewältigt werden können, und zwar offensichtlich dauerhaft. Theoretisch plausibel sind drei Entwicklungsmöglichkeiten:

» Es kann zu einer fortschreitenden Erkenntnis analog der elliptischen Anordnung kommen und dabei können auch die einzelnen Schwellen überschritten werden.

» Die elliptische Anordnung spiegelt eine Hierarchie wider. Entwicklung als Veränderung des Deutungsmusters muss aber nicht fortschreitend sein, sondern kann gleichermaßen als ›Rückschritt‹ in dieser Hierarchie verstanden werden.[21]

» Jedes Reaktionsmuster ist in seiner Logik so aufgebaut, dass die Probanden sich mit dem Alltag arrangieren können. Sie können damit auf Dauer bestehen und es ist nicht notwendig, dass sie ein Reaktionsmuster wechseln. Entwicklung kann demnach auch in eine ›Stagnation‹ münden, das heißt ein Reaktionsmuster wird dauerhaft beibehalten, ggf. ändern sich nur die konkreten Bearbeitungsstrategien innerhalb des Musters.

Versuche, diese Entwicklungsmöglichkeiten für jedes Reaktionsmuster in jede Richtung auszuführen, fallen in den Bereich der Spekulation, weil gesicherte verallgemeinerbare Befunde darüber, wie Reaktionsmuster sich verändern, nicht vorliegen.[22]

Die Analyse der Muster zeigt indessen, dass in jedem Reaktionsmuster, also in jedem Modus der Desensibilisierung, die Möglichkeit angelegt ist, dass eine Resensibilisierung stattfinden kann. Und das

---

**21** Vgl. dazu auch Timmerberg 1997: 52f.

**22** Vgl. auch ebd.

bedeutet, dass in jedem Reaktionsmuster, das doch den Zweck erfüllt, gegen Kälte zu schützen, auch ein Aufbegehren gegen die strukturellen Bedingungen enthalten bzw. die Möglichkeit dazu angelegt ist. (Vgl. dazu Kersting 2013: 136–195, hier neben den ausführlichen Beschreibungen der Reaktionsmuster, auch die Ausführungen zur Entwicklungslogik der Reaktionsmuster: 202–240; sowie die Ausführungen von Heinrich 1999: 20 ff.)

## 1.7 Die Befähigung zur Regelverletzung als Teil der beruflichen Sozialisation

Die Coolout-Studien zeigen, dass alle Befragten über Strategien verfügen, mit denen sie mehr oder weniger widerstandslos Normverletzungen – die Regelverletzungen, wie Oevermann sagen würde – hinnehmen können. Es gibt im Alltag eine Normalitätstendenz strukturell regelverletzender Abläufe (Vgl. Oevermann 1999a: 257; Kersting 2013: S. 93 f.). Nicht die eklatante, dramatische Verletzung der Norm, die zum Protest führen würde, geschieht im Regelfall, sondern eine häufige Verletzung der Norm im scheinbar Kleinen, eine vom Inhalt her tendenziell tolerierbare Regelverletzung, die nicht direkt Widerstand mobilisiert, die eher unscheinbar und insofern eher harmlos im Alltagsablauf erscheint. Diese Normalitätstendenz strukturell regelverletzender Abläufe ist Teil des Pflegealltags, sie ist konstitutiv für den beruflichen Alltag, und damit ist sie auch konstitutiv für die berufliche Sozialisation. Das heißt, die im Bereich der Pflege beruflich Tätigen lernen es, sich unempfindlich zu machen gegenüber dem Widerspruch der an sie gestellten Anforderungen. Sie machen dies in einer Weise, die sie befähigt, grundsätzlich an dem normativen Anspruch festzuhalten und ihn zugleich zu unterlaufen. Sie werden auf der Grundlage dessen, was sie in Theorie und Praxis lernen, und ihrer Erfahrungen im Laufe ihrer Ausbildung rsp. beruflichen Sozialisation zur Regelverletzung befähigt.

Eine Schlussfolgerung daraus liegt in der Erkenntnis, dass moralische Desensibilisierung im Pflegealltag als Teil – je nach Perspektive möglicherweise sogar als Kern – der beruflichen Sozialisation verstanden werden kann. Hier wird auf Lempert zurückgegriffen, der berufliche Sozialisation als Prozess der Wechselwirkungen von externen Anforderungen, Erwartungen und realen Bedingungen, ihrer jeweiligen Wahrnehmung und Ausbildung von Deutungs- und Handlungsmustern durch die (Inter-)Akteure versteht. (Vgl. Lempert 2006: 414f.) Berufliche Sozialisation gemäß diesem interaktionistischen Modell wird beschrieben als (a) Prozess der Wechselwirkung von »[...] externe[n] Anforderungen, Erwartungen und Zumutungen, mit denen die Individuen konfrontiert werden, und den realen Bedingungen, unter denen diese »Imperative« zu erfüllen sind [...]. (b) ihre Wahrnehmung und Deutung durch die (Inter-)Akteure, [...] (e) die im Vollzug dieser Prozesse langfristig (ontogenetisch) ausgebildeten individuellen bzw. »subjektiven« Muster sozialen Wahrnehmens, Deutens, Fühlens, Denkens und Agierens. (Vgl. ebd.)

Eine weiterführende Bezugnahme und Diskussion der Coolout-Studien im Zusammenhang mit Sozialisationstheorien und -modellen kann an dieser Stelle nicht stattfinden. Denkbar ist jedoch, dass dieser von Lempert beschriebene Prozess der Wechselwirkung mit den Coolout-Studien und den Beschreibungen der Reaktionsmuster für den Berufsbereich der Pflege inhaltlich gefüllt und differenziert erläutert werden könnte. Dabei könnten nicht nur die Sozialisanden, die Schüler, in den Blick genommen werden, sondern auch die Sozialisatoren, also in diesem Fall die Praxisanleiter und die Pflegepädagogen. Denn sie bewegen sich in einem vergleichbaren Spannungsfeld. Der unauflösbare Widerspruch konstituiert auch deren beruflichen Alltag, somit auch deren Sozialisation, und das nimmt wiederum Einfluss auf die Sozialisation der Schüler.

## 1.8 Das Prinzip der Sachhaltigkeit – datenbasierte Theorieentwicklung

An dieser Stelle werden noch einmal das Prinzip der Sachhaltigkeit und damit die enge Verknüpfung von Forschungsgegenstand – Forschungsmethode – Theoriebildung aufgegriffen und in einen direkten Zusammenhang mit den Coolout-Studien gebracht:

**Forschungsgegenstand:** Die zu untersuchende Sache in den Coolout-Studien ist die Reaktion Pflegender auf die widersprüchlichen Anforderungen, die zu typischen Konfliktsituationen im Pflegealltag führen, konkret: die Reaktion auf den Widerspruch von Norm und Funktion, die in einem dialektischen Verhältnis stehen.

**Methodische Vorgehensweise:** Interviews zu einem realistischen Szenario, in dem beide Seiten des Widerspruchs aufscheinen. Transkription, Sequenzanalyse zur Aufdeckung der latenten Sinnstrukturen/objektiven Bedeutungsstrukturen und damit der Deutung, die der Proband dem Widerspruch gibt. Beschreibung der Fallstruktur als Reaktionsmuster, mit dem dem Widerspruch im Alltag begegnet wird.

**Theorieentwicklung:** Analyse der Reaktionsmuster und Beschreibung des Prozesses der moralischen Desensibilisierung entlang der Kälteellipse, deren Elemente die unterschiedlichen Reaktionsmuster sind.

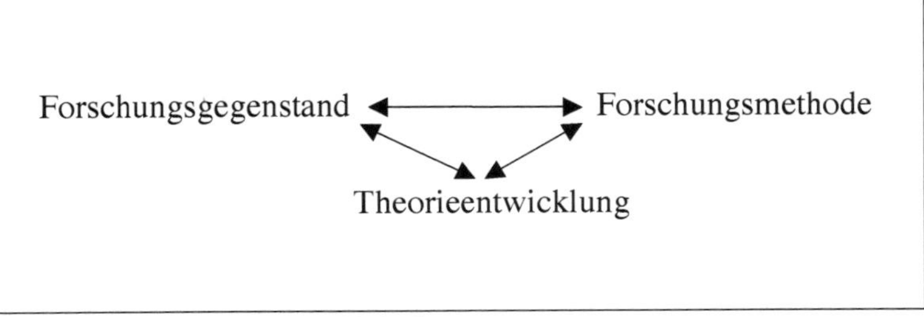


**Abbildung 9:** Das Prinzip der Sachhaltigkeit

Auf der Basis des Datenmaterials lässt sich Coolout als Theorie formulieren, mit der der Prozess einer moralischen Desensibilisierung beschrieben wird. Es wird erklärt, auf welche Weise die untersuchten Akteure im Pflegebereich in diesen Prozess und die Mechanismen der Kälte verstrickt sind, wie sie ihren Alltag bewältigen, die Kälte aushalten können und sie zugleich stabilisieren. Diese Erklärungen beziehen sich nicht mehr alleine auf die in der praktischen Pflege Tätigen wie Schüler (und examinierte Pflegende), so wie es in der Publikation der Studie von 2002 bzw. in den Auflagen von 2011 und 2013 beschrieben ist, sondern mit der Durchführung der Folgestudien auch auf die für die Ausbildung unmittelbar Zuständigen: Praxisanleiter und Pflegepädagogen.

Mit den Coolout-Studien wird somit eine mögliche Vorgehensweise der induktiven Theorieentwicklung in der Pflegewissenschaft beschrieben.

## 1.9 Weiterführende Überlegungen und Überleitung zu den Folgestudien: Praxisanleitung und Pflegepädagogik

Mit den Coolout-Studien wird nachgewiesen, dass und inwieweit die Strukturlogik in den Anforderungen, die an Menschen gestellt werden (hier an Pflegende in ihrem Arbeitsalltag), dazu führt, dass es zu einem Prozess moralischer Desensibilisierung kommt, der theoretisch mit einer zunehmenden Einsicht in die strukturellen Bedingungen einhergehen kann, jedoch nicht einhergehen muss: Rückentwicklungen innerhalb der Kälteellipse sind durchaus möglich. In dem Moment aber, in dem von einer linearen Abfolge und damit auch von einer Rückentwicklung (oder auch Steigerung) die Rede ist, wird der Maßstab schon falsch angelegt: an den traditionellen Theorien der Moralentwicklung und nicht an der widersprüchlichen Wirklichkeit.[23]

Hier zeigen die Pflegenden vielmehr, dass sie mit möglicherweise wechselnden und so immer wieder neu entwickelten, unterschiedlichen Anpassungsmechanismen auf die strukturellen Bedingungen des Pflegealltags reagieren müssen. Mittels der Objektiven Hermeneutik kann so die Reproduktion sozialer Wirklichkeit in den Reaktionsmustern der Pflegenden herausgearbeitet werden: Die Pflegenden reagieren mit unterschiedlichen Mechanismen auf die objektiv Kälte verursachenden Strukturen. Diese Mechanismen setzen früh

**23** Moralität, untersucht an lebensweltlich verankerten Konflikten, hier des Berufsfeldes der Pflege, entwickelt sich entgegen der Beschreibung etwa der klassischen Moralentwicklungstheorie von Kohlberg nicht notwendig in einer stufenweise Abfolge, bei der die Subjekte eine immer ›vernünftigere‹, weil zunehmend dezentralisierte soziomoralische Perspektive auf moralische Konflikte entwickeln. Eine ausführliche Darstellung der Theorie Kohlbergs in Abgrenzung zu den Coolout-Studien findet sich in Kersting 2013: 55 ff.

in der Ausbildung ein und sie besagen *nicht,* dass Pflegende immer unsensibler gegenüber der Verletzung des normativen Anspruchs werden.

Die Reaktionsmuster sind mit ihren Merkmalen so angelegt, dass sie sowohl unempfindlich machen gegenüber der Normverletzung, als auch für eine neue Sensibilisierung offen sind. Die Reaktionsmuster können nicht in ›bessere‹ und ›schlechtere‹ unterschieden werden, sondern alle resultieren aus den objektiv Kälte verursachenden Strukturen und schützen vor diesen zumindest solange, bis (un-)bestimmte Erfahrungen und vielleicht erworbene theoretische Kenntnisse dazu führen, die Kälte wieder stärker wahrzunehmen und einen neuen Schutzmechanismus zu entwickeln. Betrachtet man die Reaktionsmuster unter einem ›Bewertungskriterium‹, so kann das unter verschiedenen Aspekten geschehen:

- dem subjektiven Befinden der Probanden;
- der konkreten Auswirkungen auf die praktische Pflege;
- der zunehmenden Einsicht in die strukturellen Bedingungen des Pflegealltags.

Welche Probanden sich subjektiv ›besser‹ fühlen im Umgang mit moralischen Konfliktsituationen, das kann möglicherweise aus ihren Äußerung bzw. den Merkmalen der Muster abgeleitet werden: So werden die Probanden, die fraglos die Gepflogenheiten der Praxis übernehmen, und die Probanden, die glauben, mit ihren praktischen Strategien den Widerspruch auflösen zu können, mit den von ihnen genutzten Möglichkeiten und Handlungsspielräumen hinsichtlich des pflegerischen Anspruchs zufriedener sein als andere, die sich zum Beispiel als Opfer der Strukturen sehen oder auch möglichweise denjenigen, die den Widerspruch reflektiert hinnehmen. Unter dieser Perspektive hieße es, genau diese Handlungsspielräume und Möglichkeiten in der theoretischen Ausbildung (stärker als bisher) ins Bewusstsein zu rufen. Das jedoch wäre kurzschlüssig, *weil man sich damit selber zu einer Idealisierung der falschen Praxis verfüh-*

*ren ließe.*[24] Denn auch die Probanden mit den Mustern einer ›konstruktiven‹ Problembearbeitung schildern, wie bedrängend und frustrierend sie teilweise den Pflegealltag erleben.[25] Und fragt man nach den konkreten Auswirkungen auf die praktische Pflege, so ist zu bemerken, dass diese, wenn überhaupt, wahrscheinlich nur geringfügig unterschiedlich sind, es sei denn, dass ein Patient zufällig während seines gesamten Krankenhausaufenthaltes von einer Pflegeperson betreut würde, die sich ungeachtet des Arbeitsanfalls auf der Station Zeit für ihn ließe, oder aber er wäre zufällig ein Patient, der ›Eingang in die Nische der Kompensation‹ einer Pflegeperson gefunden hätte.

Damit ist die Verwirklichung einer patientenorientierten Pflege in den Bereich der Zufälligkeit verlagert. Auch eine Zunahme des pflegerischen Wissens und der praktischen Berufserfahrung, sowie eine zunehmende Einsicht in die strukturellen Bedingungen des Pflegealltags, die durch komplexere Bearbeitungsstrategien zum Ausdruck kommen, führen somit nicht zu einer systematischen Verwirklichung des pflegerischen Anspruchs.

Die Konfrontation der Pflegeschüler mit dem ›Guten‹ im Sinne der gebotenen Norm führt nicht dazu, dass diese sensibler werden hinsichtlich moralischer Probleme oder tatsächlich die Norm verwirklichen können. Was sie tun *sollen,* das wissen sie alle. Aber sie gewöhnen sich unmerklich an die Unterwanderung des pflegerischen Anspruchs, weil sie im Alltag lernen, damit umzugehen. Die ›Rettung des pflegefachlichen Anspruchs‹ also in einer ›positiv‹ formulierten Theorie zu suchen, lenkt eher ab von der Wirklichkeit, als dass die Chance ihrer praktischen Umsetzbarkeit bestünde.[26] (Vgl.

**24** Vgl. dazu Kersting 2013: 170 ff. die Muster der praktischen Negation, insbesondere das Reaktionsmuster »Idealisierung falscher Praxis« mit seinen praktischen Strategien; sowie hier das Reaktionsmuster »Idealisierung falscher Praxis« in den Pflegepädagogen-Studien, S. 205; und in den Praxisanleiter-Studien, S. 140.

**25** Vgl. Kersting 2013: 300, Fußnote 129: hier wird beispielhaft angegeben, inwieweit Probanden sich dahin gehend äußern, dass sie vieles im Pflegealltag »traurig« oder »zum Kotzen« finden.

**26** Vgl. dazu auch die Analysen und Diskussionen der Konzepte von Mensdorf und Olbrich im Zusammenhang mit den Praxisanleiter-Studien (Kapitel 2) und von Witt-

Kersting 2013: 301) Daraus resultieren im Zusammenhang mit der Pflegeausbildung verschiedene weiterführende Fragen.

So stellt sich die Frage danach, welche Bedeutung die bis hierher dargelegten Erkenntnisse zum einen für Schüler und zum anderen für die Praxisanleiter und die Pflegepädagogen haben.

Zu fragen ist etwa, inwieweit eine Aufklärung über die Dialektik von Sollen und Sein, eine Analyse der widersprüchlichen Anforderungen, die an Schüler gestellt werden, und der Prozess der moralischen Desensibilisierung selbst Gegenstand der Ausbildung sein sollte/könnte. Die Schüler würden sich dann mit den strukturellen Bedingungen ihrer täglich erlebten Praxis differenziert auseinandersetzen und sie lernten anhand der Bandbreite der Reaktionsmuster kennen, wie sie und andere mit dieser Praxis umgehen. Für die hier rekonstruierte Entwicklungslogik der Reaktionsmuster gilt, dass ohne (wiederkehrende) Erfahrung des Widerspruchs keine Weiterentwicklung stattfindet. Für die theoretische Ausbildung kann das bedeuten: In der Auseinandersetzung mit der Dialektik von Sein und Sollen und mit dem unauflösbaren Widerspruch in den Anforderungen ist die Möglichkeit der Bildung als ›Bildung im Medium des Widerspruchs‹ aufgehoben. (Vgl. dazu Kapitel 4)

Mit der bis hierher vorgenommenen Analyse soll auf die Praxis bezogen keine radikale Abkehr jeglicher Verbesserungsvorschläge demonstriert werden. Denn jede Anstrengung, die dazu führt, dass Patienten tatsächlich ihren Bedürfnissen entsprechend gepflegt werden, ist aufzunehmen und zu fördern. Es heißt aber, die systemimmanente Verhinderung des Anspruchs einer am individuellen Patienten orientierte Pflege gleichermaßen zu thematisieren. Das ist die Folie, auf der Pflegeausbildung stattfinden muss, wenn sie nicht zur Täuschung über die Wirklichkeit führen soll. Im besten Fall könnten daraus mündige Kritik, berufspolitisches Engagement und die Einsicht resultieren, dass in praktischer Hinsicht kontrafaktisch die strukturelle Geltung des pflegefachlichen Anspruchs unterstellt wer-

neben im Zusammenhang der Pflegepädagogen-Studien (Kapitel 3).

den muss. (Vgl. Kersting 2013: 302; sowie Kapitel 4 der vorliegenden Arbeit)[27]

Dies setzt aber voraus, dass diejenigen, die maßgeblich mit der Ausbildung der nachwachsenden Generation betraut sind – Praxisanleiter und Pflegepädagogen – sich gleichermaßen damit auseinandersetzen. Dazu gehört auch die Klärung der Frage, welche Bedeutung die Dialektik von Sollen und Sein für deren Tätigkeit hat. Denn der Widerspruch in den Anforderungen betrifft ja nicht nur Schüler und Pflegepraktiker, sondern er reicht in die Tätigkeitsfelder aller Akteure und Sozialisatoren im Bereich der Pflege. Unter Bezugnahme auf die oben dargelegte Befähigung zur Regelverletzung als Teil der beruflichen Sozialisation stehen im Fokus der folgenden Betrachtungen die Praxisanleiter und die Pflegepädagogen.

Die Praxisanleiter sind diejenigen, die in der praktischen Ausbildung eine zentrale Vermittlungsaufgabe übernehmen. Sie leiten Schüler im Berufsalltag an und begleiten sie. Sie haben einen pädagogischen Auftrag und sollen Vorbild sein. Zugleich sind auch sie genötigt, sich im Alltag an den funktionalen Erfordernissen zu orientieren. Was bedeutet der strukturelle Widerspruch in den Anforderungen für sie und welche Konsequenzen wiederum hat das für die Anleitung der nachwachsenden Generation?

Was bedeutet der Widerspruch für Pflegepädagogen? Sie sollen und wollen den normativen, pflegefachlichen Anspruch gemäß den gesetzlichen Vorgaben vermitteln. Zugleich sollen sie die Schüler befähigen, ihr Handeln an wirtschaftlichen Prinzipien auszurichten. Schüler sollen auch ›praxistauglich‹ werden. Und – sie alle kennen auch die ökonomischen Zwänge in der Pflegepraxis, in der sich die Schüler bewähren müssen.

---

27 Für die Pflegeausbildung bedeutet das zum Beispiel, die Auseinandersetzung mit Pflegeethik ›vom Kopf auf die Füße zu stellen‹. Das heißt, statt mit einer ›verkopften‹ Debatte um Entscheidungsfindungsinstrumente die Förderung eines moralischen Bewusstseins anzustreben, muss die Konfliktbearbeitung der in die praktischen Probleme verwickelten Pflegenden selbst zum Ausgangspunkt für moralische Bildungsprozesse gemacht werden. (Vgl. dazu Kersting 2013: 301 f.)

Praxisanleiter und Pflegepädagogen[28] bewegen sich somit – auf je einer anderen Ebene – in einem vergleichbaren Spannungsfeld. Wie deuten und bewältigen sie die daraus resultierenden konflikthaften Situationen ihres Arbeitsalltags?

Seit 2007 gibt es eine Reihe von Folgestudien u. a. zur Situation der Praxisanleiter und Pflegepädagogen, mit denen diese Fragen aufgegriffen werden. Diese Studien sind nicht zuletzt durch das Interesse und das Engagement von Studierenden der Pflegepädagogik der Hochschule Ludwigshafen am Rhein und Pflegepädagogen initiiert und durchgeführt worden.[29]

Mit diesen Folgestudien zeigt sich die Komplexität von Bildung und Sozialisation in Theorie und Praxis im Pflegebereich, weil hierbei auch explizit die Praxisanleiter und Pflegepädagogen in die Untersuchungen einbezogen werden.

Die forschungsmethodische Vorgehensweise aller Folgestudien gleicht dem in diesem Kapitel beschriebenen Studiendesign, wobei sich die konkreten inhaltlichen Ausprägungen des Widerspruchs hinsichtlich der jeweiligen Anforderungen an Praxisanleiter bzw. Pflegepädagogen unterscheiden. Auch für die Folgestudien werden Szenarien erarbeitet, die typische, alltägliche Konfliktsituationen je aus dem Arbeitsalltag von Praxisanleitern bzw. Pflegepädagogen beschreiben. Diese Szenarien sind die Grundlage für die Ein-

**28** Das gilt im Übrigen auch für Hochschullehrer. Eine entsprechende Untersuchung liegt zwar (noch) nicht vor, erste Hinweise finden sich aber bei Kersting, 2011.

**29** Im Curriculum des Bachelorstudiengangs Pflegepädagogik (vormals im Diplomstudiengang Pflegepädagogik) an der Hochschule Ludwighafen am Rhein ist die Durchführung von studentischen Forschungsprojekten verankert. (Vgl. Hochschule Ludwigshafen am Rhein, Modulhandbuch Bachelorstudiengang Pflegepädagogik 2014: 15) Die Forschungsrichtung – quantitative oder qualitative Forschung – wird von den Studierenden selbst gewählt, die Themen für die Forschungsprojekte werden von ihnen vorgeschlagen. Die Projekte werden in kleinen Gruppen durchgeführt und von Professorinnen begleitet. In den letzten Jahren interessierten sich immer wieder Studierende für eine Fortsetzung der »Coolout-Studien«, so dass im Laufe der Zeit die Coolout-Forschung als qualitative Studienreihe im Fachbereich Sozial- und Gesundheitswesen an der Hochschule Ludwigshafen am Rhein weiterentwickelt werden konnte.

zelinterviews. Die Interviewleitfäden sind entsprechend an den Szenarien ausgerichtet, die Systematik im Interview bleibt vergleichbar.[30] Mit den beiden nachfolgenden Kapiteln werden die Folgestudien beschrieben und die Ergebnisse werden diskutiert.[31] Dabei werden auch jeweils für die Praxisanleitung und die Pflegepädagogik relevante ausgewählte Theorien bzw. Konzepte analysiert und in die Diskussion einbezogen. Mit dieser Vorgehensweise – empirische Erhebungen im Zusammenhang mit den bestehenden Verhältnissen, innerhalb derer Pflegende, Praxisanleiter und Pflegepädagogen tätig sind und Analyse vorliegender Theorien und Konzepte – wird mit den Kälte-Studien dem Anspruch einer Profession nachgekommen, sowohl praktische Kritik zu üben und über das Bestehende aufzuklären als auch methodische Kritik zu üben im Sinne der Überprüfung der Geltung theoretischer Aussagen. (Vgl. Oevermann 1999b: 98 ff.)

---

**30** In zwei Studien gibt es eine ergänzende Frage danach, inwieweit der in den Szenarien eingearbeitete Konflikt jeweils im Team thematisiert wird. Vgl. Praxisanleiter-Studie II, S. 135 der vorliegenden Arbeit; sowie Pflegepädagogen-Studie II, vgl. S. 195 der vorliegenden Arbeit.

**31** Die Reaktionsmusterbeschreibungen orientieren sich an den Vorlagen der jeweiligen Forschungsberichte zu den Folgestudien. Weitere, auch ausführlichere Beschreibungen aller Reaktionsmuster finden sich in Kersting 2013 sowie in Heinrich 1999.

# 2 Die Praxisanleiter-Studien

Der in Kapitel eins beschriebene strukturell verankerte Widerspruch in den Anforderungen an Pflegende reicht auch in den beruflichen Bereich der Praxisanleiter. Sie sind es, die in der praktischen Ausbildung eine zentrale Vermittlungsaufgabe übernehmen. Ihnen wird die Verantwortung für die praktische Ausbildung des pflegerischen Nachwuchses in die Hände gelegt. Sie sollen und wollen die zukünftigen Pflegenden gut ausbilden, und das heißt, Schüler sollen in der Praxis in einer Form angeleitet werden, die sie befähigt, pflegerische Maßnahmen am fachlichen Anspruch auszurichten. Gleichzeitig müssen sie aber auch so ausgebildet werden, dass sie ›praxistauglich‹ sind; Lernende in der Pflege sind immer auch Mitarbeiter. Die den Praxisanleitern übertragenen Vermittlungsaufgaben führen dazu, dass sie sich im Pflegealltag in einem besonderen Spannungsfeld bewegen. Was bedeuten die widersprüchlichen Anforderungen für ihre Tätigkeit und wie gehen sie damit in ihrem Arbeitsalltag um? Diese Fragen wurden von zwei Studierendengruppen am Fachbereich Sozial- und Gesundheitswesen der Hochschule Ludwigshafen am Rhein aufgegriffen und im Rahmen von zwei Forschungsprojekten untersucht.

Nachfolgend werden zunächst die im Kapitel eins dargelegten widersprüchlichen Anforderungen an Pflegende erneut aufgenommen und das daraus resultierende Spannungsfeld der Praxisanleiter wird beschrieben. Anschließend wird das Studiendesign erläutert. Die forschungsmethodische Vorgehensweise ist bis auf die inhaltliche Ausgestaltung der Szenarien und Interviewleitfragen identisch mit den im Kapitel eins beschriebenen Schritten. Die Ergebnisse beider Studien werden dargestellt und je im Zusammenhang mit ausgewählter Fachliteratur diskutiert. Dabei wird zunächst auf das Buch von *Birte Mensdorf: Schüleranleitung in der Pflegepraxis. Hin-*

*tergründe, Konzepte, Probleme, Lösungen* zurückgegriffen. Auf dieses Buch wird Bezug genommen, weil das Feld der Praxisanleitung hier sehr differenziert und sehr umfassend beschrieben wird. Mensdorf thematisiert explizit die Probleme im Rahmen von Praxisanleitungen, die aus den knappen Ressourcen und dem Zeitmangel im Alltag resultieren und sie bietet Lösungsstrategien an. Diese werden vorgestellt und dahingehend geprüft, wie hilfreich sie für die Bewältigung des Spannungsfeldes im Bereich der Praxisanleitung tatsächlich sein können. Im weiteren Verlauf der Diskussion wird ein pflegedidaktisches Anleitungskonzept analysiert: *Das Konzept der Kompetenzorientierten Praxisanleitung von Christa Olbrich.* Dieses Anleitungskonzept wird hier aufgenommen und diskutiert, weil Olbrich den Anspruch erhebt, für die Praxisanleitung eine fundierte Theoriegrundlage vorzulegen, die ihres Erachtens aufgrund der derzeitigen Anforderungen in der Pflegepraxis erforderlich ist. Die Analyse ihres Konzeptes bietet sodann eine Grundlage für erste pflegepädagogische Schlussfolgerungen im Umgang mit dem Widerspruch.

## 2.1 Das berufliche Spannungsfeld der Praxisanleiter

Anspruch, pflegerischer Alltag und der Widerspruch in den Anforderungen an Praxisanleiter werden in diesem Teilkapitel dargestellt und diskutiert.

### 2.1.1 Der Anspruch an Praxisanleitungen

Der Anspruch an Praxisanleitungen wird im Folgenden anhand der Vorgaben im Krankenpflegegesetz (kurz: KrPflG) sowie der Ausbildungs- und Prüfungsverordnung für die Berufe in der Krankenpflege (kurz: KrPflAPrV) und den daraus resultierenden Qualifikationsanforderungen an Praxisanleiter dargestellt. Dazu werden die gesetzlichen Grundlagen noch einmal kurz skizziert.

#### 2.1.1.1 Gesetzliche Grundlagen und pflegefachliche Anforderungen an Praxisanleiter

Mensdorf weist darauf hin, dass mit dem neuen Krankenpflegegesetz erstmals in der Geschichte der Pflege die Aufgabe der Anleitung gleichberechtigt neben der Pflegetätigkeit stehe. (Vgl. Mensdorf 2010: 17) Die gesetzlichen Regelungen geben für die Ausbildung der Berufe in der Krankenpflege 2.100 Stunden theoretische und 2.500 Stunden praktische Ausbildung vor. (Vgl. Bundesgesundheitsministerium 2003b: § 1) Für die praktische Ausbildung gelten folgende Regelungen:

> (1) Während der praktischen Ausbildung nach § 1, Abs. 1 sind die Kenntnisse und Fertigkeiten zu vermitteln, die zur Erreichung des Ausbildungsziels nach § 3 des Krankenpflegegesetzes erforderlich sind. Es

> ist Gelegenheit zu geben, die im Unterricht erworbenen Kenntnisse zu vertiefen und zu lernen, sie bei der späteren beruflichen Tätigkeit anzuwenden.
> (2) Die Einrichtungen der praktischen Ausbildung stellen die Praxisanleitung der Schülerinnen und Schüler nach § 4, Abs. 5, Satz 3 des Krankenpflegegesetzes durch geeignete Fachkräfte sicher. Aufgabe der Praxisanleitung ist es, die Schülerinnen und Schüler schrittweise an die eigenständige Wahrnehmung der beruflichen Aufgaben heranzuführen und die Verbindung mit der Schule zu gewährleisten. Hierzu ist ein angemessenes Verhältnis zwischen der Zahl der Schülerinnen und Schüler zu der Zahl der Praxisanleiterinnen und -anleiter in dem jeweiligen Einsatzgebiet entsprechend der Anlage 1 Buchstabe B sicherzustellen. (Ebd.: § 2)

Die Praxisanleitungen in den Pflegeausbildungen müssen in Deutschland von berufspädagogisch geschulten Fachkräften durchgeführt werden, die mindestens zwei Jahre Berufserfahrung und eine mindestens 200stündige Zusatzqualifikation nachweisen können. (Vgl. ebd.) Die Anforderungen an Praxisanleiter lassen sich aus den Ausbildungsinhalten und -zielen sowie den in der Praxis zu vermittelnden Kompetenzen herleiten. Dazu ist es sinnvoll, noch einmal kurz auf die gesetzlichen Regelungen einzugehen:

> Mit dieser Gesetzesneuregelung verbunden ist das Ziel, die Pflegeberufe qualitativ neu auszurichten und sie besser als bisher auf die Anforderungen der Praxis vorzubereiten. Vorrangig geht es darum, pflegerisches Handeln wissenschaftlich zu fundieren und die Handlungsfelder über die kurative Pflege hinaus auf rehabilitative, präventive und palliative Bereiche auszudehnen. Neben den bekannten Pflegeformen der Unterstützung und Hilfe erweitert sich das Handlungsspektrum auf die Aspekte Anleitung und Beratung der zu pflegenden Menschen und ihrer Bezugspersonen. Damit bekommt das pflegerische Handeln erstmals neben den mitverantwortlichen und interdisziplinären Zuständigkeiten einen eigenverantwortlichen Handlungsanteil. Die neu geschaffene,

> gesetzlich geschützte Berufsbezeichnung »Gesundheits- und Krankenpflegerin« trägt dem Anspruch nach professioneller Pflege und den sozialrechtlichen Erfordernissen Rechnung. Die Berufsbezeichnung zeigt, dass die Profession nicht mehr nur auf »Helfen« und »Sorgen ausgerichtet ist, sondern ebenso auf Aspekte wie Gesundheitsförderung und Prävention. (Mensdorf 2010: 23)

Nach Mensdorf verfolgt das Krankenpflegegesetz einen »*ganzheitlichen Ansatz* und betrachtet den Erwachsenen als die Summe gesundheits-, krankheits-, persönlichkeits- und sozialbezogener Aspekte.« (Ebd.: 33, Hervorhebung im Original) Im Einzelnen ist die Zielsetzung der Pflegeausbildungen wie folgt geregelt:

> (1) Die Ausbildung [...] soll entsprechend dem allgemein anerkannten Stand pflegewissenschaftlicher, medizinischer und weiterer bezugswissenschaftlicher Erkenntnisse *fachliche, personale, soziale und methodische Kompetenzen* zur verantwortlichen Mitwirkung insbesondere bei der Heilung, Erkennung und Verhütung von Krankheiten vermitteln. Die Pflege [...] ist dabei unter Einbeziehung präventiver, rehabilitativer und palliativer Maßnahmen auf die Wiedererlangung, Verbesserung, Erhaltung und Förderung der physischen und psychischen Gesundheit der zu pflegenden Menschen auszurichten. Dabei sind die unterschiedlichen Pflege- und Lebenssituationen sowie Lebensphasen und die Selbständigkeit und Selbstbestimmung der Menschen zu berücksichtigen (Ausbildungsziel). [...]
> (2) Die Ausbildung für die Pflege nach Absatz 1 soll insbesondere befähigen, die folgenden Aufgaben eigenständig auszuführen:
> a) Erhebung und Feststellung des Pflegebedarfs, Planung, Organisation, Durchführung und Dokumentation der Pflege,
> b) Evaluation der Pflege, Sicherung u. Entwicklung der Qualität der Pflege,
> c) Beratung, Anleitung und Unterstützung von zu pflegenden Menschen und ihrer Bezugspersonen in der individuellen Auseinandersetzung mit Gesundheit und Krankheit, [...]. (Bundesgesundheitsministerium, 2003a: § 3, Hervorhebung durch die Verfasserin)

Mensdorf weist im Zusammenhang mit der sehr großen fachlichen Bandbreite der praktischen Pflegeausbildung und den veränderten Anforderungen der beruflichen Praxis auch auf die verschiedenen Pflegedimensionen hin, mit denen die Schüler während ihrer Einsätze konfrontiert werden:

> *Begriffsklärung der vier Pflegedimensionen:*
>
> » *Präventive Pflege:* Vorbeugung von Krankheiten. Sie umfasst die primäre (Gesundes gesund erhalten, z.B. Zahnprophylaxeaktionen in Schulen), sekundäre (Früherkennung von Krankheiten, z.B. Krebsvorsorge) und tertiäre Prävention (Verschlechterung/Komplikationen vermeiden: Prophylaxen). Hier weist die Aufgabe der Pflegenden eindeutig über das Krankenhaus hinaus.
>
> » *Kurative Pflege:* Die therapeutische Pflege (immer noch meist auf Anordnung des Arztes) hat einen eigenständigen Anteil an der Genesung des Patienten.
>
> » *Rehabilitative Pflege:* Entdecken und Entfalten von Fähigkeiten und Kräften des Patienten, z.B. in Bezug auf soziale Kompetenzen, der Verringerung von Abhängigkeit und der Bewältigung von Verlusten.
>
> » *Palliative Pflege:* Umfassende Begleitung, Betreuung und Pflege unheilbar Kranker. (Mensdorf 2010: 28, Hervorhebung im Original)

Im Rahmen der Anleitung gehört es somit immer auch dazu, dass die Praxisanleiter den Schülern die verschiedenen Pflegedimensionen bei den unterschiedlichen Patienten verdeutlichen und dies auch in konkreten Anleitungssituationen berücksichtigen. (Vgl. ebd.)

Gemäß dem Gesetzestext sind den Schülern Fachkompetenz, personale und soziale Kompetenzen sowie Methodenkompetenz zu vermitteln, die sie in die Lage versetzen, verantwortlich bei der Heilung, Erkennung und Verhütung von Krankheiten mitzuwirken (s.o.).

Mensdorf hebt die besondere Bedeutung dieser Kompetenzen hervor: »Der Pflegealltag ist durch einen hohen Anpassungsdruck an sich schnell ändernde Arbeitsumgebungen gekennzeichnet. Das Arbeiten der Pflegenden erfolgt zunehmend selbständiger in einem multiprofessionellen Team und fallbezogen. Neben der Fachkompetenz gewinnen die Sozial-, Personal- und Methodenkompetenz daher an Bedeutung. *Dies hat Auswirkungen auf den Arbeitsalltag der Praxisanleiterin, denn ihr muss es – in enger Kooperation mit dem Lernort Schule – gelingen, die Schülerin bis zum Examen in allen Kompetenzebenen zu schulen.*« (Mensdorf 2010: 37, Hervorhebung durch die Verfasserin) Mit dieser Formulierung werden die hohen Anforderungen, die an die Praxisanleiter gestellt sind, sehr deutlich. Denn was bedeutet das nun im Einzelnen? Bezogen auf die Fachkompetenz führt Mensdorf aus:

> *Fachkompetenz* ist die Fähigkeit und Bereitschaft, Aufgaben selbständig, verantwortlich, fachlich und methodisch richtig durchzuführen und zu beurteilen. Sie erfolgt auf der Grundlage erworbener Qualifikationen, die Kenntnisse, Fertigkeiten und Fähigkeiten beinhalten. Diese Kompetenz zeigt sich im Pflegealltag z.B. in nachfolgenden Situationen:
> - die Gesundheit von anvertrauten Patienten ganzheitlich fördern, erhalten, wiederherstellen und schützen
> - sterbende Menschen begleiten und bedürfnisorientiert unterstützen [...]
> - andere Menschen aus der beruflichen Beziehung heraus beraten und anleiten, z.B. Patienten, Angehörige, Schüler [...]. (Ebd.: 35, Hervorhebung durch die Verfasserin)

Im Zusammenhang mit der *personalen Kompetenz* benennt Mensdorf u.a. die Fähigkeit »trotz hoher physischer und psychischer Berufsanforderungen in der Balance [zu, K.K.] bleiben« und im Bereich der *Sozialkompetenz* das Vermögen »Empathie [zu, K.K.] zeigen«. Letzteres heißt, dass »die Gefühle anderer Menschen (z.B. Patienten, Angehörige) differenziert wahrgenommen und das Handeln daran ausgerichtet erfolgt«. (Ebd.: 36) Die vierte Kompetenz, die *Methodenkompetenz* zeigt sich Mensdorf zufolge etwa als »die Fähigkeit, die tägliche Arbeit ökonomisch zu gestalten, z.B. durch gezielte Organisation der Arbeitsabläufe, ein gutes Zeit- und Ressourcenmanagement.« (Ebd.: 37) Pflegende sind zu befähigen, Pflegehandeln an Qualitätskriterien und an wirtschaftlichen Prinzipien auszurichten. Sie müssen lernen, mit materiellen und personalen Ressourcen ökonomisch umzugehen. (Vgl. Bundesgesundheitsministerium 2003b: Anlage A)

Dem Praxisanleiter muss es also gelingen, die Schüler in allen Kompetenzebenen bis zum Examen zu schulen. Damit dies gelingen kann, braucht es sehr gutes Fachwissen und pädagogische Fähigkeiten, die in entsprechenden Qualifikationsmaßnahmen erworben werden.

#### 2.1.1.2 Pädagogisch-fachliche Anforderungen an Praxisanleiter

Der Deutsche Bildungsrat für Pflegeberufe beschreibt in seinen Ausführungen zur praktischen Ausbildung innerhalb der Gesamtausbildung deutliche Anforderungen:

> Das besondere Potenzial der praktischen Ausbildung in den Pflegeeinrichtungen für die Entstehung beruflicher Handlungskompetenz liegt in der hohen Relevanz eigenen Handelns und der Bewältigung konkreter beruflicher Anforderungen. [...] Berufliche Handlungskompetenz im Sinne einer gelingenden, fachlich korrekten, situationsangemessenen und fallbezogenen Problemlösung entsteht in der Berufspraxis. Deshalb ist es von herausragender Bedeutung, was die Schüler/-innen/Studierenden in der Berufspraxis erleben, wie sie das Erlebte interpretieren und bewerten und welche Schlussfolgerungen sie für ihr zukünftiges Handeln daraus ziehen.« (Deutscher Bildungsrat 2010: 19)

Praxisanleiter haben somit immer eine Vorbildfunktion, denn auch ihre Handlungskompetenz wird von den Schülern interpretiert, bewertet und sie werden entsprechende Schlussfolgerungen für ihr eigenes Handeln ziehen. Laut Quernheim orientieren sich Schüler an Personen, die ihr Anleitungsziel verkörpern. Sie versuchen möglichst viel von ihrem Vorbild abzuschauen oder zu imitieren. (Vgl. Quernheim 2004: 64)

In Weiterqualifikationsmaßnahmen für Praxisanleiter erwerben die Teilnehmer pädagogisch-didaktische und pflegefachliche Kenntnisse, die nicht zuletzt hinsichtlich der gesetzlich verankerten pflegewissenschaftlichen Fundierung und gesundheitsförderlichen Ausrichtung der Pflegetätigkeit in der Praxis angewendet werden sollen.[32] Wichtig sind für Praxisanleiter u.a. allgemeine Grundlagenkenntnisse darüber, wie sie die jeweiligen Lernbedürfnisse der Schüler erfassen und klären können, etwa durch persönlichen Austausch, Führen eines Erstgespräches, Erhebung des individuellen Lernstandes, Austausch mit der Schule, Unterbreitung der fachspezifischen Lernangebote der Station. Sie müssen wissen, wie Lernprozesse gesteuert werden. Dazu müssen sie eine lernfördernde Grundstimmung gestalten können, d.h. organisatorische Voraussetzungen schaffen, Lerninhalte in Abstimmung mit den Lerninteressen der Schüler festlegen. (Vgl. Mensdorf 2010: 54ff.)

Das Lernen – so Mensdorf – müsse ganzheitlich organisiert werden, »damit das Wissen handelnd erschlossen, körperlich erlebt und umgesetzt werden kann. Nur wenn die Schülerin auf diese Weise lernt und Kompetenzen erwirbt, wird sie die Patienten unter ähnlichen Gesichtspunkten betreuen und pflegen können. [...] Es reicht nicht aus, Informationen aufzunehmen und abzugeben. Das Handeln mit dem Gelernten beweist, dass gelernt wurde. Handeln wiederum setzt eine Eigenaktivität voraus, da das nach außen abgegeben wird, was gelernt und verstanden wurde.« (Ebd., S.40) Für die Praxisanleitung bedeutet das einerseits, dass Anleitungen so geplant und durchgeführt werden sollen, dass die Auszubildenden tatsächlich auch gemäß dem Erlernten möglichst eigenständig handeln. Anderseits bedeutet es auch, dass für den Lernprozess nicht allein geplante, pädagogisch ausgestaltete Situationen erforderlich sind, sondern darüber hinaus Möglichkeiten genutzt werden müssen, in de-

---

**32** Vgl. dazu auch die Landesverordnung zur Durchführung des Landesgesetzes über die Weiterbildung in den Gesundheitsfachberufen (GFBWBGDVO) vom 13. Februar 1998 des Ministeriums für Soziales, Arbeit, Gesundheit und Demografie des Landes Rheinland-Pfalz.

nen die Schüler im Alltag das Gelernte in Handlungen umsetzen können.

Praxisanleiter sollen Wissen über die verschiedenen Lerntheorien erwerben, damit sie Anleitungssituationen nicht nur pflegefachlich sondern auch pädagogisch-didaktisch sinnvoll gestalten können. Mensdorf weist hier – wie auch Quernheim (Vgl. Quernheim 2004: 64, sowie ders. 2013: 49) und Olbrich (Vgl. 2009: 124) – u.a. das Lernen am Modell als bedeutsam aus, bei dem der Beobachter der Lernende ist und die beobachtete Person das Modell: Dabei wird das Modell aufmerksam wahrgenommen und beobachtet, das beobachtete Verhalten wird gespeichert, das beobachtete und gespeicherte Verhalten wird dann nachgeahmt. Diese Imitation kann zudem noch verstärkt werden, was das Lernen noch fördere. (Vgl. Mensdorf 2010: 48)

Dieses Lernen am Modell ist m.E. von besonderer Bedeutung für die Praxisanleitung, da es auch außerhalb von pädagogisch-geplanten Anleitungssituationen stattfindet, nämlich immer dann, wenn Schüler die Praxisanleiter und/oder ihre anderen (examinierten) Kollegen, etwa bei der Zusammenarbeit aufmerksam beobachten. Wenn das Modell als attraktiv für die Lernenden gilt, dann ist es besonders wirkungsvoll. (Vgl. Aebli, 1987: 71f.)

Praxisanleitungen können geplant und ungeplant stattfinden. Die ungeplanten Praxisanleitungen, die jede in der Praxis tätige Pflegeperson entweder als Lernende oder aber auch als Anleitende schon selbst erlebt hat, geschehen spontan und eher zufällig. Sie ergeben sich aus Situationen im Pflegealltag heraus, in denen gerade eine Zeitnische identifiziert wird und/oder besonders gute Gelegenheiten für bestimmte Aufgaben/Tätigkeiten erkannt werden. Nach Mensdorf ist dabei noch die je aktuelle Motivation des Anleiters und des Schülers relevant. (Vgl. Mensdorf 2010: 54f.) Sie weist zwar darauf hin, dass prinzipiell auf diese Art und Weise gelernt werden könne, jedoch können »[...] nur geplante Anleitesituationen [...] dazu beitragen, dass die Qualität und Quantität der praktischen Gesundheits- und Krankenpflegeausbildung keinen starken Schwankungen unterworfen ist.« (Ebd.: 55)

Mensdorf stellt ausführlich die Einzelschritte einer geplanten Anleitung vor und zeigt damit die Komplexität auf. Sie weist gleichzeitig darauf hin, dass sich diese geplante Anleitung aufgrund der mangelnden Ressourcen (Zeit und Personal) »kaum täglich realisieren lässt«. (Ebd., S. 61) Sie ergänzt dies an anderer Stelle mit Vorschlägen für Anleitungen bei geringen Zeitressourcen, worauf noch einzugehen ist (s. u.). Nachfolgend findet sich zunächst ein Überblick über die Einzelschritte einer geplanten Anleitung, mit der die Komplexität der Anleitungstätigkeit deutlich wird:

1. Positive Lernbedingungen schaffen
2. Kenntnisstand ermitteln
3. Anleitungsmethode festlegen, z. B.
   - Vier-Stufen-Methode (Vorbereitungen treffen, Vormachen, Nachmachen, Üben)
   - Anleiten mit Handlungsketten
   - Anleiten in Gruppen
   - Selbstgesteuertes Lernen
   - Problemorientierte Handlungsinstruktionen
4. Anleitungsziele formulieren
5. Vorgespräch führen und protokollieren
6. Anleitung durchführen unter Berücksichtigung folgender Aspekte:
   - Klären der Aufgabenverteilung und Beobachtungsform (teilnehmend, nicht-teilnehmend, wer ist aktiv, wer passiv, wer macht was)
   - Herstellen von lernfördernden Bedingungen, wie z. B.:
     - Aufbau auf vorhandenem Wissen
     - Raum und Zeit für Rückfragen
     - Sicherheit und Fachwissen souverän vermitteln
     - Zeit, Geduld, Motivation der Anleiterin
     - Transparente Aufbau- und Ablauforganisation
     - Angemessener Schwierigkeitsgrad
     - Schrittweise, klar strukturierte Vorgehensweise
     - Überprüfung des Verständnisses

  - Vermittlung von Hintergrundwissen
  - Fehler für neu zu initiierende Lernprozesse nutzen
  - Möglichkeit des Übens bieten
  - Verständlichkeitsfaktoren der Kommunikation berücksichtigen (Komplexitätsgrad, Struktur, Prägnanz u. Ä.)
- » Vermeidung von lernhemmenden Bedingungen
  - Mangelnde Motivation, mangelndes Fachwissen des Anleiters
  - Ungenügende Vorbereitung und Koordination
  - Störungen von außen (Unruhe, Hektik, Lärm)
  - Lernhemmungen durch mehrere neue Inhalte
  - Zu dichter Informationsfluss, Über-, Unterforderung
  - Mangelnde Rückversicherung des Verständnisses
  - Keine Zeit, kein Raum, um Fragen zu klären
  - Keine Übungsmöglichkeit

7. Nachgespräch führen und protokollieren (Vgl. ebd. S. 61–84)

Neben der Planung und Durchführung der eigentlichen Anleitungssituationen ist auch die Reflexionsfähigkeit der Anleiter von Bedeutung. Dieser Teilaspekt bezieht sich auf die Fähigkeit zur Selbstreflexion und die Reflexion der Schüler und ihren jeweiligen gesamten Einsatz. Diese Fähigkeit zeigt sich etwa in der Vorbereitung und Durchführung von Abschlussgesprächen:

> Folgende Gedanken und Fragen sollten die Praxisanleiterin bei ihrer Eigenreflexion leiten:
> - » Wo habe ich meine Ziele einer gut geplanten Anleitung und Einarbeitung umsetzen und auch während des gesamten Einsatzes durchhalten können?
> - » Wo und weshalb gab es Schwierigkeiten? [...]
> - » Wurden die geplanten Lernabschnitte und Lernziele umgesetzt? [...]
> - » Kann ich mir vorstellen, dass die Schülerin als examinierte Pflegekraft die eigenständige Verantwortung für Patienten übernimmt? [...] (Mensdorf 2010: 134 f.)

Im Anschluss weist Mensdorf darauf hin, dass für ein solches Gespräch ausreichend Zeit einzuplanen ist.

Nimmt man die Vorgaben des Krankenpflegegesetzes hinsichtlich der Ausbildungsziele einschließlich der Forderung nach der Kompetenzentwicklung der Auszubildenden ernst und verknüpft dies mit den für eine erfolgreiche Praxisanleitung erforderlichen fachlichen und pädagogischen Kenntnissen und Fähigkeiten von Praxisanleitern, so erkennt man unschwer, welch hohe Anforderungen an sie gestellt werden. Die Praxisanleiter kommen so in eine Dilemmasituation: Sie sollen den Schülern in der praktischen Ausbildung Kompetenzen für die Umsetzung einer individuellen, patientenorientierten Pflege vermitteln und sie gleichzeitig für den Berufsalltag so vorbereiten, dass sie auch den Anforderungen einer Praxis genügen, die durch knappe Ressourcen gekennzeichnet ist. Die Schüler müssen lernen, berufliche Anforderungen zu bewältigen. Sie müssen z.B. lernen, in Teams zusammenzuarbeiten. Sie müssen lernen, ihr Handeln auch an ökonomischen Prinzipien auszurichten. (Vgl. Bundesgesundheitsministerium, 2003b, Anlage 1 A)

An dieser Stelle sei noch einmal auf die nach dem KrPflG zu vermittelnde vierte Kompetenz verwiesen – die Methodenkompetenz. Damit gemeint ist etwa »die Fähigkeit, die tägliche Arbeit ökonomisch zu gestalten, z.B. durch gezielte Organisation der Arbeitsabläufe, ein gutes Zeit- und Ressourcenmanagement.« (Mensdorf 2010: 37) Diese Fähigkeit der Gestaltung der Arbeit nach ökonomischen Prinzipien im Zusammenhang mit z.B. der Fachkompetenz birgt m.E. bereits den Widerspruch, mit dem die Praxisanleiter konfrontiert sind.

Es stellt sich erstens die Frage danach, was unter den derzeitigen Bedingungen in der Pflegepraxis ein gutes Zeit- und Ressourcenmanagment im Zusammenhang mit fachlich korrekt durchgeführten Pflegetätigkeiten sein kann, und zweitens, in welcher Weise dies selbst Gegenstand der Anleitung sein kann und muss? (Vgl. dazu auch S. 252ff.)

### 2.1.2 Praxisanleitung und pflegerischer Alltag

Die Rahmenbedingungen für die Schüleranleitungen in der Pflegepraxis in Deutschland werden von Mensdorf als ungünstig beschrieben (Vgl. Mensdorf 2010: 14, 53 ff., 85 ff.). Zum einen bezieht sich das auf die Anzahl der qualifizierten Anleiter, zum anderen auf den Zeitdruck im Pflegealltag. Abläufe im Stationsalltag müssen genau geplant werden, um die knappen Zeitressourcen bestmöglich zu nutzen, so Mensdorf. »Dies führt auf vielen Stationen immer wieder dazu, dass Schüler einen Großteil ihrer Einsatzzeit auf sich selbst angewiesen sind und ihnen nur selten direkte Lernangebote gemacht werden. So bleibt das Lernen im Krankenhausalltag häufig dem Zufall überlassen. An dieser Realität versucht das Krankenpflegegesetz zu rütteln.« (Mensdorf 2010: 53) Sie verweist an dieser Stelle noch einmal auf den § 2 des KrPflG und die angegebene Sicherstellung der Praxisanleitung durch eine angemessene Zahl von geeigneten Fachkräften, sowie auf deren Aufgabe, die Schüler schrittweise an die eigenständige Wahrnehmung der beruflichen Aufgaben heranzuführen.

Es gibt jedoch keine gesetzliche Vorgabe bezogen auf das Stellenverhältnis von Praxisanleitern und Schülern. Mit dem KrPflG wird zwar die praktische Ausbildung in die Hände von berufspädagogisch geschulten Praxisanleitern gelegt. In der Regel haben aber zu wenige Stationsmitarbeiter diese zusätzliche Qualifikation erworben – jeder Mitarbeiter arbeitet jedoch mit Schülern zusammen. So zeigt die umfassende Pflegeausbildungsstudie (PABiS) mit den Daten aus den Befragungen in 865 Schulen für Gesundheits- und (Kinder-) Krankenpflege und in 1.147 Krankenhäusern, die praktische Ausbildungsorte sind, dass noch zu wenige Praxisanleiter eine entsprechende Qualifikation aufweisen. (Vgl. Blum 2006: 132)

Zudem arbeiten die meisten Praxisanleiter nebenamtlich; allein 60 % der Krankenhäuser weisen keine hauptamtlichen Praxisanleiter auf (ein Viertel der befragten Krankenhäuser verfügen über einen, 10% über zwei, 5% über drei oder mehr hauptamtliche Praxisanleiter). (Vgl. ebd.: 136) Über den zeitlichen Aufwand der Praxisanleitungen und damit die Zeit, die tatsächlich den einzelnen Auszubildenden zur Verfügung gestellt wird, konnten die meisten Krankenhäuser keine genauen Angaben machen, so dass es keine verlässlichen Daten darüber gibt. (Vgl. ebd.: 137; vgl. auch Körner 2013: 22f.)

Das Land Baden-Württemberg hat im Landespflegegesetz von 2010 im §20, Abs.4 als gesetzliche Regelung einen Stundenumfang von mind. 25 Stunden Praxisanleitung je Schulhalbjahr je Auszubildender festgelegt. (Vgl. Landespflegerat Baden-Württemberg 2014: 4) Eine Erhebung zur Situation der Praxisanleitung in der Pflege in Baden-Württemberg aus dem Jahr 2014, zeigt indessen, dass diese Vorgabe nicht erreicht wird[33]: »22–33% der Anleitungen [finden, K.K.] im gesetzlichen Rahmen statt. Dies bedeutet, dass 67–78% der gezielten Anleitungen nicht im gesetzlich geforderten Rahmen durchgeführt werden.« (Ebd.: 24) Als Gründe dafür werden zuallererst die chronische Unterbesetzung der Krankenhäuser mit Pflegekräften und damit Rahmenbedingungen wie Personalmangel, aber u.a. auch mangelnde Planung von Praxisanleitungen und zu wenig Praxisanleiter genannt. (Vgl. ebd.: 15f.)

Mensdorf weist darauf hin, dass die Auszubildenden »keine mitarbeitenden Lernenden, sondern lernende Mitarbeiterinnen« seien. (Mensdorf 2010: 54). »Im Pflegebereich herrscht sehr häufig Zeit- und Personalmangel; dies beeinträchtigt die Schüleranleitung oftmals negativ.« (Ebd.: 14). »Das Personal stellt nach wie vor den größten Kostenfaktor im Gesundheitswesen dar: Deshalb werden die Verwaltungschefs der jeweiligen Kliniken sicherlich nur dazu bereit sein,

---

**33** Im Rahmen der Studie wurden Praxisanleiter (n = 220) sowie Pflegepädagogen in Schulen für Pflegeberufe (n = 55) und Altenpflegeschulen(n = 9) befragt. (Vgl. Landespflegerat Baden-Württemberg 2014: 5) Vgl. dazu auch den ver.di Ausbildungsreport Pflegeberufe 2012. Hier geben 29,5% der Auszubildenden der Pflege an, nicht oder überwiegend nicht angeleitet zu werden, 33% der Altenpflegeschüler geben an, nicht angeleitet zu werden. (Vgl. ver.di 2012: 27)

die Stellenkapazitäten für Praxisanleiter zu erhöhen, wenn sie beim Stammpersonal einsparen. Somit ist die Verantwortung für die praktische Anleitung zwar tatsächlich in deren Hände gelegt, aber letztendlich wird nur unwesentlich mehr Zeit (wenn überhaupt) für die praktische Anleitung der Schüler zur Verfügung stehen.« (Ebd.: 54)

Ergänzend sei an dieser Stelle noch einmal kurz auf die Studie »Pflegethermometer 2009« hingewiesen, mit der ein Pflegemangel und Problemfelder in der Pflegepraxis beschrieben werden: die Sicherstellung einer angemessenen Überwachung von verwirrten Patienten, Mobilisierung und fachgerechte Lagerung von bewegungseingeschränkten Patienten, Gesprächshäufigkeiten, Betreuung Schwerstkranker und Sterbender sowie Unterstützung bei der Nahrungsaufnahme. (Vgl. Isfort/Weidner u.a. 2010: 5f.; vgl. auch S. 28f. der vorliegenden Arbeit) Darüber hinaus werden Überforderungen des Pflegepersonals festgestellt, die dazu führen, dass relativ viele Pflegekräfte (jede vierte befragte Pflegekraft), nicht mehr in Vollzeit arbeiten wollen. (Vgl. Isfort/Weidner u.a. 2010: 6)[34]

Mängel in der pflegerischen Versorgung nehmen zu, sie sind nicht die Ausnahmen, sondern die Regel. Das bezieht sich auf alle Bereiche, sowohl patientennahe als auch patientenferne Arbeiten. Vier von fünf Pflegekräften konnten hierbei Mängel in den letzten sieben Tagen nicht ausschließen. (Vgl. ebd.: 7f.)

---

34 Beschrieben werden in dem Zusammenhang »hoch belastete« Pflegende: »Das sind diejenigen, die angegeben haben, einen direkten Stellenabbau bei zunehmenden Patientenzahlen zu erleben und geleistete Überstunden nicht zeitnah wieder ausgleichen zu können. Jede fünfte Pflegekraft (21,5%) muss vor diesem Hintergrund als »hoch belastet« eingestuft werden.« (Isfort/Weidner u.a., 2010: 7) Vgl. dazu etwa auch die Angaben zu Überforderung und Belastungen in der Ausbildung im ver.di Ausbildungsreport Pflegeberufe 2012: 40. »Die Frage danach, durch was sich Auszubildende der Pflege besonders belastet fühlen, ergab ein deutliches Bild. Die mit Abstand häufigste Antwort war das Arbeiten unter Zeitdruck.« (Ebd.: 41, Hervorhebung im Original) An der Studie haben 2.660 Auszubildende der Pflegeberufe aus 14 Bundesländern teilgenommen (1.882 mit dem Berufsziel Gesundheits- und Krankenpfleger, 264 mit dem Berufsziel Gesundheits- und Kinderkrankenpfleger, 514 mit dem Berufsziel Altenpfleger. (Vgl. ebd.: 5; vgl. auch ver.di 2015)

> Bei der Medikationsverabreichung, Verbandswechseln und Hygienemaßnahmen sind es jeweils etwas mehr als die Hälfte der Befragten, die Fehler und Mängel nicht ausschließen konnten. Im Vergleich zum Pflege-Thermometer 2007, in dem Pflegedienstleitungen befragt wurden, fallen die Aussagen im Pflege-Thermometer 2009 hinsichtlich der Vermeidung von unerwünschten Ereignissen im Bereich der Ganzkörperpflege, der Mobilisation, der Patientenüberwachung, der Unterstützung in der Nahrungsaufnahme sowie in der Schmerzmittelverabreichung durchgängig schlechter aus. Von elementarer Bedeutung ist in diesem Zusammenhang, wie Pflegende in Zeiten der personellen Drucksituation und Arbeitsverdichtung ihre Arbeit koordinieren und priorisieren. Nur jede dritte Pflegekraft geht noch uneingeschränkt davon aus, dass pflegerische Maßnahmen, die als notwendig erachtet werden, in aller Regel auch durchgeführt werden können. Aber mehr als 80 % sagen, dass sie trotz der schwierigen Personalsituation die Versorgung weitestgehend aufrecht erhalten können. […] (Ebd.: 8)

Betrachtet man die von den befragten Pflegenden genannten pflegerischen Tätigkeiten, bei denen Mängel zu verzeichnen sind, so ist fraglich, wie der pflegerische Nachwuchs in einer solchen Mängelpraxis pädagogisch-fachlich angeleitet werden kann und wie in einer solchen Praxis die oben beschriebenen Kompetenzen durch Praxisanleitung bis zum Examen gefördert werden können. Wie sollen Praxisanleiter die Schüler dazu anleiten, ihre pflegerischen Maßnahmen an den je individuellen Patienten und ihren Bedürfnissen auszurichten, wenn es problematisch ist, alltägliche, pflegerische Tätigkeiten wie die angemessene Überwachung von verwirrten Patienten, die Mobilisierung und Lagerung von bewegungseingeschränkten Patienten, die Ganzkörperpflege und die Unterstützung bei der Nahrungsaufnahme überhaupt korrekt durchzuführen? Wie sollen sie die Schüler dabei anleiten »die Gesundheit von anvertrauten Patienten ganzheitlich [zu] fördern, [zu] erhalten, wiederher[zu] stellen und [zu] schützen« und »sterbende Menschen [zu] begleiten und bedürfnisorientiert [zu] unterstützen« (Mensdorf 2010: 35), wenn das Pflegepersonal in der oben beschriebenen Weise überfordert ist? Wie können Praxisanleiter es gewährleisten, dass im Rahmen des beschriebenen chronischen Pflegemangels in der Praxis am Ende der dreijährigen Ausbildung tatsächlich gelernt wurde, Pflege »[...] unter Einbeziehung präventiver, rehabilitativer und palliativer Maßnahmen auf die Wiedererlangung, Verbesserung, Erhaltung und Förderung der physischen und psychischen Gesundheit der zu pflegenden Menschen auszurichten«? (Mensdorf 2010: 24) Und wie sollen sie es gewährleisten, dass die Schüler dabei noch lernen »die unterschiedlichen Pflege- und Lebenssituationen sowie Lebensphasen und die Selbständigkeit und Selbstbestimmung der Menschen zu berücksichtigen«? (Ebd.)

### 2.1.3 Der Widerspruch in den Anforderungen an Praxisanleiter

Für die Praxisanleiter bedeutet das, dass an sie nicht zu verwirklichende Ansprüche gestellt werden. Sie befinden sich in einer besonderen Situation, denn sie bewegen sich in einem Spannungsfeld, in dem sie aufgrund ihrer Tätigkeiten dem unauflösbaren Widerspruch in den an sie gestellten Anforderungen in unterschiedlichen Formen begegnen.

Zunächst einmal arbeiten sie in einer Pflegepraxis, in der sie mit dem im Kapitel eins ausführlich erörterten unauflösbaren Widerspruch im Pflegealltag umgehen müssen. Praxisanleiter können zu 100 Prozent für die Anleitungstätigkeit freigestellt sein. Für die Mehrheit trifft dies in Deutschland jedoch nicht zu. (Vgl. Blum u.a. 2006: 136) Sie arbeiten auch als ›normale‹ Pflegende und sie bewegen sich genau wie alle anderen Pflegenden in dem Widerspruch zwischen normativem Anspruch und der Funktionalität des Alltags in ihrer Tätigkeit im Stationsalltag. Als Mitglieder des Stationsteams tragen sie auch Verantwortung für die Sicherung des Stationsablaufes und die Bewältigung aller Arbeitsaufgaben bis zum Ende einer

Schicht. Sie sollen ihre pflegerische Tätigkeit an den Bedürfnissen der jeweiligen Patienten ausrichten, sie sollen korrekte Pflegemaßnahmen durchführen und sie erleben, dass dies keineswegs durchgängig möglich ist.

Aus diesem grundsätzlichen pflegerischen Spannungsfeld ergeben sich für Praxisanleiter zwei weitere mit ihrer Anleitungsaufgabe verbundene spezifische widersprüchliche Anforderungen. Denn sie haben ja eine zweifache Aufgabe, die sie im Alltag erfüllen müssen: die praktisch-pflegerische Aufgabe und die pädagogische Aufgabe der Anleitung und ihre Vorbildfunktion. Beides wird nachfolgend näher ausgeführt:

**Die widersprüchlichen Anforderungen *innerhalb* der Anleitungssituationen: Pädagogischer Anspruch auf Vermittlung und Kompetenzförderung und Sicherung der funktionalen Arbeitsabläufe**

Die Praxisanleiter müssen im Stationsalltag Situationen schaffen bzw. nutzen, in denen sie geplante und strukturierte Anleitungen entsprechend der Erfordernisse und des Ausbildungsstandes der einzelnen Schüler und den spezifischen Lernangeboten der Stationen vornehmen können. Die Anleitungssituationen umfassen gemäß dem pädagogischen Verständnis eine auf fachlichen und pädagogischen Erwägungen basierende genaue Planung der Maßnahme(n), ein Vorgespräch, die Vorbereitung, die Durchführung, die Nachbereitung und ein Reflexionsgespräch mit den Schülern. Das setzt auch voraus, dass es hinreichend Situationen im Stationsalltag gibt, in denen die Schüler das Neue erlernen oder bereits Erlerntes einüben können. Es gehört zu den zentralen Aufgaben der Anleiter, die Schüler zu befähigen, pflegerische Maßnahmen korrekt und ausgerichtet an den je individuellen Bedürfnissen der Patienten durchzuführen.

Das braucht Zeit, auch in der Anleitungssituation selbst. Konfliktsituationen für die Praxisanleiter entstehen immer dann, wenn sie dieser Aufgabe nachkommen und zugleich ihre Mitarbeit (und/oder die Mitarbeit der Schüler) im Rahmen des Stationsablaufes erbeten bzw. eingefordert wird. Brechen sie eine Anleitungssituation ab bzw. unterbrechen sie sie, um beispielsweise einer anderen Pflegeperson notwendige Hilfestellung und Unterstützung zu geben, so behindern sie den arrangierten Lernprozess der Schüler. Sie unterlaufen mit solchen Unterbrechungen den Stellenwert der Anleitung. Je nachdem, bei welchen Tätigkeiten sie unterbrochen werden, behindern oder verhindern sie die Berücksichtigung grundlegender Bedürfnisse von Patienten, Wahrung der Intimsphäre, Empathie und Konzentration auf die Erfordernisse der Pflegehandlung und Bedürfnisse einzelner Patienten, sowie die Vermittlung entsprechender Kompetenzen.

Lehnen sie es ab, ihren Kollegen zu helfen, wenn sie darum gebeten werden, so behindern sie den reibungslosen Stationsablauf und die Berücksichtigung der Bedürfnisse anderer Patienten und zeigen ein Verhalten, welches unter Aspekten von Teamfähigkeit und Kollegialität als negativ ausgelegt werden kann. (Vgl. Kersting 2012: 67f.; sowie Kersting 2014: 489)

### Die widersprüchlichen Anforderungen *außerhalb* von Anleitungssituationen: Normativer pflegefachlicher Anspruch/Vorbildfunktion und Sicherung der funktionalen Arbeitsabläufe

Die Praxisanleiter, die nicht zu 100% freigestellt sind, arbeiten im Stationsteam mit, gemeinsam mit den Schülern, für deren Anleitung sie zuständig sind. Als Teammitglieder sind sie in den Widerspruch zwischen Norm und Funktion verwickelt, wie er oben beschrieben ist. Für die Praxisanleiter ist diese Verwicklung ungleich problematischer als für ihre anderen examinierten Kollegen. Denn sie kommen im Stationsalltag in Situationen, in denen sie – jenseits eines pädagogischen Settings einer geplanten Anleitungssituation – in der direkten Zusammenarbeit mit den Schülern genötigt werden, schnell zu arbeiten. Und sie erleben, dass auch die Schüler dem ausgesetzt sind. Die Praxisanleiter kommen so – auch im Beisein von Schülern – in Situationen, in denen sie unter dem Druck stehen, Pflegemaßnahmen in einer Weise durchzuführen, die nicht dem formulierten und von ihnen zuvor vermittelten pflegerischen Anspruch entspricht. Dies widerfährt auch den Schülern, die sie möglicherweise (kurz) zuvor noch angeleitet haben.

Für beide bedeutet das, sie müssen unterlaufen, was sie kurz zuvor noch vermittelt bzw. erlernt haben. Dabei gelten die Praxisanleiter qua ihrer Funktion als Modell, an dem gelernt wird. (Vgl. 2012: 67 f.; sowie Kersting 2014: 489; vgl. Quernheim 2004: 64; Olbrich 2009: 124; Mensdorf 2010: 48)

Auch innerhalb des pädagogischen Settings, also in den Anleitungssituationen selbst, sind die Praxisanleiter Vorbild und dienen als Modell. Sie nehmen hier jedoch in erster Linie ihre spezifische pädagogische Rolle wahr, während sie in dem zweiten Fall gleichsam als Teamkollegen gemeinsame pflegerische Alltagssituationen bewältigen und so eine Vorbildfunktion in ihrer Rolle als Pflegende haben.

Die nachfolgende Graphik verdeutlicht das Spannungsfeld der Praxisanleiter bzw. die an sie gestellten widersprüchlichen Anforderungen, welche auf dem grundlegenden Widerspruch im Pflegealltag basieren.

Das Spannungsfeld der PraxisanleiterInnen
Pädagogischer Anspruch auf Vermittlung patientenorientierter Pflege und Kompetenzförderung
Sicherung der funktionalen Arbeitsabläufe
Widerspruch in den Anforderungen an PraxisanleiterInnen
Normativer Anspruch Patientenorientierte Pflege Vorbildfunktion/Modell
Sicherung der funktionalen Arbeitsabläufe
Widerspruch in den Anforderungen an PraxisanleiterInnen
Normativer Anspruch Patientenorientierte Pflege
Sicherung der funktionalen Arbeitsabläufe
Widerspruch im Pflegealltag

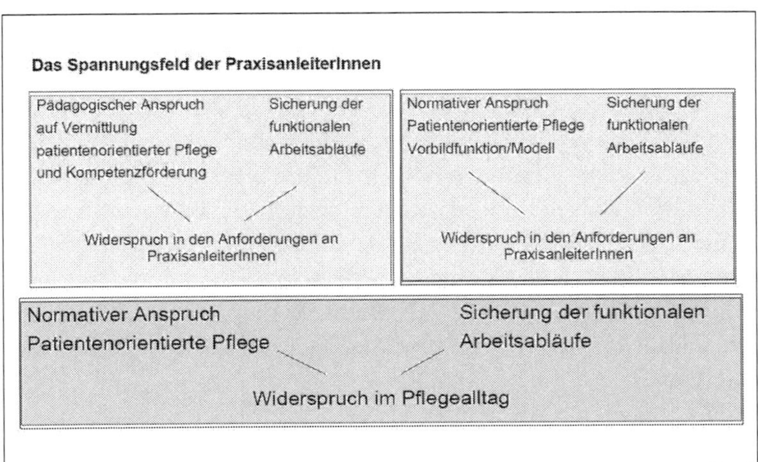

**Abbildung 10:** Die widersprüchlichen Anforderungen an Praxisanleiter

Zu der Frage, wie Praxisanleiter mit diesem Widerspruch in den an sie gestellten Anforderungen umgehen, wurden in Forschungsseminaren im Fachbereich Sozial- und Gesundheitswesen an der Hochschule Ludwigshafen am Rhein zwei Forschungsprojekte von Studierenden der Pflegepädagogik entwickelt und durchgeführt. Ebenso wie in der Ursprungsstudie von 1995–2000 wurden dazu von den Forschern als realistisch geltende Szenarien erarbeitet, die jeweils als Einstieg in Einzelinterviews mit Praxisanleitern dienten.

Die Praxisanleiter-Studie I wurde von Christine Möglich, Karina Peukert, Ingrid Roos und Claudia Sohns-Böttcher im Zeitraum 2008 bis 2009 entwickelt und durchgeführt. Diese Forschungsgruppe interessierte sich für den Umgang mit den widersprüchlichen Anforderungen innerhalb der Anleitungssituationen. Sie entwickelte ein Szenario, in dem eine Praxisanleiterin während einer Anleitungssituation von einer Kollegin dringend gebeten wird, bei einer erforderlichen Mobilisationsmaßnahme eines anderen Patienten zu helfen. (Vgl. Möglich / Peukert / Roos / Sohns-Böttcher 2009; Kersting, 2012: 75 f.)

Mit der Praxisanleiter-Studie II von Stefanie Braun, Daniel Rudolph und Monika Vogler wurde im Zeitraum 2010 bis 2011 untersucht, wie Praxisanleiter mit den widersprüchlichen Anforderungen außerhalb der konkreten Anleitungssituationen umgehen. Die Forschungsgruppe erarbeitete ein Szenario, in dem nach einer Anleitungssituation ein Schüler von der Praxisanleiterin im Nachgespräch für seine sorgfältige und einfühlsame Pflege einer Patientin gelobt wird. Aufgrund der schlechten personellen Besetzung und des hohen Arbeitsanfalls wird er im Anschluss daran von der Schichtleitung aufgefordert, sich bei der Pflege und Versorgung der weiteren Patienten zu beeilen. (Vgl. Braun / Rudolph / Vogler 2011; Kersting 2012: 76 f.) Nachfolgend werden beide Studien vorgestellt und diskutiert.

## 2.2 Die Praxisanleiter-Studie I: Der Konflikt innerhalb einer Anleitungssituation im Stationsalltag

Die erste Praxisanleiter-Studie wurde von *Christine Möglich, Karina Peukert, Ingrid Roos und Claudia Sohns-Böttcher* durchgeführt. Im Rahmen dieser Studie wurden 6 Praxisanleiter befragt. Alle Probanden hatten die entsprechende Weiterbildung absolviert und waren zwischen 6 Monaten und 7 Jahren als Praxisanleiter tätig.[35]

Nach einer Beschreibung des Szenarios und des Interviewleitfadens werden die Ergebnisse dieser ersten Praxisanleiter-Studie dargestellt. Im Anschluss daran werden Empfehlungen und Hilfestellungen für Praxisanleiter aus der Monographie von Birte Mensdorf vorgestellt, analysiert und auf ihre Tragfähigkeit hin geprüft.

### 2.2.1 Das Szenario und der Interviewleitfaden

Folgendes Szenario wurde sechs Praxisanleitern mit entsprechender Qualifikation und mehrjähriger Berufserfahrung vorgelegt und sie wurden dazu befragt.

Personen in dem Szenario: Eine Patientin: Frau Veith, 81 Jahre, mit folgenden Symptomen: Synkopen unklarer Genese, Herzinsuffizienz,

35 Die Forschungsgruppe wurde von einer Krankenhausleitung in Rheinland Pfalz bei der Kontaktaufnahme zu potenziellen Probanden unterstützt. Ein Teil der Probanden konnte darüber, ein anderer Teil über private Kontakte gewonnen werden. (Vgl. Möglich / Peukert / Roos / Sohns-Böttcher 2009: 61 f.) Kriterien wie Alter, Geschlecht, Jahre der Berufserfahrung, Abteilung/Station wurde von den Forscherinnen im Rahmen der Interviewführung erhoben, aber nicht vorab für die Auswahl festgelegt. Das gilt auch für die Praxisanleiter-Studie II, vgl. S. 134.

Harn- und Stuhlinkontinenz); ein Schüler (Peter), 22 Jahre, im ersten Ausbildungsjahr als Gesundheits- und Krankenpflegeschüler; eine Praxisanleiterin (Maria), 45 Jahre, Weiterbildung zur Praxisanleiterin seit drei Jahren, arbeitet seit 20 Jahren in dem Krankenhaus.

Maria, die Praxisanleiterin des Krankenhauses, will Peter heute in die Technik der Ganzwaschung einführen; bereits am Vortag nahm sie sich während der Dienstzeit eine halbe Stunde Zeit, um in einem Vorgespräch mit dem Schüler die Anleitung der Ganzwaschung zu besprechen. Dabei hat sie von Peter erfahren, dass er die Theorie schon in der Krankenpflegeschule durchgenommen hat und weiß, was hierfür benötigt wird. Bei der Anleitung möchte sie dem Schüler erklären, wie eine Katheterpflege durchzuführen ist. Im Anschluss an die Anleitungssituation plant sie ein Nachgespräch. Für die Unterstützung bei der Körperpflege im Bett hat Peter, auf Geheiß von Maria, alle notwendigen Pflegeutensilien vorbereitet. Die dauerbettlägerige Patientin, Frau Veith, ist über die Anleitung bei der Ganzwaschung im Vorfeld von Maria und Peter informiert worden. Frau Veith kann durch ihre Einschränkung ihre Körperpflege nicht mehr selbst durchführen. Bevor sie in das Zimmer von Frau Veith gehen, führt Maria mit Peter nochmals ein kurzes Gespräch, um restliche Fragen zu klären. Danach kontrollieren sie gemeinsam die bereitgestellten Pflegeutensilien. Peter beginnt unter Anleitung und Hilfestellung von Maria mit der Waschung.

Gerade als sie dabei sind, den vorderen Intimbereich zu waschen, kommt die Pflegerin Kerstin in das Zimmer und bittet: ›Maria, kannst du mir mal bitte kurz bei der Mobilisation von Herrn Schmitt helfen? Er will zum Frühstück unbedingt an den Tisch und war doch gestern [sic!] kollabtisch. Alleine schaff ich das einfach nicht und die beiden Anderen bringen die OP's runter.‹ Peter schaut zuerst auf Kerstin und sagt dann zu Maria: Du kannst doch jetzt nicht rausgehen, du wolltest mir doch heute endlich zeigen wie ich die Intimpflege mit dem Urinkatheter durchführe.‹ Maria denkt: ›O Mann, jetzt müsste ich schon wieder eine Praxisanleitung abbrechen.‹ (Möglich / Peukert / Roos / Sohns-Böttcher 2009: 57 f.; Kersting 2012: 75 f.)[36]

Der Interviewleitfaden zum Szenario umfasst folgende Fragen:

» Wie finden Sie die Situation? – Ist Ihnen eine solche Situation bekannt? – Wenn ja, schildern Sie bitte eigene Erlebnisse.
» Wie finden Sie, wie Kerstin sich verhält? – Können Sie sie verstehen?
» Wie finden Sie, wie Peter sich verhält? – Können Sie ihn verstehen?
» Was würden Sie in Marias Situation machen?
» Wenn Sie die Situation verändern könnten, wie hätten Sie sie gern? (Möglich / Peukert / Roos / Sohns-Böttcher 2009: 58)

**Erläuterungen zum Szenario**

Das Szenario gilt als realistische Situation, in der eine Praxisanleitung unterbrochen wird. In das Szenario eingearbeitet sind die beiden Seiten des Widerspruchs: Kerstin steht mit ihrer Bitte um Unterstützung für die Sicherung der funktionalen Arbeitsabläufe auf der Station. Sie steht für die Forderung, dass alle Patienten der Station angemessen gepflegt werden. Und sie allein kann Herrn Schmitt nicht mobilisieren. Die Erläuterungen zum Gesundheitszustand Frau Veiths zeigen, dass und inwieweit eine bedürfnisorientierte Unterstützung dieser Patientin erforderlich ist. Mit der Art der Tätigkeit – Körperpflege, Intimpflege, Katheterpflege – wird darauf hingewiesen, dass ein einfühlsamer Umgang bei der Durchführung der Pflegemaßnahmen in besonderer Weise erforderlich ist. Zugleich steht das Szenario auch dafür, dass Unterbrechungen bei Pflegemaßnahmen vorkommen, bei denen Störungen etwa durch das Öffnen der Zimmertür streng genommen nicht vorkommen dürften, egal ob es sich um eine Anleitungssituation handelt oder nicht. Denn die

---

**36** Nicht übernommen werden hier die Erläuterungen der Symptome der Patientin, die dem Szenario im Original in entsprechenden Fußnoten beigefügt sind.

Situation der Patientin, die entblößt im Bett liegt – abgesehen davon, dass bei ihr noch eine Anleitung mit einem Schüler stattfindet – ist als schambesetzte Situation einzuschätzen und erfordert einen sehr sensiblen Umgang. Der Schüler repräsentiert den Anspruch auf eine pädagogisch vorbereitete und arrangierte Anleitungssituation, in der eine am individuellen Patienten orientierte Pflege bzw. entsprechende konkrete Pflegemaßnahme geplant ist. Dies umzusetzen mahnte er an – vielleicht aufgrund vorheriger Erfahrungen. Das Szenario endet offen, das heißt, es gibt keine Vorgabe, wie die Praxisanleiterin Maria reagieren wird.

Käme sie Kerstins Bitte nach Unterstützung nach, so könnte sie nicht die individuelle Situation der Patientin in den Mittelpunkt stellen und den pädagogischen Anspruch einer Praxisanleitung verfolgen, mit der nicht nur Techniken vermittelt sondern auch verschiedene Kompetenzen gefördert werden sollen, wie sie oben ausgeführt sind. Sie würde den Stellenwert der pädagogischen Anleitung bei einer in jeder Hinsicht sorgsam und einfühlsam durchzuführenden und zugleich häufigen und alltäglichen Maßnahme herabsetzen – und damit den Stellenwert der Maßnahme selbst.

Käme Maria der Bitte von Kerstin nicht nach, so unterstützte sie diese nicht dabei, den oben formulierten Anforderungen für Herrn Schmitt nachzukommen, der stellvertretend für die anderen Patienten der Station steht. Und zugleich würde sie auch einem anderen pädagogischen Anspruch nicht gerecht, denn die Auszubildenden sollen auch befähigt werden, in einer Praxis zu arbeiten, die von knappen Ressourcen gekennzeichnet ist: Schüler müssen – sehr allgemein nach der KrPflAPrV formuliert – lernen, berufliche Anforderungen zu bewältigen. Sie müssen z.B. lernen, in Teams zusammenzuarbeiten. Sie müssen lernen, Prioritäten zu setzen, ihr Handeln auch an ökonomischen Prinzipien auszurichten. (Vgl. Bundesgesundheitsministerium 2003b: Anlage 1 A der KrPflAPrV sowie etwa Ministerium für Soziales, Arbeit, Gesundheit und Demographie Rheinland Pfalz 2005: 68, 104, 106) Wie reagieren die Praxisanleiter auf diesen Widerspruch?

## 2.2.2 Vorstellung der Ergebnisse der Praxisanleiter-Studie I: Die Reaktionsmuster

Zunächst einmal ist festzuhalten, dass alle Probanden die im Szenario geschilderte bzw. ähnliche Situationen kennen, »*oft*« oder »*häufig*« erleben bzw. »*typisch*« finden. Der Proband PAI6 hebt positiv hervor, dass sich die Praxisanleiterin in dem Szenario »*überhaupt die Zeit genommen hat, heutzutage ist das nämlich ziemlich schwer, sich so viel Zeit zu nehmen als Mentorin oder Praxisanleiterin.*« Der Proband PAI5 erfährt die Realität extremer als es im Szenario geschildert wird: »*[E]s ist [...] eher oft so, dass man gar nicht dazu kommt, [...]sich rauszuklinken*«, um eine Anleitung durchzuführen.

Im Falle dieser Praxisanleiter-Studie zeigen die Befragten folgende zwei Reaktionsmuster:

» *Fraglose Übernahme:* Vier Probanden übernehmen die an sie gestellten widersprüchlichen Anforderungen fraglos und unkritisch. Einen Widerspruch erkennen sie nicht.

» *Reflektierte Hinnahme:* Zwei der Befragten erkennen den Widerspruch als unauflösbar und im Wissen um die Unauflösbarkeit sehen sie sich gezwungen, ihn hinzunehmen.

Die beiden Reaktionsmuster werden nun zuerst in die Kälteellipse eingeordnet und danach beschrieben.[37]

---

**37** Für die Vorstellung der Reaktionsmuster in allen hier vorliegenden Studien gilt, dass die charakteristischen Merkmale der einzelnen Reaktionsmuster wie sie in Kersting 2013 und Heinrich 1999 ausführlich beschrieben sind, je mit Bezug zu der spezifischen Situation der Probanden dargestellt werden. Zur Veranschaulichung sind einige Zitate der Probanden hinzugefügt. Nach Rücksprache mit dem Verlag ist der Nachweis der Zitate genauso angegeben, wie bereits in dem ersten Buch »Coolout in der Pflege«: Es werden die Codenamen der Probanden genannt, alle Zitate sind den jeweiligen Anlagenbänden mit den Interviewtranskripten und Auswertungsbö-

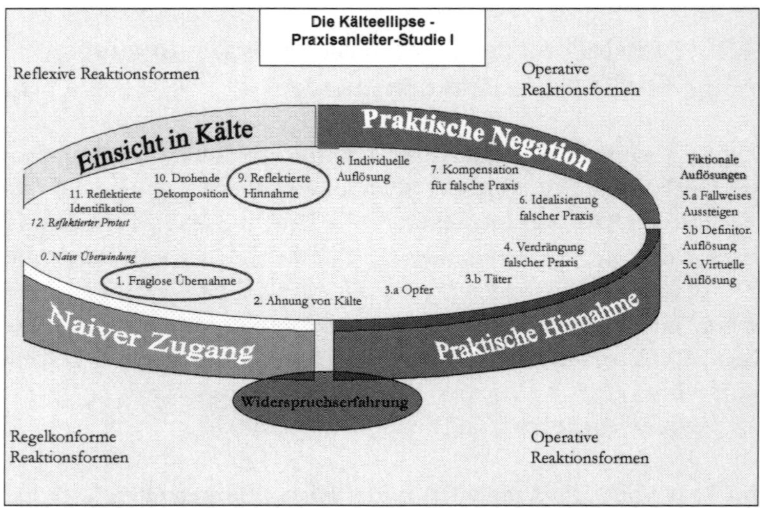


**Abbildung 11:** Kälteellipse mit Reaktionsmustern der Praxisanleiter-Studie I

### 2.2.2.1 Fraglose Übernahme

Grundsätzlich sehen die Probanden mit dem Reaktionsmuster »Fraglose Übernahme« kein Problem bezüglich der Anleitung und Vermittlung patientenorientierter Pflege im Alltag. Sie glauben, dass sie den Auftrag der Praxisanleitung erfüllen. Sie alle erleben in ihrem Arbeitsalltag zwar, dass sie Anleitungssituationen unterbrechen müssen, um die Erledigung sämtlicher Aufgaben und damit den Stationsablauf sicherzustellen. Dies bringen sie aber nicht in einen Zusammenhang mit dem strukturell verankerten Widerspruch in den an sie ge-

---

gen entnommen. Für eine bessere Lesbarkeit wird auf die Zeilenangaben verzichtet. Die Codierungen der Probanden waren ursprünglich mit den Namenskürzeln der jeweiligen Interviewer versehen. Dies wurde für die Veröffentlichung geändert, um die Anonymität der Probanden sicherzustellen. Die Codierung enthält nun den Verweis auf die Praxisanleiter-Studie I oder II sowie eine Probandennummer nach der Reihenfolge der Interviews in dem Anlagenband des jeweiligen Forschungsprojektes (PA I 1–6 bzw. PA II 1–5).

stellten Anforderungen, sondern mit einem hohen Arbeitsanfall, der bewältigt werden muss. So sagt ein Proband, dass er nicht nur *»stur«* seine eigene *»Scheuklappenarbeit tun«* könne, sondern er müsse auch das gesamte Arbeitsaufkommen im Stationsablauf in den Blick nehmen. (PA I 4)

Die Qualität der Anleitung ist dabei nach Meinung der Probanden abhängig von Faktoren wie Dienstplan, personeller Besetzung, Absprachen und Planungen. Anleitungen müssen deshalb gut organisiert und vorbereitet werden. Kommt es dennoch zu Störungen, was ihren Erfahrungen nach häufig geschieht, dann müssen Prioritäten gesetzt und alle Aufgaben nach und nach abgearbeitet werden. Es muss entschieden werden, ob und wann Unterbrechungen von Anleitungssituationen zugelassen werden. Wenn es als wichtiger erscheint, einer Kollegin zunächst bei der Mobilisation eines anderen Patienten zu helfen, dann wird die Anleitung unterbrochen, der Patientin wird die Situation erklärt und anschließend wird die Anleitung fortgesetzt. Ein Proband findet es wichtig, den Zeitpunkt der Unterbrechung selbst bestimmen zu können. Zum Beispiel würde er einer Kollegin, die um Hilfe bittet, sagen, sie solle noch einen Moment warten, *»weil Intimbereich waschen dauert ja auch net ne Ewigkeit.«* (PA I 6) Ist der Intimbereich dann gewaschen, kann die Anleitung an dieser Stelle kurz unterbrochen werden und danach die weitere Körperpflege durchgeführt werden.

Keiner der Probanden problematisiert Unterbrechungen hinsichtlich des Aspektes der Patientenorientierung bzw. mit Bezug zu pädagogischen Zielsetzungen. Wichtig ist für sie, dass den Schülern Abweichungen von geplanten Situationen erklärt werden. Wenn Anleitungen unterbrochen werden, solle man die Schüler mitnehmen, sonst fühlten sie sich *»verlasse«* und nicht ernst genommen. (PA I 4) Grundsätzlich sind solche Abweichungen und Unterbrechungen aus ihrer Sicht unproblematisch, weil Schüler in den dann neuen Situationen auch etwas lernen könnten.

Die Probanden stehen den Anliegen und dem Anleitungsbedarf der Schüler keineswegs gleichgültig gegenüber, denn auch das gehört zu den Gesamtaufgaben, die sie zu bewältigen haben. Nach den Erfahrungen des Probanden PAI2 bestehen immer mehr Schüler die Prüfung nicht: »*[...] ich sehe halt natürlich, es fallen ja immer mehr* [Schüler, K.K.] *durch und es gibt dafür halt auch ganz viele Gründe.*« Er weist die Verantwortung für Praxisanleitungen den Schülern zu: »*Schüler müssen natürlich selbst darauf achten, dass sie zu ihren Anleitungen kommen.*« (PAI2) Er wünscht sich eine optimale praktische Ausbildung der Schüler, denn, »*wenn die schlecht ausgebildet sind, dann arbeiten sie später schlecht.*« (PAI2) Von einer guten praktischen Ausbildung profitiert auch der Proband selbst, nämlich in der späteren Zusammenarbeit mit den zukünftigen Kollegen. Deshalb ist es seiner Meinung nach besser, bei Zeitdruck »*lieber weniger und dafür effektiv*« anzuleiten. Was genau eine gute Ausbildung ist und wie das mit »weniger und dafür effektiver« Anleitung gewährleistet werden kann, erklärt der Proband nicht.

Praxisanleitungen werden von den Probanden nicht verstanden als die systematische Ermittlung und Berücksichtigung des je individuellen Lernbedarfs. Der Maßstab für das Handeln der Probanden ist nicht die Einbeziehung pädagogisch-didaktischer und pflege- und gesundheitswissenschaftlicher Aspekte sowie eine auf umfassende Kompetenzförderung ausgerichtete Anleitungstätigkeit. Wichtige Zielsetzungen sind für sie die Vermittlung von Teamfähigkeit, Kollegialität und die Förderung der Selbständigkeit der Schüler. Schüler sollen statt »*Rockzippelverhalte*« Selbstständigkeit erlangen und verantwortungsvoll handeln und arbeiten können: »*Selbstständigkeit, das ist gefragt*«. (PAI4)

Praxisanleitung aus Sicht der Probanden mit diesem Reaktionsmuster ist in erster Linie auf funktionale Aspekte gerichtet. Die Schüler müssen für den Stationsalltag fit gemacht werden. Ein Problem liegt darin, dass zu wenig Zeit zur Verfügung steht, um »*bestimmte Sachen* [die für die, K.K.] *Station wichtig sind, [...] richtig zu zeigen, es geht immer schnell, schnell.*« Zurück bleibt das Gefühl, dass man länger anleiten und begleiten müsste, »*damit diejenige Person wirklich [...] alleine arbeiten kann, ohne dass man sich Gedanken machen muss, läuft's oder läuft's nicht.«* (PA16) Bedauerlich ist aus seiner Sicht auch, dass es oft zu wenig Zeit gibt, um spezifische Lernangebote der jeweiligen Station durchzusprechen.

Der hohe fachliche und pädagogische Anspruch hinsichtlich der Kompetenzförderung im Rahmen der Praxisanleitung, wie er aus dem Krankenpflegegesetz abgeleitet werden kann und sich auch in der 200stündigen Weiterbildung wiederfindet, wird von ihnen angesichts der Funktionsorientierung in der von ihnen erlebten Praxis offensichtlich nicht ganz ernst genommen bzw. reicht nicht in diese Praxis hinein. Deshalb sehen sie im Zusammenhang mit der Anleitung auch keine Probleme, die im Alltag nicht zu lösen wären. Die jeweiligen Gegebenheiten und die Ausgestaltung der Anleitungssituationen unterliegen den Rahmenbedingungen des Stationsalltags und Priorität hat für sie der reibungslose Stationsablauf. Sie orientieren sich im Stationsalltag an dem, was machbar ist, und glauben, dass sie die an sie gestellten Ansprüche erfüllen können.[38] Das, was sie für gelungene Praxisanleitung halten und auch anstreben, ist aber bereits funktional gebrochen und deshalb kompatibel mit den Bedingungen des Stationsalltags. Die Probanden sind so in die Sachzwänge des Stationsalltags und die daraus resultierenden Gepflogenheiten der Arbeitsweisen eingebunden, dass sie den Schülern die Reproduktion dessen, was im Alltag möglich ist, als Standard vermitteln. Dass es sich widerspricht, patienten- und prozessorientiert anzuleiten in einem Alltag, der dieser Art der Pflege entgegensteht, und dass diese Pflege schon im Rahmen der Vermittlung verkürzt und beschnittenen wird, das dringt nicht in das Bewusstsein der Probanden.

**38** Vgl. zu der zusammenfassenden Beschreibung dieses Reaktionsmusters auch Möglich / Peukert / Roos / Sohns-Böttcher 2009: 142ff.

### 2.2.2.2 Reflektierte Hinnahme

Die Probanden mit dem Reaktionsmuster der reflektierten Hinnahme wissen um den unauflösbaren Widerspruch in den Anforderungen, die an sie gestellt werden, und sehen sich genötigt, dies im Stationsalltag hinzunehmen.

Grundsätzlich können sie die Interessen aller Akteure in der Pflege nachvollziehen und möchten sie im Rahmen ihrer Tätigkeit berücksichtigen: Sie wissen, dass man die Bedürfnisse des Schülers berücksichtigen muss, »*weil er möchte ja was lernen, möchte sich weiterentwickeln.*« (PA I 3) Sie verstehen aber auch sowohl die Pflegende, die eine Anleitung unterbricht, weil sie Hilfe benötigt, als auch die Praxisanleiterin, die dadurch in Bedrängnis gerät. Das Team und die Kollegen müssen ebenfalls in den Blick genommen werden, aber wichtig sind auch die Bedürfnisse der Patienten, in diesem Falle, dass die Intimsphäre der Patientin gewahrt bleibt. »*Man muss halt sehen, dass man alle Interessen […] berücksichtigt.*« (PA I 3)

Beide Probanden wissen, dass die Durchführung einer Praxisanleitung von verschiedenen Faktoren beeinflusst wird wie etwa von der Größe des Teams, der je aktuellen Besetzung und dem jeweiligen Arbeitsaufkommen bzw. Pflegeaufwand. Wichtig ist für sie, von vornherein schon sicherzustellen, dass ein reibungsloser Stationsablauf gewährleistet ist, um so eventuellen Störungen vorzubeugen, wobei die Erfahrung ihnen zeigt, dass selbst eine sehr gute Planung Störungen nicht verhindern kann.

Den Probanden ist bewusst, dass es keine praktischen Lösungen gibt, mit denen sie den Widerspruch auflösen können. Im Umgang mit den konkreten konflikthaften Situationen im Alltag nennen sie aber verschiedene Strategien, mit denen sie handlungsfähig bleiben können. Sie schlagen vor, die Arbeiten umzuorganisieren, Pflegetätigkeiten zu verschieben, Anleitung an das Schichtende zu legen, in eine andere Schicht zu verschieben oder erst nach Dienstende durchzuführen. Eine Möglichkeit im Umgang mit Konfliktsituationen ist es, gar keine Unterbrechung zuzulassen, was im Falle des

Szenarios bedeutet, dass der Patient Herr Schmitt nur an die Bettkante gesetzt wird und die Pflegekraft sich dafür entschuldigt. Lässt man doch eine Unterbrechung der Anleitung zu, darf die Unterbrechung nur kurz sein und es gilt abzuwägen, wann es für die Patientin ein guter Zeitpunkt wäre für eine kurzfristige Unterbrechung und ab wann diese nicht mehr möglich wäre: »*[W]enn die Patientin schon nackt da liegt*«, käme es nicht infrage. »*Wenn wir aber erst beim Gesicht wären und die Patientin noch angezogen ist*«, dann könnte man die Anleitung unterbrechen. (PA I 1)

Die Probanden erkennen dabei die Begrenztheit ihrer Vorschläge hinsichtlich der Verwirklichung des fachlich-pädagogischen Anspruchs. Sie erleben, dass der zeitliche Freiraum für ungestörte Praxisanleitungen im Stationsalltag nicht systematisch gegeben ist, weder für sie noch für die Schüler. Das ist problematisch, denn, so sagt der Proband PA I 3 »*es ist immer schwierig, 'ne Anleitung abzubrechen und dann wieder anzufangen.*« Werden Anleitungen gestört, dann geht »*[…] diese Chronologie* [in der Handlung, K.K.] *dadurch verloren.*«

Der Proband PA I 3 beschreibt zudem noch eine weitere Belastung der Praxisanleiter: Er macht die Erfahrung, dass manche Kollegen die Anleitungstätigkeit nicht würdigen. Im Gegenteil – die Tätigkeit wird von diesen Kollegen geradezu als luxuriös angesehen, weil der Praxisanleiter einen Schüler hat, »*der die ganze Arbeit macht und er* [der Anleiter, K.K.] *steht nur daneben und guckt zu.*« (PA I 3) Der pädagogische Auftrag wird von diesen Kollegen nicht erkannt und/oder nicht anerkannt.

Eine uneingeschränkte Hinwendung zu einer schüler- und patientenorientierten Praxisanleitung ist aus Sicht dieses Probanden nicht möglich. Er erlebt im Alltag, »*[…] dass man was mit dem Schüler geplant hat, auch schon das Gespräch geführt hat und wollte gerade anfangen. Aber man kommt schon gar nicht mehr dazu, wenn da schon drei Zugänge sind.*« Er versucht, alle an ihn gestellten Anforderungen zu erfüllen und versteht dabei die Situation der Schüler: »*Ich verstehe schon, dass es für die Schüler auch manchmal enttäuschend ist, und das weiß ich auch, ich war ja selber mal Schüler. […] man versucht eben sein Bestes.«* Es ist dem Zufall anheimgestellt, ob eine Praxisanleitung tatsächlich in der Form durchgeführt werden kann, wie sie durchgeführt werden sollte. Diese Situation des Alltags ist aus Sicht der Probanden »*nicht befriedigend. Ich fühl mich immer so zerrissen.*« (PA I 1). Die Situation ist für den Probanden PA I 3 »*schwierig*« und »*nicht schön*«. »*Und das weiß ich halt und damit arrangiert man sich auch […].*« Die Gegebenheiten in der Pflegepraxis muss man hinnehmen, »*[…] das ist halt so. Ich bin Realist genug, um zu wissen, dass es im Gesundheitswesen nicht anders geht.*« (PA I 3)

Der Proband PA I 1 sieht, dass die optimale Lösung in der Verbesserung der Rahmenbedingungen liegt. Dies wäre der Fall, »*[…] wenn man eigentlich gut besetzt wäre, um mal freigestellt zu sein und nur mit dem Schüler irgendwas macht.*« Als eine Lösung wird eine 100 %-Freistellung für die Praxisanleitung angesehen. Damit wäre aus Sicht der Probanden der Widerspruch zwischen der Vermittlung des normativen pflegerischen Anspruchs und der Funktionalität im Arbeitsalltag im Stationsalltag ausgehebelt.

Dies würde aber voraussetzen, dass tatsächlich eine hinreichende Anzahl freigestellter Praxisanleiter zur Verfügung stünde und auch die Schüler genügend Freiräume im Pflegealltag für Anleitungssituationen und Übungen hätten. Diesen Aspekt thematisiert der Proband jedoch nicht. Insofern beinhaltet diese Lösung auch ein Element der Idealisierung: der Glaube, den Widerspruch auflösen zu können, wenn Praxisanleiter zu 100 % freigestellt wären, birgt den Trugschluss, dass auch die Schüler damit zeitlich entlastet wären; dies indessen trifft nicht zu, sie hätten keine weiteren Freiräume für ihre Lernprozesse. Mensdorf befürchtet in dem Zusammenhang zudem, dass die Einrichtung von Praxisanleiterstellen zu Lasten der Stellenbesetzung des Stammpersonals, also der normalen Pflegekräfte, gehen könnte. (Vgl. Mensdorf 2010: 54)

Beide Reaktionsmuster verdeutlichen, wie sich die Praxisanleiter mit dem Bestehenden arrangieren – die einen ohne das Wissen um den Widerspruch, die anderen mit dem Wissen um den Widerspruch in der Realität im Gesundheitswesen und um die eigene »Zerrissenheit« in dieser Realität. Fachlich und pädagogisch vorbereitete, geplante, strukturierte Praxisanleitungen, bei denen die Kompetenzen der Schüler gemäß den Vorgaben gefördert werden sollen, sind abhängig von den je aktuellen Gegebenheiten im Pflegealltag und hier steht sehr oft zu wenig Personal zur Verfügung. Die vielfältigen Faktoren, die auf die Anleitungssituationen einwirken, sind von den Praxisanleitern nicht zu beeinflussen. Sie sind selbst dann nicht zu beeinflussen, wenn die Praxisanleiter umsichtig und weitsichtig versuchen, vor Beginn der Anleitung die Stationsabläufe sicherzustellen und mögliche Störungen von vornherein zu verhindern. Praxisanleitungen, auch geplante, finden nicht systematisch, sondern zufällig statt – dann, wenn der Stationsablauf es gerade erlaubt.

## 2.3 Zur Diskussion – Empfehlungen und Hilfestellungen für die Praxisanleiter

An dieser Stelle wird erneut die Monographie von Mensdorf exemplarisch herangezogen, weil sie nicht nur ausführlich und systematisch den fachlichen Anspruch und differenzierte Vorgehensweisen der Praxisanleitung beschreibt, sondern sich in dem Zusammenhang auch den Gegebenheiten und Problemen des Arbeitsalltags zuwendet. Zwei der von ihr dargestellten Probleme werden aufgegriffen und die vorgeschlagenen Strategien im Umgang damit hinsichtlich ihrer Sinnhaftigkeit analysiert:

- Hohe Erwartungshaltung und hoher Anspruch an die Praxisanleitung
- Anleitung bei Zeit- und Personalmangel

### 2.3.1 Problem: Umgang mit einer hohen Erwartungshaltung – Lösung: Herabsetzen des Anspruchs

Mensdorf weist zu Recht darauf hin, dass das Lernfeld Krankenhaus nicht selten eine »Herausforderung« für alle Beteiligten darstellt. Die konkrete Planung »einer Anleitungssituation kann schnell durch *aktuelle Erfordernisse* in den Hintergrund rücken. Diese Umstände erschweren die Aufgabe, eine Ausbildungsbegleitung stets *bedürfnisorientiert* zu gestalten. Nicht in den Rahmenbedingungen allein liegen die Probleme, sondern zusätzlich in der *hohen Erwartungshaltung,* die alle Mitarbeiterinnen stets mit ihrer jeweiligen Aufgabe und Tätigkeit zu verbinden scheinen. Sie ist konstruktiv, wenn sie als Maximalziel angesehen wird. Sie ist jedoch destruktiv und extrem belastend, wenn sie an jedem Arbeitstag als Messlatte angelegt wird.« (Mensdorf 2010: 85, Hervorhebung im Original)

Neben den ungünstigen Rahmenbedingungen wird von Mensdorf hier nun auch der hohe Anspruch der Pflegenden an ihre Tätigkeiten als ein Problem identifiziert. Dies ist insofern erstaunlich, als das Ernstnehmen dessen, was in der Pflegeausbildung rsp. der Weiterqualifikation für die Praxisanleitung vermittelt wird – und von Mensdorf an anderer Stelle sehr differenziert ausgeführt wird –, selbst nun »zusätzlich« zum Problem erhoben wird. Mensdorf empfiehlt sodann, dass die Erwartungen an die eigene Person und an andere »realistisch« bleiben sollten, »denn nur so können *Frustrationserlebnisse reduziert* werden und die *Motivation erhalten* bleiben.« (Ebd., Hervorhebung im Original) Diese Überlegungen stellt sie zunächst für die Pflegenden an und überträgt sie dann auf die Praxisanleiter.

Das heißt, dass nach Mensdorf der hohe fachliche Anspruch an die eigene Tätigkeit zurückgenommen werden muss. Machen die Praxisanleiter dies nicht, so besteht die große Gefahr, dass sie frustriert und demotiviert werden. Was das ganz konkret für welche Anleitungsaufgaben oder für welche pflegerischen Tätigkeiten bedeutet, also was Pflegende und Praxisanleiter konkret machen sollen und können, um die Erwartungen an die eigene Person und an andere »realistisch« zu halten, dazu macht Mensdorf keine Aussagen. Ebenso wenig konkretisiert sie, was ›realistisch‹ im Zusammenhang mit dem fachlichen Anspruch überhaupt bedeuten und wie genau sich das wiederum auf den Erhalt der beruflichen Motivation auswirken kann.

Was besagt diese Empfehlung der Autorin hinsichtlich der von ihr an anderer Stelle hervorgehobene »Errungenschaft«, dass mit dem Krankenpflegegesetz von 2003 erstmals in der Geschichte der Pflege die Aufgabe der Anleitung gleichberechtigt neben der Pflegetätigkeit steht? (Vgl. Mensdorf 2010: 17)

Die zu erreichenden Ziele der Pflegeausbildung sind gemäß dem Krankenpflegegesetz so formuliert, dass sie mit der fortschreitenden Entwicklung der Pflegewissenschaft korrespondieren:

- (pflege)wissenschaftliche Erkenntnisse sollen vermittelt werden;
- sie sollen in der Praxis berücksichtigt werden;
- patientenorientierte und prozessorientierte Pflege soll durchgeführt werden;
- neben kurativen sollen auch präventive, rehabilitative, palliative Maßnahmen berücksichtigt werden.
- Anzustreben ist nicht alleine eine Vermittlung von Fachwissen und Techniken, sondern die Förderung von unterschiedlichen Kompetenzen.

Folgerichtig müssen Praxisanleiter laut gesetzlicher Vorgaben entsprechende Qualifikationsmaßnahmen absolvieren, um so über die fachlichen und pädagogisch-didaktischen Voraussetzungen zu verfügen, damit sie diese Ziele erreichen können. Zugleich werden die Ziele für eine Praxis gefordert, in der sie nicht zu erreichen sind. Das, was Praxisanleiter an Wissen, Fähigkeiten und Fertigkeiten erwerben müssen, können sie gar nicht gezielt, geplant und systematisch umsetzen und anwenden.

Diesem Sachverhalt wiederum wird nun in der Fachliteratur zur Praxisanleitung in einer Form begegnet, in der der zuvor ausführlich beschriebene normative Anspruch schon in den Empfehlungen für die Umsetzung herabgesetzt und für die Praxis auf das real Machbare reduziert wird.

Wenn man das ›durchbuchstabiert‹ – und m. E. sollte das kleinschrittig erfolgen, um das Paradoxe und Irrationale im Umgang mit dem Spannungsfeld aufzudecken – bedeutet das Folgendes:

- Mit einer Ausbildung sollen Ausbildungsziele erreicht werden (Kompetenzerwerb).

» Damit die Ausbildungsziele erreicht werden können, müssen bestimmte Maßnahmen ergriffen werden (Maßnahmen: Praxisanleitung gemäß Weiterbildungsqualifikation).

» Die Umsetzung dieser Maßnahmen zur Erreichung des Ausbildungszieles ist aber angesichts der Bedingungen des Alltags unrealistisch.

» Der Anspruch an die Umsetzung der Maßnahmen ist deshalb herabzusetzen.

» Damit kann aber das Ausbildungsziel nicht, wie gewünscht, angestrebt/erreicht werden.

» Statt Erreichen des Ausbildungszieles durch Umsetzung und Einklagen der Maßnahmen wird Verzicht gefordert – nur eine ›abgespeckte‹, eine ›bescheidene‹ Variante der Maßnahmen soll umgesetzt werden.

» Wie ernst sind dann noch die Ausbildungsziele (Kompetenzerwerb) und die Maßnahmen zur Erreichung (Praxisanleitung gemäß Weiterbildungsqualifikation) zu nehmen?

In der entsprechenden Fachliteratur (hier von Mensdorf) zur Schüleranleitung wird so nach einer differenzierten Begründung und Darlegung der fachlich-pädagogischen Qualifikationen der Praxisanleiter die Unterwanderung des zuvor dargelegten Anspruchs ganz offen thematisiert. Ja, sie wird zum Schutz der Pflegenden/Praxisanleiter – zur Reduktion von Frustrationserlebnissen und Erhaltung der Motivation – sogar explizit empfohlen.

Das zeugt erstens von einem ungeschminkten Blick der Autorin auf die Realität und zweitens von dem Bemühen, die Kollegen in der Praxis zu entlasten. Drittens wird dadurch deutlich, wie wenig verbindlich der Anspruch nicht nur in der Praxis, sondern auch schon in der ›Theorie‹ in einem Lehrbuch daherkommt. Das, was an anderer Stelle unter Bezugnahme auf Ulrich Oevermann als Normalitätstendenz strukturell regelverletzender Abläufe beschrieben wurde, trifft auch hier zu (Vgl. in der vorliegenden Arbeit S. 39): Die Normalitätstendenz strukturell regelverletzender Abläufe ist bereits in den Ausführungen zu den pädagogisch-fachlichen Konzepten als Konfliktlösung integriert. Damit zeigt sich zugleich eine affirmative Haltung hinsichtlich der defizitären Praxis.

### 2.3.2 Problem: Anleitung bei Zeit- und Personalmangel – Lösung: Zeitgewinn durch neue zeitliche Freiräume und Reduktion des Zeitaufwandes bei der Anleitung

Mensdorf weist an verschiedenen Stellen ihres Buches auf die schlechten Rahmenbedingungen für die Praxisanleitung hin. So greift sie in einem Kapitel den »Umgang mit negativen Lernbedingungen im Krankenhausalltag – Anleitung bei Zeit- und Personalmangel« auf. (Mensdorf 2010: 85) Sie beschreibt zwei grundsätzliche Strategierichtungen für den Umgang mit solchen Problemen. Zum einen sucht sie nach Möglichkeiten, um neue zeitliche Freiräume zu entdecken, zum anderen schlägt sie Anleitungsformen vor, die weniger zeitaufwändig sind. (Vgl. ebd.: 86–92). Beide Strategierichtungen werden im Folgenden vorgestellt und vor dem Hintergrund des strukturell verankerten Widerspruchs in den Anforderungen an Praxisanleiter auf ihre Sinnhaftigkeit hin diskutiert.

#### Möglichkeiten des Zeitgewinns durch bestimmte Organisationsformen

Angesichts des Zeit- und Personalmangels benennt Mensdorf als Möglichkeiten des Zeitgewinns klare Strukturen im Stationsablauf und ein geeignetes Pflegesystem. Sie verweist auf die »Ganzheitspflege« und den Grundsatz der Verantwortungsübernahme des Primary Nursing.[39] (Vgl. ebd.: 86) Als konkrete Umsetzungsformen schlägt sie die Zimmer-, Gruppen- oder Bereichspflege vor. Sie stellt die Vorteile dieses Pflegesystems im Zusammenhang mit der Anleitung dar:

> Die Schülerin ist einem der Bereiche zugeordnet und übernimmt gemeinsam mit der examinierten Pflegeperson die Versorgung der Patienten. Je nach Ausbildungsstand, aber auch je nach Einarbeitung auf Station, wird sie zunehmend mehr Eigenständigkeit erwerben. Damit dies der Fall ist, sollte dafür gesorgt werden, dass die Schülerin mehrere Tage hintereinander demselben Bereich zugeteilt ist. Zudem sollte auch bei höheren Kursen zumindest die erste Versorgung im Früh- und Spätdienst gemeinsam erfolgen. Auch ohne, dass eine explizite Anleitung mit all ihren Schritten erfolgt, kann die Schülerin auf diese Weise doch viel von der Examinierten lernen. (Ebd.: 86)

Mensdorf führt aus, wie der Praxisanleiter idealerweise dabei vorgehen solle, etwa

» dass ein neuer Schüler eingearbeitet wird in dem Sinne, dass er weiß, welche Pflegemaßnahmen bei welchen Patienten durchgeführt werden;

» dass er schnell lernt, welche Materialien wo zu finden sind;

» dass der Praxisanleiter sieht, wie der Schüler Arbeiten ausführt;

» dass der Schüler zwischendurch sagen kann, wobei er sich unsicher fühlt, was er schon selbständig machen kann und was er aufgrund seines Ausbildungsstandes noch nicht darf. (Vgl. ebd.: 86f.)

---

**39** Sie beschreibt dies gemäß den Darstellungen des Primary Nursing nach Marie Manthey, bezieht sich jedoch nicht explizit darauf.

Es handelt sich bei der vorgeschlagenen Vorgehensweise um ein gemeinsames Arbeiten von Praxisanleiterin und Schülerin mit der Möglichkeit, Fragen zu stellen und zu klären, anschließend ein Feedbackgespräch zu führen und auch Ziele für den nächsten Tag zu planen. Mensdorf weist darauf hin, dass eine solche Vorgehensweise den Schüler befähigen wird, sich schnell im Alltag und mit den Stationsabläufen zurechtzufinden und eigenständig zu arbeiten. Zugleich lerne er auch, die Gesamtsituation und die Gesamtversorgung des Patienten mit all seinen Ressourcen, Problemen und Bedürfnissen in den Blick zu nehmen. (Vgl. ebd.: 87)

Das, was Mensdorf hier beschreibt, bezieht sich also auf eine Zusammenarbeit von Praxisanleiter und Schüler, bei der die Schüler zugleich ›etwas lernen‹, damit sie auch recht zügig eigenständig weiterarbeiten können. Inwieweit die oben ausgeführten fachlich- und kompetenzbezogenen Zielsetzungen der Ausbildung auf diesem Wege systematisch erreicht werden, bleibt unklar. Und es ist plausibel, dass die Schüler dabei sehr wohl etwas – oder auch viel – lernen können, denn sie lernen am Modell. Und dann ist wiederum bedeutsam, wie das Modell die Pflege prozess- und patientenorientiert ausführt.

Allein ein bestimmtes Pflegesystem und ein gemeinsames Arbeiten in diesem Pflegesystem bietet noch nicht die Gewähr für die o.g. Zielerreichung. Entscheidend ist m.E. somit, *wie* die gemeinsame Versorgung der Patienten ausgestaltet wird. Es stellt sich die Frage, wie wird welche Zeit mit dieser Vorgehensweise gewonnen, und wofür wird diese Zeit gewonnen. Das klärt Mensdorf nicht.

Die weiteren Vorschläge, die Mensdorf zum Gewinnen von Zeit unterbreitet, beziehen sich auf

» Organisation und Neustrukturierung von Arbeitsabläufen sowie das Aufdecken von Zeitfallen (etwa »Verkrustung« durch langjährige Teams; zögerliche Aufnahme von Neuerungen; starre, unflexible Arbeitsabläufe, wie etwa doppelte Dokumentation oder die Gepflogenheit, die gesamte Körperpflege der Patienten vor dem Frühstück beendet zu haben), die dadurch gewonnene Zeit und Energie kann für Schüleranleitungen genutzt werden;

» Nutzen der Überschneidungszeit bei Schichtwechsel für Anleitungen;

» Zeitgewinn durch Verteilung der Zuständigkeiten und der Durchführung der Schüleranleitung auf mehrere Personen;

» Zeitgewinn durch weniger aufwändige Anleitungsformen. (Vgl. Mensdorf 2010: 87 ff.)

Aber sind diese Vorschläge tatsächlich geeignet, um Zeit zu gewinnen? Denn Zeitgewinn würde bedeuten, dass es durch die Umsetzung der Vorschläge ein Mehr an Zeit gibt, welche vorher nicht zur Verfügung stand.

Die vorgeschlagenen Maßnahmen sind zum Teil die gängigen Maßnahmen, wie sie unter dem Stichwort der Organisationsentwicklung und -verbesserung gefordert werden, um mit knappen Ressourcen effektiv und effizient Abläufe zu gestalten und die Versorgung der Patienten zu gewährleisten und zu optimieren, auch ohne dass in dem Zusammenhang noch zusätzlicher Zeitgewinn für Anleitungen ausgewiesen wird. (Vgl. Kersting 2013: 176 f.; vgl. auch Kersting 2008: 3 ff.) Ob damit tatsächlich reale Zeit für Anleitungen gewonnen und genutzt werden würde, das müsste m. E. zunächst erhoben und geprüft werden.

Inwieweit durch den Vorschlag einer Verteilung der Praxisanleitung und Zuweisung von Zuständigkeiten auf verschiedene Pflegende, Zeit gewonnen werden kann, das erschließt sich nicht. Denn wenig Zeit für Praxisanleitung – und das ist das benannte Ausgangsproblem – bleibt. Zeit wird nicht zu einem Mehr an Zeit durch diese Verteilung. Es ist unklar, wo und wie dadurch ein realer Gewinn an Zeit zustande kommen sollte.

### Zeitgewinn durch weniger aufwändige Anleitungsformen

Bis hierher ist nicht erkennbar, welcher Zeitgewinn wodurch und wofür möglich ist. Zu analysieren bleibt nun der »Zeitgewinn durch die Wahl weniger zeitaufwändiger Anleitungsformen«. (Mensdorf 2010: 90) Hier schlägt Mensdorf das Impulslernen vor. (Vgl. ebd.: 90 ff.)

» *Impulslernen anhand eines schriftlichen Lernauftrags zur Erreichung eines bestimmten Lernzieles:* Den Schülern werden Checklisten wie z.B. Braden-Skala o.Ä. zur Verfügung gestellt und es werden (Beobachtungs)Aufträge erteilt, die die Schüler dann in einem bestimmten Zeitraum (z.B. einer Woche) oder bei einer bestimmten Patientenanzahl (z.B. bei allen im Zuständigkeitsbereich liegenden Patienten an einem Tag) bearbeiten. Anschließend sollen diese dann von den Schülern selbst ausgewertet werden. Konkret heißt das: »Die Schülerin sollte aufgefordert werden, ihre Beobachtungen zusammenzufassen und z.B. in Beziehung zum Alter der Patienten, zu Erkrankungen oder besonderen Belastungen zu setzen, um so weitergehende Erkenntnisse zu gewinnen. Sie wird dann feststellen, wie viele *Schlussfolgerungen* sich aus den Wahrnehmungen ziehen lassen. Zukünftig wird sie sicher gezielter beobachten. Der letzte Schritt sollte gemeinsam erfolgen: Die Schülerin teilt der Anleiterin die gewonnenen Erkenntnisse mit, und es werden je nach Ergebnis, weitere Lernschritte festgelegt.« (Ebd., S. 90 f., Hervorhebung im Original)

» *Impulslernen anhand von Pflegestandards, Standardpflegeplänen und/oder Anleitungskarten zur Vertiefung einer bestimmten Tätigkeit:* Das bedeutet, Pflegemaßnahmen, für die Standards vorliegen, werden beim ersten Mal gemeinsam durchgeführt. Danach können die Schüler das mit dem Standard als Hilfsmittel allein machen, außer »wenn die Tätigkeit noch ganz unbekannt ist oder die schriftliche Anleitung unverständlich oder kompliziert verfasst ist. Außerdem muss abgewogen werden, ob die Schülerin nach einmaliger Anleitung befähigt ist, die entsprechende Tätigkeit eigenständig auszuführen und wann im Bedarfsfall eine weitere Rückversicherung erfolgt.« (Ebd.: 91)

» *Impulslernen, indem ein fertiges Produkt nachgemacht wird:* Wenn mehrere Schüler mit dem gleichen Ausbildungsstand gleichzeitig auf einer Station sind, können sie Maßnahmen gegenseitig an sich ausprobieren, z.B. an sich selber lernen, wie man einen Verband anlegt. »Diese Methode ist in der Krankenpflege nur *selten* einsetzbar, da sie nach dem ›Trial and Error‹-Prinzip funktioniert. Zudem führt sie häufig zu einem hohen Materialverbrauch.« (Ebd.: 92, Hervorhebung im Original) Wenn das Vorgehen aber zu einem Erfolg führe, dann wirke dies sehr motivierend, so Mensdorf. (Vgl. ebd.)

Mit ›Impuls‹ suggeriert Mensdorf, dass der zeitliche Aufwand für die Anleiter gering ist, sie müssen quasi nur ›kurz Material austeilen‹, eine Anregung geben oder Aufträge erteilen. ›Impuls*lernen*‹ verweist auf die Aktivität seitens der Schüler – es ist an ihnen, zu lernen und damit haben die Anleiter auch keinen zeitlichen Aufwand, sie müssen nur einen Anstoß geben. Mit dem Begriff »Impulslernen« indessen wird der Leser in zweifacher Hinsicht getäuscht: zum einen über den faktischen Aufwand, der mit der Umsetzung der vorgeschlagenen Anleitungsformen in der Realität einhergeht, und zum anderen darüber, dass es sich nicht um Anleitungen, sondern um Übungen handelt, die ergänzend zu Anleitungen stattfinden. Somit können sie im Zusammenhang mit Anleitungen zu keinerlei Zeit*gewinn* führen, weil auch für diese Übungen Zeit benötigt wird: Zeit der Praxisanleiter für die Vorbereitung und Nachbereitung der Übungen und Zeit der Schüler für die sorgfältige Ausführung und anschließende Reflexion. Eine nähere Betrachtung der drei Vorschläge macht das deutlich:

1. Schriftliche oder auch mündliche Arbeitsaufträge, Beobachtungsaufträge und/oder Materialien wie etwa Checklisten oder andere Instrumente zur Unterstützung professionellen Pflegehandelns sind in der Regel nicht selbsterklärend bzw. müssen insbesondere in Lernsituationen erklärt werden. Es ist fraglich, wie hilfreich und zielführend allein ein Aushändigen solcher Materialien, kombiniert mit einem Arbeitsauftrag zur Unterstützung von Lernprozessen und/oder zur Festigung erworbenen Wissens ist, ohne den Schülern vorab Instruktionen und/oder ausführlichere Erläuterungen etwa hinsichtlich der Zielsetzungen, Anwendungen, Grenzen und Möglichkeiten von Checklisten in einer ganz konkreten Situation oder bei ganz konkreten Patienten zu geben. Dazu wird Zeit benötigt und das verhehlt Mensdorf. Die von Mensdorf dann vorgeschlagene Vorgehensweise zur Auswertung solch komplexer Arbeitsaufträge – die Schüler werden aufgefordert, ihre Beobachtungen zusammenzufassen, in Beziehung zu setzen mit Besonderheiten der Patienten, um so zu einem Erkenntnisgewinn zu gelangen – zeigt, wer die Arbeit und damit den Zeitaufwand hat: die Schüler. Den Praxisanleitern indessen – so stellt Mensdorf es dar – werden nur die von den Schülern bewusst gewordenen gewonnenen Erkenntnisse mitgeteilt. Mensdorf zieht dabei nicht in Erwägung, dass Schüler möglicherweise zu keinen oder zu wenig gehaltvollen oder zu falschen Schlussfolgerungen kommen könnten. Es ist fraglich, inwieweit Schüler diese Reflexionsleistung ohne die oben bereits angesprochenen erforderlichen ausführlichen Erläuterungen und auch ohne eine zumindest zeitweise Begleitung der Praxisanleiter (etwa bei Aufträgen, die über eine Woche gehen) erbringen können.

2. In Mensdorfs zweitem Vorschlag zum Impulslernen – Schüler sollen nach einer gemeinsamen Durchführung mit Hilfe von Pflegestandards, Standardpflegeplänen und/oder Anleitungskarten die entsprechenden Pflegemaßnahmen alleine durchführen – ist ein vergleichbarer Trugschluss hinsichtlich eines Zeitgewinns

enthalten: Diese Art des Impulslernens ersetzt Anleitungen nicht, sondern ergänzt sie. Und wahrscheinlich wird es häufiger die Regel sein, dass Schüler nach einer *einmaligen gemeinsamen* Durchführung von Pflegemaßnahmen noch nicht in der Lage sein können, dies dann auch allein zu machen – insbesondere dann nicht, wenn Pflegemaßnahmen immer auch auf die je individuellen Besonderheiten der Patienten abgestimmt sein sollen. Mensdorf weist darüber hinaus an keiner Stelle darauf hin, dass eine sich anschließende Reflexion der durchgeführten Maßnahmen Zeit benötigt.

3. Und auch ihr dritter Vorschlag – Impulslernen durch das Nachmachen eines fertigen Produktes – ist gar keine »weniger aufwändige Anleitungsform«, mit der Zeit gewonnen werden kann. Es ist vielmehr eine Aktivität von Schülern, für die zunächst einmal ganz bestimmte Voraussetzungen erfüllt sein müssen, nämlich dass mehrere Schüler mit dem gleichen Ausbildungsstand gleichzeitig auf einer Station sind. Das setzt auch voraus, dass alle beteiligten Schüler die Freiräume dafür erhalten, und dass von der Station ein hoher Materialverbrauch akzeptiert wird. Diese dritte Maßnahme zum Zeitgewinn wird von Mensdorf im Übrigen sofort dahin gehend eingeschränkt, dass sie »nur *selten*« einsetzbar sei. (Ebd.: 92) Selbst wenn man also ihrer Sichtweise des Zeitgewinns hier folgte, so bleibt verwunderlich, dass sie für den »Zeitgewinn« eine Vorgehensweise benennt, die an verschiedene, eher unwahrscheinliche Voraussetzungen geknüpft wird (Freiräume für mehrere Schüler mit gleichem Ausbildungsstand, die zugleich auf einer Station eingesetzt sind) und überdies selten geeignet ist.

Nimmt man als Leser den Vorschlag des »Impulslernens« im Zusammenhang mit dem Gewinnen von Zeit ernst, dann hieße dies, dass an der Praxisanleitung selbst Zeit gewonnen werden könnte. Das aber wäre paradox. Wofür sollte dann die Zeit genutzt werden, die man an der Praxisanleitung gewonnen hätte? Das Ausgangsproblem ist doch, dass zu wenig Zeit für Praxisanleitung vorhanden ist.

Betrachtet man nach diesen Überlegungen die Vorschläge Mensdorfs zur Praxisanleitung bei Zeitmangel erneut, dann heißt das:

1. Damit Praxisanleiter ihrer gesetzlich verankerten Aufgabe der Anleitung nachkommen können, scheint es zunächst erforderlich zu sein, eine ganze Bandbreite von Maßnahmen zur Verbesserung der Organisation und Abläufe im Praxisalltag durchzuführen, wie sie z.B. im Rahmen von Qualitätsentwicklung immer schon genannt werden. Diese Maßnahmen indessen sind langfristig durch die Leitungsinstanzen von Einrichtungen zu initiieren, umzusetzen und auch zu begleiten. Denn »Verkrustung durch langjährige Teams« und »zögerliche Aufnahme von Neuerungen«, »starre, unflexible Arbeitsabläufe«, wie etwa doppelte Dokumentation sind Herausforderungen und Aufgaben der Organisations- und möglicherweise der Personalentwicklung, die jenseits des Themen- und Aufgabenfeldes der Praxisanleitung einer langfristigen Bearbeitung und einer grundlegenden Veränderung innerhalb einer Institution bedürfen. Und auch dann ist zu bedenken, dass eine gute Organisation und Offenheit bei der Aufnahme von Neuerungen keineswegs Garanten dafür sein können, dass damit Zeit für Anleitungen gewonnen werden kann. Auch ist der Zeitgewinn durch Aufteilung des Zeitmangels auf verschiedene Personen trugschlüssig.

2. An der Praxisanleitung selbst wird versucht, Zeit zu sparen. Dies wird als Zeit ausgewiesen, die gewonnen wird und für was auch immer – vielleicht für andere Tätigkeiten? – zur Verfügung steht. Diese Vorgehensweise wird auch noch als positive Maßnahme zugunsten der Praxisanleitung herausgestellt.

Ihre Ausführungen zu Anleitungen bei Zeit- und Personalmangel ergänzt Mensdorf mit dem Hinweis, dass ihre Vorschläge »Mut machen [sollen, K.K.], wie auch bei geringen Zeit- und Personalressourcen eine zufriedenstellende Schüleranleitung erfolgen kann. Einige Methoden wurden aufgezählt und dennoch bleiben sicherlich viele Möglichkeiten ungenannt.« (Ebd.: 92) Interessant wäre es zu wissen, welche Möglichkeiten das denn nun sein könnten, nicht zuletzt weil Mensdorf ja aus dem Pool der »vielen Möglichkeiten« eine Auswahl trifft, die faktisch gar keinen Zeitgewinn nach sich ziehen oder gar – wie beim dritten Beispiel (Impulslernen durch Nachmachen) – überhaupt nur selten geeignet sind.

Mensdorf beschließt ihre Ausführungen zum »Lernen bei geringen Zeitressourcen« mit einem Ausblick und hebt hervor, dass sie anregen möchte »auch einmal *neue* Wege in der Schüleranleitung zu beschreiten. Der häufig nur schwer einschätzbare Pflegealltag erfordert dies. Zusätzlich können diese Unwägsamkeiten aber auch neue Potenziale freisetzen, wo der Alltag – und somit auch die Anleitung – nicht immer planbar sind. Wo nicht alles vorgedacht werden kann, ist *Kreativität* gefragt. Dies wiederum eröffnet neue Horizonte und hält den Ablauf in *Bewegung*. Wo Bewegung vorhanden ist, verändern sich die Dinge und folglich auch die Voraussetzungen, um Schülerinnen anzuleiten.« (Ebd.: 92, Hervorhebung im Original) Was das für neue Horizonte sein sollen, welche Potenziale das sein können, was Kreativität angesichts der defizitären Praxis bedeutet, welche Dinge sich wie durch welche Bewegung verändern und welche Folgen dies konkret für Schüleranleitungen hat, was also eigentlich mit diesen aneinandergereihten Sätzen ausgesagt werden soll, das bleibt nebulös. Mensdorf beschönigt hier das Negative – Zeit- und Personalmangel bei Schüleranleitungen –, verwandelt es in etwas Positives. Das Negative – Zeit- und Personalmangel – bringt das Positive hervor: Freisetzung neuer Potenziale, Kreativität, neue Horizonte und Bewegung, die die Dinge und auch die Voraussetzungen für Schüleranleitungen verändern sollen. Diese positiv konnotierten Begriffe sind einerseits geeignet, den Leser zu motivieren, sich immer wieder neu auf die Herausforderungen des Alltags einzulassen und sich weiter zu engagieren. Andererseits sind sie geeignet, den Leser so einzuwiegen, dass er möglicherweise gar nicht weiter fragt, was all das für die Schüleranleitung im Praxisalltag eigentlich bedeuten kann. Das Gelingen der beruflichen Praxis wird vor allen Dingen zu einer Sache der dort Tätigen, ihrer Motivation, ihrer Potenziale und ihrer Kreativität gemacht und damit wird das strukturell bedingte Scheitern des Anspruchs verdeckt.

## 2.4 Erste Teilzusammenfassung

Mensdorf beschreibt den Anspruch und die normativen Forderungen an Praxisanleitungen sowie Anleitungskonzepte und Vorgehensweisen. Sie legt auch ungeschminkt die Problembereiche der Praxisanleitung im Alltag offen und gibt Empfehlungen für den Umgang mit ihnen.

Eine Analyse ihrer Bearbeitung dieses Themas aus der Perspektive der Coolout-Studien zeigt auf den ersten Blick eine Nähe zu den bekannten *Idealisierungsstrategien* (Organisationsveränderungen, Zeitgewinn, beschönigende Darstellungen), wie sie mit den Kälte-Studien an anderen Stellen identifiziert werden konnten: Aus einer kritischen Betrachtung der Rahmenbedingungen des Pflegealltags und der Erkenntnis der eingeschränkten Möglichkeiten zur Umsetzung von pflegefachlichen und pflegepädagogischen Anforderungen resultiert die Suche nach konstruktiven Vorschlägen und Maßnahmen zur Verbesserung der Situation. Die Maßnahmen indessen sind so konstruiert, dass die Funktionalität im Alltag, jedoch nicht die Verwirklichung des pflegefachlichen rsp. pflegepädagogischen Anspruchs gesichert wird.

Mensdorfs Blick auf die Realität und ihre Herangehensweise gehen aber noch darüber hinaus: Sie stellt an verschiedenen Stellen auch klar, dass im Alltag aufgrund der ungünstigen Rahmenbedingungen das beschriebene Ideal nicht immer umzusetzen ist, die anspruchsvollen pädagogisch-fachlichen Konzepte gar nicht durchgängig angewendet werden können. Allerdings werden nun nicht, wie es naheliegend wäre, Bedingungen eingefordert, mit denen die gesetzlichen Vorgaben für die Pflegeausbildung und für die Durchführung der Pflege von Patienten verwirklicht werden können. Sie plädiert – zur Entlastung der Pflegenden und Praxisanleiter – dafür, den hohen Anspruch herabzusetzen. Damit werden, wenngleich in einer allgemeinen Formulierung, regelverletzende Vorgehensweisen vorgeschlagen und legitimiert. Der innerhalb der Praxis vorgegebene Handlungsrahmen wird auf diese Weise bewusst hingenommen, was in der Fortführung ihrer Ausführungen bedeutet, dass *der Widerspruch reflektiert hingenommen wird.* Dies ist einerseits beachtlich, weil von Mensdorf quasi ein Gegenprogramm zu in der Literatur gängigen Idealisierungsstrategien angedeutet wird. (Vgl. dazu etwa die Analyse »Kluger Konzepte«, Kersting 2008: 3ff.; sowie die Analyse zu ethischen Entscheidungsmodellen, Kersting 2013: 247ff.) Andererseits führt es zu Erstaunen, dass eben ganz offen die Empfehlung gegeben wird, den normativen Anspruch zu unterwandern. Diese Offenheit hält Mensdorf dann am Ende aber nicht durch, sondern sie verwandelt die negativen Lernbedingungen rhetorisch in etwas Positives.

## 2.5 Die Praxisanleiter-Studie II: Der Konflikt außerhalb von Anleitungssituationen in der Zusammenarbeit im Stationsalltag

Die hohen pflegefachlichen und pflegepädagogischen Anforderungen, das Spannungsfeld und die Bewältigungsstrategien der Praxisanleiter wie auch die Empfehlungen aus der Fachliteratur haben sich bis hierher auf konkrete Anleitungssituationen bezogen. Es konnte mit der Analyse der widersprüchlichen Anforderungen an Praxisanleiter und mit den Forschungsergebnissen gezeigt werden, wie »Coolout« sich hier in Form von zwei Reaktionsmustern (Fraglose Übernahme und Reflektierte Hinnahme) zeigt bzw. auch in der Literaturanalyse (Idealisierung falscher Praxis) wiederfinden lässt. Nachfolgend richtet sich der Blick auf die Zusammenarbeit von Schülern und Praxisanleitern außerhalb konkret geplanter Anleitungssituationen.

*Stefanie Braun, Daniel Rudolph und Monika Vogler* interessierten sich vor dem Hintergrund ihrer eigenen Praxiserfahrungen, auch in der Praxisanleitung, für den Konflikt von Praxisanleitern in der direkten Zusammenarbeit mit den Schülern außerhalb von konkreten Anleitungssituationen. Wie oben ausgeführt, bezieht sich der Widerspruch im Spannungsfeld der Praxisanleiter auch darauf, dass sie und die Schüler im Alltag oftmals in Situationen geraten, in denen sie das, was sie zuvor als patientenorientierte Pflege vermittelt haben bzw. vermittelt bekommen haben, nicht umsetzen können, sondern sich genötigt sehen, dem zuwider zu handeln. Die Praxisanleiter sollen aber Vorbild sein, sie haben eine Modellfunktion für die Schüler. Schüler erwarten von ihnen auch Unterstützung bei der Frage danach, wie sie sich in solchen Konfliktsituationen verhalten sollen.

### 2.5.1 Das Szenario und der Interviewleitfaden

Die Forschungsgruppe entwickelte ebenfalls ein als realistisch geltendes Szenario und legte es 5 Praxisanleitern je als Einstieg in ein Interview vor. Alle Probanden verfügten über eine entsprechende Qualifikation zum Praxisanleiter und mehrjährige Berufserfahrung.[40]

> Gesundheits- und Krankenpflegerin Britta hat seit zwei Jahren eine abgeschlossene Weiterbildung zur Praxisanleiterin. Sie arbeitet auf einer unfallchirurgischen Station mit derzeit 32 Patienten, welche im Frühdienst normalerweise von drei Vollkräften, einem Schüler und einem Praktikanten versorgt und betreut werden. Zu Beginn des Frühdienstes hat sich ein Kollege krank gemeldet. Neben Britta und dem Unterkursschüler Ulli sind an diesem Morgen noch Harry, langjährig examinierter Pfleger, als Schichtleitung und die Jahrespraktikantin, seit vier Wochen auf Station, im Einsatz. Aufgrund der am nächsten Tag anstehenden Probezeitprüfung hat Britta für heute eine schülerzentrierte Anleitung mit Ulli zum Thema »Ganzkörperwaschung im Bett« bei Frau M. geplant. Sie führen unmittelbar nach der Übergabe das Vorgespräch, um Frau M. patientenorientiert zu versorgen.
>
> Im Anschluss an die Pflegehandlung findet direkt das Reflexionsgespräch zwischen den Beiden statt. Britta lobt Ulli für seine umsichtige Art, seine sorgfältige Vorgehensweise und sein Einfühlungsvermögen und gibt ihm eine positive Rückmeldung. Als die beiden aus dem Besprechungszimmer kommen, schaut Harry ›sauer‹ und sagt in einem scharfen Ton: »Das hat aber lange gedauert! Britta, du kannst gleich den Patienten in den OP bringen, die haben schon zweimal angerufen! Ich gehe jetzt bei der Visite mit, der Chef ist schon da. Und du, Ulli, du gehst jetzt gleich zu Frau L. und wäschst sie, aber beeil dich ein bisschen!

---

**40** Vgl. auch S. 103 der vorliegenden Arbeit.

> Danach gehst du zu Herrn G., das ist der Parkinsonpatient aus Zimmer 405, das Essen anreichen. Und denk doch bitte daran, dass der Essenswagen pünktlich runter muss, sonst gibt es wieder Ärger mit der Küche.« Ulli schaut zu Britta und sagt: »Wie soll ich das denn jetzt machen?« (Braun / Rudolph / Vogler 2011: 23)

Der Interviewleitfaden umfasst folgende Fragen:

> Wie finden Sie die Situation?
> Wie finden Sie das Verhalten von Schichtleiter Harry? – Können Sie ihn verstehen?
> Was würden Sie an Stelle von Britta Ulli antworten?
> Haben Sie solch eine Situation schon selbst erlebt? – Wenn ja, schildern Sie diese bitte. Wie haben Sie reagiert?
> Werden solche Situationen in Ihrem Team thematisiert? – Wie wird mit einer solchen Situation umgegangen?
> Wenn Sie die Situation verändern könnten, was würden Sie tun? (Ebd.: 27)

**Erläuterungen zum Szenario**

Im Mittelpunkt des Szenarios steht der Schüler Ulli, der von Britta angeleitet wird. Obwohl es personelle und zeitliche Engpässe gibt, wird eine geplante Anleitungssituation durchgeführt, denn am nächsten Tag findet die Probezeitprüfung statt.

Die Praxisanleiterin Britta vertritt den Anspruch einer am Schüler und am Patienten orientierten Anleitung. Das zeigt sich in dem Szenario etwa daran, dass sie die Anleitung wie geplant einschließlich eines Vor- und Nachgespräches vornimmt und den Schüler entsprechend seiner Vorgehensweise bestätigt. »Britta lobt Ulli für seine umsichtige Art, seine sorgfältige Vorgehensweise und sein Einfühlungsvermögen und gibt ihm eine positive Rückmeldung.« Gleichzeitung muss sie aber auch als Teammitglied mitarbeiten und Verantwortung für den gesamten Stationsablauf mit übernehmen. Für die Sicherung und Durchführung aller anfallenden Arbeiten sind im Alltag alle Mitarbeiter zuständig. Und auch das ist etwas, was die Schüler lernen müssen. Sie müssen im Stationsalltag bestehen können.

Auf der anderen Seite ist der Schichtleiter Harry zu nennen, welcher für die Sicherung aller Arbeitsabläufe auch bei wenig Personal steht. Aufgrund der Praxisanleitung und einer Krankmeldung ist Harry zunächst gemeinsam mit der Praktikantin bei der Versorgung der Patienten alleine. Nach Beendigung der Anleitung verteilt er verschiedene, direkt anfallende Aufgaben an den Schüler, welche dieser nacheinander abarbeiten soll: »Und du, Ulli, du gehst jetzt gleich zu Frau L. und wäschst sie, aber beeil dich ein bisschen! Danach gehst du zu Herrn G., das ist der Parkinsonpatient aus Zimmer 405, das Essen anreichen. Und denk doch bitte daran, dass der Essenswagen pünktlich runter muss, sonst gibt es wieder Ärger mit der Küche.«

Zwischen Britta und Harry steht Schüler Ulli, welcher sowohl patientenorientiert pflegen – wie er es ja auch gerade in der Anleitungssituation getan hat – als auch die anstehenden Aufgaben erledigen soll. »Die Aufforderung an den Schüler Ulli [...] bedeutet nicht, dass er eine Patientin nicht pflegen soll, sondern dahinter verbirgt sich, dass er sie nicht so pflegen soll (und kann), wie es für sie optimal wäre.« (Kersting 2013: 93 f.) Es wird von Ulli also verlangt, dass er zügig arbeitet. Wie kann sich der Schüler aber beeilen bei einer Ganzkörperpflege, wenn er dabei etwa präventive oder rehabilitative Maßnahmen beachten und berücksichtigen soll? Wie kann er sich beeilen, wenn er eine aktivierende Pflege durchführen und die jeweiligen Bedürfnisse der Patientin dabei berücksichtigen soll? Jeder in der Pflege Tätige weiß, dass es Geduld braucht, um bestimmten Patienten das Essen anzureichen, insbesondere wenn dabei möglichst die Selbständigkeit des Patienten gefördert werden soll. Nach der vorherigen gut gelaufenen Anleitung, bei der er für seine Orientierung an der Patientin, für sein Einfühlungsvermögen und seine Sorgfalt gelobt wurde, weiß Ulli nun nicht, wie er das in Einklang mit den von Harry aufgetragenen Arbeiten bringen soll. Er wendet sich daher hilfesuchend an seine Praxisanleiterin: »Ulli schaut zu Britta und sagt: Wie soll ich das denn jetzt machen?«

Die Praxisanleiterin Britta gerät so in eine Konfliktsituation: Gerade noch hat sie vermittelt, wie die Pflege gemäß des pflegefachlichen Anspruchs ausgestaltet werden muss und hat den Schüler entsprechend gelobt, und nun wird die legitime Forderung nach der Sicherung der anfallenden Arbeitsabläufe und Versorgung aller Patienten ausgesprochen. Wie reagieren Praxisanleiter auf diese widersprüchlichen Anforderungen?

### 2.5.2 Vorstellung der Ergebnisse der Praxisanleiter-Studie II: Die Reaktionsmuster

Die Auswertung der Interviews zeigt vier verschiedene Reaktionsmuster:

» *Fraglose Übernahme:* Zwei Probanden übernehmen die an sie gestellten Anforderungen fraglos und unkritisch. Einen Widerspruch erkennen sie nicht.

» *Idealisierung falscher Praxis:* Ein Proband erkennt den Widerspruch und sucht nach Möglichkeiten, ihn aufzulösen. Seiner Einschätzung nach gelingt ihm dies mit seinen Strategien.

» *Reflektierte Hinnahme objektiv Kälte verursachender Strukturen:* Einer der Befragten erkennt den Widerspruch als unauflösbar und im Wissen um die Unauflösbarkeit sieht er sich gezwungen, ihn hinzunehmen.

» *Drohende Dekomposition:* Ein Proband reagiert mit einem stetig wechselnden Nachvollzug der beiden Seiten des Widerspruchs, die ihm eine eigene Positionierung versagt.

Nachfolgend werden die Reaktionsmuster zunächst anhand der Kälteellipse im Überblick gezeigt. Dem schließt sich die Beschreibung der Reaktionsmuster an. Zur Veranschaulichung werden auch hier vereinzelt Zitate von Probanden eingefügt.

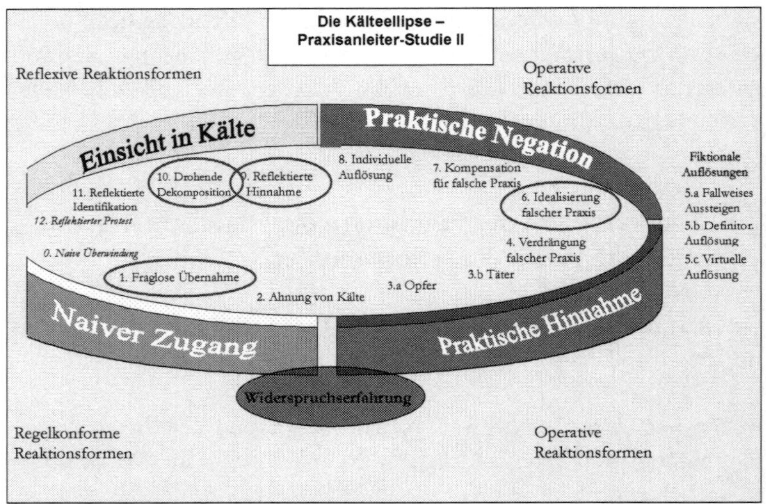


**Abbildung 12:** Kälteellipse mit Reaktionsmustern der Praxisanleiter-Studie II

### 2.5.2.1 Fraglose Übernahme

Charakteristisches Merkmal des Reaktionsmusters »Fraglose Übernahme« ist, dass der strukturell verankerte Widerspruch nicht erkannt wird. Die Probanden akzeptieren die Alltagspraxis als etwas Selbstverständliches. »Sie können zwar sowohl die Norm als auch die gesellschaftliche Funktion benennen, die miteinander in Spannung stehen, aber sie vermögen darin keinen Widerspruch zu sehen. Das Verhältnis von […] Sollen und Sein wird von ihnen im Alltag so gedeutet, dass die Norm, obgleich sie funktional gebrochen ist, als erfüllt angesehen wird.« (Gruschka 2005: 17; vgl. auch Löw / Siebenborn / Spingler 2008: 50; sowie Kersting 2013: 136 ff.)

Der Blick dieser Probanden richtet sich zuallererst auf die Erledigung aller Arbeiten im Stationsablauf. Der Proband PA II 1 ist der Meinung, dass Schüler *»nicht nur zur Ausbildung da sind, sondern dass eine Station auch funktionieren muss.«* Aufgabe der Praxisanleiter ist es, die Schüler fit für den Alltag zu machen.

Die Probanden unterbereiten eine Reihe von Vorschlägen, mit denen der Konflikt des Szenarios gelöst werden kann. So sollten Anleitungen nicht morgens beginnen, *»wenn die meiste Arbeit ist«* (PA II 4). Sie sollen verschoben werden, um den Stationsauflauf zu sichern. Grundsätzlich muss der Schüler dahingehend unterstützt werden, dass ihm gezeigt wird, wie man Aufgaben nacheinander abarbeitet: Der Schüler sollte *»erst zu dem Parkinsonpatienten gehen«*, *»dann waschen«*, *»und vielleicht erst noch abräumen«*. Damit wären die *»Sachen erst mal erledigt«* (PA II 1) Wichtig ist es für den Probanden, dass *»die Patienten versorgt sind«*, denn *»der Patient steht immer an erster Stelle.«* (PA II 1) Und zugleich ist es wichtig, dass der Stationsablauf reibungslos funktioniert. Nach Maßgabe der Probanden ist beides zu realisieren, indem alle Arbeiten erledigt werden, *»so wie es sich gehört. Eins nach dem anderen.«* (PA II 1) Der Proband hat dabei weder im Blick, dass es Zeit braucht, um Patienten gemäß dem pflegefachlichen Anspruch zu pflegen, noch sieht er einen Widerspruch darin, dass der Schüler aufgefordert wird, sich bei der Versorgung der Patienten zu beeilen.

Der Proband PA II 4 plädiert dafür, dass der Schüler in solchen Konfliktsituationen *»nicht unter Druck gerät«*. Er will ihm die Zeit für eine patientenorientierte Pflege ermöglichen. Er würde dem Schüler sagen: *»… lass dir Zeit, weil das bringt nichts, wenn du nur halbe Sachen machst.«* Er würde den Kollegen gegenüber argumentieren, dass Schüler, wenn sie richtig angeleitet werden, dann beim nächsten Mal alleine arbeiten können. Damit ist auch für ihn das Problem gelöst. Wie dies geschehen kann angesichts der beschriebenen Situation, das erläutert der Proband nicht. Auch die Tatsache, dass der Schüler zukünftig allein arbeiten und sich dann wahrscheinlich wieder beeilen soll, wird von ihm nicht weiter aufgegriffen. Er hat auch nicht im Blick, dass er selbst möglicherweise in einer Form weiterarbeiten muss, die dem widerspricht, was er dem Schüler kurz zuvor vermittelt hat.

Beide Probanden sehen zwar ein Zeitproblem im Stationsalltag. Sie stellen jedoch keinen Zusammenhang her zwischen diesem zeitlichen Problem und der Umsetzung einer patientenorientierten Pflege oder Verfolgung einer pädagogischen Zielsetzung. Auch bringen sie ihre eigene Person bzw. ihre Vorbildfunktion nicht in ihre Überlegungen ein. Aus ihrer Sicht können sie allen Aufgaben ohne Probleme nachkommen. Beide übernehmen mit ihrer Sichtweise die gegebenen Verhältnisse im Pflegealltag fraglos und unreflektiert. Für sie gilt, dass die Macht des Faktischen, d. h. die Gepflogenheiten des Stationsalltags und die Orientierung an der Sicherstellung der Arbeitsabläufe so prägend zu sein scheinen, dass dies selbst mit Blick auf die Unsicherheit eines Schülers – *Wie soll ich das denn jetzt machen?* – nicht kritisch hinterfragt wird.

#### 2.5.2.2 Idealisierung falscher Praxis

Der Proband (PA II 3) erkennt den Widerspruch und sucht nach Möglichkeiten und Strategien, um ihn aufzulösen. Er erfährt in seinem Alltag, dass unter den strukturellen Bedingungen der Praxis ein Handeln gemäß der Forderung nach Patientenorientierung und auch nach entsprechender Begleitung der Schüler im Alltag nicht uneingeschränkt umzusetzen ist. Er kennt die Schwierigkeiten in konkreten Konfliktsituationen, eine patientenorientierte Pflege durchzuführen oder Schülern den Raum dafür zu geben. Der Proband weiß aus eigener Erfahrung, dass »*Schüler überfordert*« waren, weil »*zu wenig Personal da war […] und sie zu viel machen*« mussten, obwohl sie »*selber noch nicht sicher*« waren. Er weiß um den Widerspruch in den Anforderungen und er ist sich bewusst, dass es zu einem Konflikt kommt »*gerade wenn wir auch patientenorientiert pflegen wollen, es kann immer was dazwischen kommen.*« Denn zugleich hat die Sicherung der Arbeitsabläufe einen hohen Stellenwert, »*weil ich weiß, dass [...] der normale Stationsablauf [...] weitergehen muss, der wartet nicht.«* (PA II 3) Dies kann für ihn als Praxisanleiter frustrierend sein, weil Praxisanleitung und eine Pflege, die sich je am individuellen Patienten orientiert, zeitaufwändig sind und das kann schon mal den *»Ärger der Kollegen«* nach sich ziehen.

Er ist überzeugt von der Richtigkeit und Wichtigkeit, Schülern entsprechende Lernprozesse zu ermöglichen. Er möchte sowohl den Schülern als auch den Kollegen gerecht werden. Innerhalb der vorgegebenen Bedingungen des Arbeitsalltages sucht er nach Möglichkeiten, mit denen gleichermaßen der pflegefachliche Anspruch und funktionale Verhaltensweisen im Alltag in Einklang gebracht werden können. Der Proband würde schauen, wie es den Schülern bei der Erledigung ihrer Aufgaben geht und würde zugleich den Kollegen signalisieren, dass er sich darum kümmert, dass alle Sachen erledigt werden. Aber auch die Schüler sind seiner Meinung nach in einer Bringpflicht. Sie müssen lernen, selbst zu erkennen, ob sie Hilfe und Unterstützung brauchen und diese dann auch einfordern. So gibt es Schüler, die Unterstützung einfordern *»oder auch ganz klar ihre Grenzen setzen und sagen, das geht noch nicht. Nimm mich bitte mit oder wir gehen zu zweit.«*

Sein Ziel ist es, auch unter den realen Bedingungen eine möglichst am einzelnen Patienten orientierte Pflege durchzuführen bzw. dies den Schülern zu ermöglichen. Seine praktische Strategie im Umgang mit dem Widerspruch, die er auch den Schülern vermittelt, besteht aus zwei Komponenten:

1. Flexibilität bei der Durchführung von Maßnahmen und
2. Legitimation bei Abweichungen vom normativ Gebotenen.

Seiner Ansicht nach ist eine hohe Flexibilität seitens der Pflegenden und Schüler im Alltag erforderlich. Es ist grundlegend, dies schon den Schülern zu vermitteln. *»Flexibilität ist in unserem Beruf einfach wichtig.«* Flexibilität meint hier beispielsweise, dass Tätigkeiten und Anleitungssituationen verschoben werden können, wobei bedeutsam für ihn ist, »*kompetent eine Sache* [zu, K.K.] *verschieben.*« Das heißt, er würde sich in der Situation mit dem Schüler, dem Patienten und der Schichtleitung abstimmen: »*[I]ch würde mir die Erlaubnis holen die Körperpflege dann einfach später durchzuführen. Und somit dem Stationsablauf folgen zu können.*«

Er sieht sich gezwungen, den Schülern aufzuzeigen, dass auch sie unter Umständen an der patientenorientierten Pflege Abstriche machen müssen, um dem Stationsablauf gerecht werden zu können. Dazu würde er dem Schüler zum Beispiel »*raten, die Patientin erst einmal zu fragen, wie sie es* [die Körperpflege, K.K.] *selber haben möchte, was sie gewaschen haben möchte und dann eventuell* [die Patientin, K.K.] *dahin zu steuern, dass es eben auch mal mit Katzenwäsche geht.*« Das heißt, das Einverständnis der Patienten für eine solche »Katzenwäsche« wird eingeholt. Damit wird sie legitim, genauso wie das flexible Verschieben von Tätigkeiten unproblematisch ist, wenn zuvor die Erlaubnis eingeholt wurde.

Flexible Ausgestaltung der Praxis, Veränderungen vorgesehener Abläufe und Abstriche in der Pflege müssen von entsprechenden ›Autoritäten‹ legitimiert werden, dann gibt es kein Problem mehr. Mit der Legitimation durch die beteiligten Personen (Schüler, Stationsleitung oder Patienten) wird der Widerspruch für den Probanden aufgelöst. So kann er aus seiner Sicht allen Anforderungen gerecht werden und auch die Schüler lernen diese Lösungsstrategie zur Bewältigung der an sie gestellten Anforderungen kennen. Der Proband erkennt dabei nicht, dass seine vorgeschlagen Maßnahmen sich allein an der Funktionalität und nicht an dem pflegefachlichen Anspruch orientieren, und dass er diese Orientierung an die Schüler weitergibt.

#### 2.5.2.3 Reflektierte Hinnahme

PA II 5 erkennt den Widerspruch in den Anforderungen als unauflösbar und nimmt ihn in seinem Praxisalltag bewusst hin. Er sieht den hohen Stellenwert einer patientenorientierten Pflege und vermittelt dies in Anleitungssituationen auch. Zugleich weiß er aber um die ökonomischen Zwänge der Praxis, die Pflegende zu schnellem Arbeiten zwingen und denen auch Schüler ausgesetzt sind. Pflegende, die verantwortlich für den reibungslosen Arbeitsablauf und die Sicherung der Arbeitsaufgaben sind, müssen den Arbeitsablauf »*dann halt so organisieren [...] der nun so nicht zu organisieren ist*«. Er erkennt die Begrenzung der Arbeitsorganisation; auch eine noch so gute Arbeitsablaufplanung kann nicht gewährleisten, dass erstens alle Patienten gemäß des pflegefachlichen Anspruchs gepflegt werden und zweitens die Schüler auch im Anschluss an Anleitungssituationen in dieser Weise pflegen können. Denn es soll »*nicht nur einer von seinen 30 Patienten patientenorientiert*« versorgt werden, sondern alle Patienten haben das Recht auf solch eine Pflege. Er ist der Meinung, dass »*zu wenig Personal*« da ist, »*um patientenorientiert zu pflegen und gleichzeitig noch Schüler anzuleiten oder um diesem Ideal der Patientenorientierung und dem Ideal der perfekten Anleitung sich anzunähern*«. Der Konflikt wäre für ihn nur auflösbar, wenn mehr Personal vorhanden wäre, denn »*dann sind mehr Freiräume da, um patientenorientiert zu pflegen*«.

Angesichts der derzeitigen Gegebenheiten ist es seiner Meinung nach erforderlich, Schülern mehr Raum und Zeit zu geben, damit sie sich an die Gegebenheiten im Krankenhaus oder Altenheim anpassen und sich im Rahmen der Ausbildung entwickeln können: Schüler brauchen nicht nur Zeit, um entsprechende Pflegemaßnahmen zu erlernen, sondern sie brauchen auch Zeit, um sich in die Situation im Pflegealltag einzufinden und sich daran zu gewöhnen. Er sieht dabei auch seine Kollegen in der Pflicht, sich an der Anleitung und Unterstützung der Schüler zu beteiligen. Dies ist aber nach seinen Erfahrungen derzeit nicht so. Das Gegenteil ist der Fall: Kollegen sehen die Anleitung als zeitaufwändig und damit als belastend an. Er sieht, dass die Kollegen diese »*Einstellung haben, nicht weil sie schlechte Menschen sind oder weil sie faul sind, sondern weil die genauso unter den Rahmenbedingungen und unter den Arbeitsbedingungen leiden wie wir* [Praxisanleiter, K.K.]«. Pflegende kommen an die »*Grenze der Belastbarkeit*«, da ist »*sich jeder selbst der Nächste*«. Er hält das für eine »*sich selbst beschützende Haltung*« und kann das auch verstehen. Dennoch würde er sich wünschen, dass die Kollegen mehr Verständnis dafür haben, dass Schüler mehr Zeit brauchen. Ihm ist klar, »*dass wir einfach zu wenig Personal haben und das ist nur lösbar, indem mehr Personal zur Verfügung gestellt wird, wie auch immer das bezahlt wird*«. Nur dann gäbe es Freiräume um tatsächlich patientenorientiert zu pflegen und »*gleichzeitig [...] dem Ideal der perfekten Anleitung sich anzunähern. Dann wären die notwendigen Ressourcen dazu da.*«

Es bleibt ihm nichts anderes übrig, als die Realität hinzunehmen, im Wissen um die Defizite des Alltags. Der Proband würde den Beruf unter den heutigen Bedingungen nicht mehr erlernen wollen: »*Ich bin der festen Überzeugung, wenn ich heute diese Ausbildung machen würde, wenn ich heute unter diesem Zeit- und Arbeitsdruck die Pflege kennenlernen würde, würde ich diese Ausbildung nicht machen wollen. [...] Und hätte sie wahrscheinlich auch nicht gemacht.*«[41]

#### 2.5.2.4 Drohende Dekomposition

Charakteristisches Merkmal dieses Reaktionsmuster ist die Erkenntnis des unauflösbaren Widerspruchs, wobei diese Erkenntnis mit einer hilflosen, stetig wechselnden Übernahme der verschiedenen Perspektiven einhergeht. Der wechselnde empathische Nachvollzug beider Seiten des Widerspruchs führt dazu, dass eine eigene Positionierung zu den Perspektiven rsp. dem Widerspruch nicht möglich ist. (Vgl. Heinrich 1999: 20)

Der Proband PA II 2 sieht sich selbst in einer schwierigen Situation. Er erkennt beide Seiten des Widerspruchs und hält ihn für unauflösbar. Dabei kann er alle Positionen verstehen:

---

**41** Der Proband kannte die Coolout-Studie bereits. Dies ist im Interview jedoch weder von ihm noch vom dem Interviewer thematisiert worden.

» Die Sicherung der Arbeitsabläufe ist bedeutsam, die Praxisanleitung bzw. das Arbeiten gemäß dem Anspruch für den Schüler ebenfalls. Nach Einschätzung des Probanden liegt möglicherweise eine Lösung in einer anderen Art der Organisation, Kommunikation und Abstimmung. Zugleich weiß er aber, dass diese Lösung nicht wirklich tragfähig ist, das heißt, der Widerspruch damit nicht aufgelöst werden kann.

» Er erlebt, dass im Alltag Schüler immer wieder in die Situation geraten, dass sie nach einer Anleitung anders arbeiten sollen. Sie berichten dem Probanden meistens schon im Vorgespräch zur Anleitung, »*dass sie halt alles anders machen müssen, wie sie es ja lernen. Das ist natürlich sehr schwierig […] da auch den richtigen Weg zu finden.*« Er möchte einerseits, dass die Schüler gemäß dem fachlichen Anspruch auch nach einer Anleitungssituation arbeiten. Er ist der Meinung, »*wenn ich das nie mache, kann ich nur so funktionieren wie das halt andere von mir verlangen, dann geht mir es irgendwann nicht mehr gut in dem Beruf, dann kann ich das nicht mehr aushalten oder werde krank oder (laut) Burnout.*« Er weist damit nicht nur auf das Unbefriedigende im Arbeitsalltag hin, sondern sieht darin auch eine Gefahr für die eigene Gesundheit. Zugleich ist ihm aber klar, dass Schüler Ärger auf der Station bekommen, wenn sie so arbeiten, wie sie es gelernt haben, weil das zu lange dauert.

» Er versucht »*den Schülern dann so einen Mittelweg aufzuzeigen, dass man halt klar sieht, was ist dein Ziel bei der Pflege von Patient A oder B, und das diese Ziele auch erreicht werden müssen, egal was die Station verlangt.*« Diese Position ist für den Probanden jedoch nicht durchzuhalten, da er genau um die Zwänge des Alltags, in denen die Schüler sich befinden, weiß.

» Er sucht nach weiteren Möglichkeiten, deren Begrenzungen er jedoch auch erkennt. So schlägt er etwa vor, bei der Pflege Pri-

> oritäten zu setzen und Maßnahmen wegfallen zu lassen. Aber auch das ist keine befriedigende Lösung für ihn, nicht zuletzt, da diese Vorgehensweise seiner Einschätzung nach bereits ein gewisses Fachwissen seitens der Schüler voraussetzt. Denn nur dann könnte er ihnen vermitteln, warum welche Abstriche verantwortungsvoll gemacht werden können. Schüler, die das Fachwissen noch nicht haben, können nicht abwägen, an welchen Tätigkeiten man Abstriche machen kann und an welchen nicht. »*Weil die* [Schüler, K. K.] *sagen einfach, es macht ja keiner so [...] die sehen halt oft auch nur das Schlechte und machen das dann auch nach.*« Somit greift auch diese Lösungsmöglichkeit der Prioritätensetzung für ihn nicht.

Er zeigt sich engagiert hinsichtlich seiner Aufgabe, die Schüler anzuleiten und ihnen die Bedeutung einer patientenorientierten Pflege nahezubringen. Zugleich ist er hilflos, denn für ihn ist mit Blick auf die Realität klar, dass all seinen Vorschlägen Grenzen gesetzt sind. Sein Engagement und seine Bemühungen um eine gute Lösung im gleichzeitigen Wissen um das Scheitern jeder Lösungsstrategie hindern ihn an einer Distanznahme. Erst diese Distanz würde es ihm erlauben, Stellung zum Widerspruch zu beziehen. In seinen Versuchen, sich zu positionieren, wechselt er vom Postulat des normativen Anspruchs zur Beschreibung seiner Verhinderung und zurück. Eine bewusste Hinnahme des Scheiterns des Anspruchs und zugleich ein Arrangement damit, wie es bei der Reflektierten Hinnahme der Fall ist, sind ihm versagt.

Möglicherweise hindert ihn das auch daran, mit Schülern, deren Fachwissen für den Nachvollzug von begründeten Prioritätensetzungen noch nicht ausreicht, den Widerspruch offen anzusprechen, obgleich er weiß, dass sie im Alltag oftmals ›das Schlechte‹ nachmachen.

Seine besondere Situation als Praxisanleiter, der zu 100 Prozent freigestellt ist, erlaubt es ihm, nur für die Praxisanleitung zu den Stationen zu gehen und mit den Schülern zu arbeiten. Er gerät dabei nicht in Konfliktsituationen, in denen er eine eigene Position oder sein eigenes pflegerisches Handeln im konkreten Alltag in einen Zusammenhang mit Anleitungssituationen bringen muss. Insofern kann er großes Verständnis und Einfühlungsvermögen für die Schüler zeigen. Er selbst kann sich als Praxisanleiter aus dem Alltagsgeschehen herausnehmen, weiß aber auch zugleich, dass die Schüler im Alltag »*alles anders machen müssen, wie sie es lernen.*« Seine Vorbildfunktion ist damit – zumindest rein zeitlich – begrenzt. Orientierungspunkt für die Schüler sind damit möglicherweise eher die Kollegen, mit denen sie täglich arbeiten.

## 2.6 Zweite Teilzusammenfassung

Der mit der zweiten Praxisanleiter-Studie untersuchte, *außerhalb* von konkreten Anleitungssituationen anzusiedelnde Konflikt liegt möglicherweise nicht so auf der Hand, wie die Konflikte, die sich *innerhalb* einer konkreten Anleitungssituation ergeben. In der einschlägigen Literatur wird das nicht explizit thematisiert und bearbeitet. Das Szenario mit dem rekonstruierten und eingearbeiteten Widerspruch ist aber allen Probanden aus ihrem Alltag bekannt und sie reagieren darauf mit den unterschiedlichen Reaktionsmustern.

Mensdorf schlägt zur Entlastung der Praxisanleiter Maßnahmen vor, die sich auf die Suche und Nutzung neuer zeitlicher Freiräume und auf Anleitungsformen, die weniger zeitaufwändig sind, beziehen (s.o.). Der von Braun, Rudolph und Vogler aufgegriffene Konflikt und ihre Untersuchung verweisen aber darauf, dass die Umsetzung dieser Maßnahmen im Alltag problematisch ist. So hat etwa Mensdorfs Vorschlag zur idealen Vorgehensweise von Anleitungen außerhalb des pädagogischen Settings in der Zusammenarbeit – am besten in einer auf »Ganzheitspflege« ausgerichteten Pflegeorganisationsform – neben einer pragmatisch-plausiblen (und wahren) Seite, auch eine beschönigende (und falsche) Seite. (Vgl. Kersting 2008: 5) Es wird allein schon mit dem Begriff der »Ganzheitspflege« suggeriert, dass eine bestimmte Art der Durchführung von Pflegemaßnahmen stattfindet (umfassend, ganzheitlich, individuell), die die Schüler dann am Modell lernen könnten. Die Schüler sollen so nach Mensdorf lernen, die Gesamtsituation und die Gesamtversorgung des Patienten mit all seinen Ressourcen, Problemen und Bedürfnissen in den Blick zu nehmen. In dem von den Probanden dieser zweiten Praxisanleiter-Studie beschriebenen Alltag trifft das aber in dieser konfliktauflösenden Weise nicht zu. Um tatsächlich die Gesamtsituation der einzelnen Patienten zu erfassen, seine individuelle Lebenssituation und seine spezifischen Bedürfnisse in einer

Weise wahrzunehmen und in der Pflege so zu berücksichtigen, dass seine Autonomie gefördert wird, braucht es Zeit und nicht allein ein bestimmtes Pflegeorganisationssystem. Am Modell lernen können Schüler aber allemal, wie sie sich schnell im Alltag und mit den Abläufen zurechtzufinden, um eigenständig arbeiten zu können (s. o.).

Zur Entlastung der Praxisanleiter verlagert Menschdorf mit ihrem weiteren Vorschlag die Anleitung zumindest in Teilen außerhalb eines geplanten und abgegrenzten gemeinsamen pädagogischen Settings. Sie führt dazu das Impulslernen und Übungen an. Aber auch für das Impulslernen wie die Bearbeitung von Beobachtungsaufträgen, die eigenständige Arbeit mit Standards und für Übungen benötigen die Auszubildenden Zeit und auch in unterschiedlicher Weise die Unterstützung durch die Praxisanleiter. (Vgl. S. 124 ff. der vorliegenden Arbeit)

Zusammenfassend ist zu sagen, dass Praxisanleiter die an sie gestellten widersprüchlichen Anforderungen in unterschiedlicher Weise deuten:

» Sie erkennen den Widerspruch nicht und übernehmen die Gepflogenheiten im Stationsalltag unreflektiert und fraglos.

» Sie erkennen den Widerspruch und glauben, sie könnten ihn mit ihren Strategien auflösen.

» Sie erkennen die Unauflösbarkeit des Widerspruchs und nehmen ihn bewusst hin.

» Sie changieren zwischen den Seiten des Widerspruchs hin und her und können keine stringente Position innerhalb des Widerspruchs beziehen.

Im nächsten Teilkapitel wird ein Konzept zur Praxisanleitung vorgestellt, welches theoretisch fundiert Lernprozesse und Kompetenzentwicklung der Schüler fördern und Praxisanleiter in ihrer Tätigkeit unterstützen will. Auch dieses Konzept wird auf seine Tragfähigkeit im Hinblick auf die widersprüchlichen Anforderungen und das Spannungsfeld des Arbeitsalltages von Praxisanleitern und Schülern analysiert.

## 2.7 Theoriefundierung in der Praxisanleitung – Kompetenzorientierte Anleitung nach Christa Olbrich

Christa Olbrich beschreibt in dem 2009 von ihr herausgegebenen Sammelband »Modelle der Pflegedidaktik« ein Konzept zur ›Kompetenzorientierten Praxisanleitung‹ mit ausformulierten Grundlagen und Kernelementen, das der Unterstützung der in den Praxiseinrichtungen anleitenden Personen dienen soll. (Vgl. Olbrich 2009: VI) Dieses Konzept ist mit einem hohen Anspruch verknüpft: Sie will ihre »Kompetenzorientierte Praxisanleitung« von eher »pragmatischen Hinweise[n] zur Praxisanleitung« abgrenzen. Letztere reichen ihrer Ansicht nach nicht aus, »denn so wie sich für die theoretische Ausbildung der Pflegeberufe in den letzten Jahre eine gute Theoriefundierung der Pflegedidaktik, mit je unterschiedlichen Ansätzen entwickelt hat, so werden ähnliche Anforderungen nun auch an die praktische Ausbildung gestellt. Lernen in der Praxis bedarf einer ebenso differenzierten Lehr- und Lerngestaltung, wie dies im Lernort Schule selbstverständlich ist.« (Ebd.: 123)[42]

Olbrich hält es also für erforderlich, das Feld der Praxisanleitung zu theoretisieren, um auf diesem Wege Lernprozesse und Kompetenzentwicklung zu fördern und Praxisanleiter in ihrer Tätigkeit zu unterstützen (Vgl. ebd.: VI). Dazu ist es m. E. jedoch nötig, den spezifischen Widerspruch in der Pflege und seine Bedeutung für Praxisanleitungen aufzugreifen und zu berücksichtigen.

Die nachstehenden Ausführungen richten sich auf die theoretischen Grundlagen des Konzeptes und die von Olbrich herausgearbeiteten sogenannten Kernelemente/Zieldimensionen der Anlei-

42 Auf eine kritische Auseinandersetzung mit dem Kompetenzbegriff wird in der vorliegenden Arbeit verzichtet.

tung.[43] Im ersten Schritt (2.7.1) werden Olbrichs Grundlagen auf der Basis ihres Aufsatzes dargestellt. Dabei wird aufgedeckt, inwieweit sie mit ihrem systemisch-konstruktivistisch ausgerichteten pädagogischen Konzept den Widerspruch in den Anforderungen ausblendet und in welcher Weise sich ihr Konzept aufgrund der von ihr dargelegten theoretischen Bezüge als affirmativ und unkritisch gegenüber der Pflegepraxis entpuppt.[44]

Aus dieser Auseinandersetzung resultieren im zweiten Schritt Überlegungen zu einem kritisch orientierten pädagogischen Verständnis. (2.7.2)

Im dritten Schritt (2.7.3) werden die Kernelemente des Konzeptes vorgestellt und analysiert. Mit diesem Teilkapitel wird dargelegt, an welchen Stellen Olbrichs Konzept, mit dem sie die Vermittlung von Kompetenzen und die Förderung eines umfassenden Reflexionsniveaus anstrebt, an der Wirklichkeit zu scheitern droht. Die Ergebnisse dieser Analyse münden zusammen mit den zuvor angestellten Überlegungen zum pädagogischen Verständnis in eine Schlussfolgerung hinsichtlich des Umgangs mit dem unauflösbaren Widerspruch in den Anforderungen an Pflegende. (2.7.4)

**43** Olbrichs Aufsatz umfasst neben Ausführungen zu den theoretischen Grundlagen und den Kernelementen zwei weitere Themenkomplexe, auf deren Analyse hier verzichtet wird, da sie eine ideale Vorgehensweise mit einem Transfer auf ein Situationsbeispiel darstellen: die Struktur der Anleitung und den Situationsbezug. (Vgl. Olbrich 2009: 129ff.)

**44** Die hier vorliegende Analyse des systemisch-konstruktivistisch ausgerichteten Konzeptes von Olbrich bietet einen Anknüpfungspunkt für weiterführende Diskussionen verschiedener wissenschaftstheoretischer Positionen in der Pflegewissenschaft bzw. Pflegepädagogik. Für die Weiterentwicklung der Pflegepädagogik/Pflegedidaktik wäre hier zukünftig etwa die Bedeutung – oder die Begrenzung – einer solch unkritischen Ausrichtung, wie sie mit Olbrichs theoretischen Bezügen nachgewiesen wird, zu diskutieren.

## 2.7.1 Grundlagen der Kompetenzorientierten Praxisanleitung – eine Betrachtung aus der Perspektive der Versorgungsrealität

Olbrich legt ihrem Konzept der ›Kompetenzorientieren Praxisanleitung‹ ihr ›Kompetenztheoretisches Modell der Pflegedidaktik‹ zugrunde. (Vgl. Olbrich 2009: 123) Zu ihrem Konzept gehören theoretische Grundlagen der »Neurowissenschaften«: »Von Bedeutung in diesem Zusammenhang ist die Erkenntnistheorie des systemisch-konstruktivistischen Denkens in der Pädagogik. In der Folge daraus sind es die Konzepte lebenslangen Lernens und der Selbststeuerung des Lernens.« (Olbrich 2009: 124) Nach einigen kurzen Ausführungen der Autorin zu Grundannahmen des konstruktivistischen Denkens werden von ihr ein bestimmtes Lernverständnis formuliert und die institutionellen Rahmenbedingungen thematisiert. Dies wird nun im Folgenden ausgeführt und analysiert. So schreibt Olbrich:

> Die lernende Person eignet sich aktiv, subjektiv, individuell, je nach ihren persönlichen und beruflichen Gegebenheiten, Wissen an. Die Aneignung des Wissens knüpft immer an vorhandene Denkstrukturen, Wissensgrundlagen, erlebte Erfahrungen, Motivation und Einstellungen an. Davon wird das Pflege- und Selbstverständnis geprägt und gleichzeitig bedingt es als Voreinstellung wiederum das sich entwickelnde Berufsverständnis. Mit anderen Worten heißt das auch, Lernen kann nur effektiv sein, wenn die Lernenden ihre Lernsituation reflektieren und sich ihren eigenen konstruierenden Prozessen bewusst werden. Dazu ist seitens der Lernenden eine hohe Selbständigkeit und Verantwortlichkeit notwendig. Andererseits wird dazu der Rahmen des Lernens seitens der anleitenden Personen in der Praxis gekennzeichnet sein von achtsamer Begleitung, Anleitung zu Fragen und zum reflektierenden Nachdenken [...] Die Ressourcen von lernenden Personen und pflegeorientierten Situationen werden in den Blick genommen, nicht die Defizite. (Ebd.)

Erlebte Erfahrungen, Motivation und Einstellungen, prägen – so Olbrich – das Pflege- und Selbstverständnis und wirken auf das sich entwickelnde Berufsverständnis ein. Diese sind aber keineswegs nur positiv, wie die empirischen Ergebnisse der vorliegenden Arbeit zeigen. Auch bieten die beruflichen Gegebenheiten, innerhalb derer die von Olbrich beschriebenen Lernprozesse geschehen sollen, gerade *nicht* einen Rahmen, in dem diese Prozesse zum reflektierenden Nachdenken anregen und »achtsam begleitet« werden können. Vielmehr erleben die Schüler die ökonomischen Zwänge und ihre eigene Verstrickung darin. Ebenso geht es den Praxisanleitern, denen hier Verantwortung für diese Aneignungsprozesse zugeschrieben wird. In welcher Weise sich die Verstrickungen aller Akteure im Pflegebereich in die ökonomischen Zwänge auf das Pflege- und Berufsverständnis auswirken, wird von Olbrich nicht thematisiert. Die Autorin scheint hier von einem Bild der Praxis auszugehen, was zu einem – wie auch immer genau zu beschreibenden – idealen Pflege- und Selbstverständnis führen soll. Möglicherweise setzt Olbrich aber darauf, dass die von ihr gewünschten Prozesse dabei auch eine radikale Kritik dessen einschließen, was die Pflegenden im Alltag an Be- und Verhinderungen bezogen auf den pflegerischen Anspruch erleben. Dann aber müssten von ihr auch Beschreibungen folgen, inwieweit auf der Grundlage einer solchen kritischen Betrachtung die Schüler das Erlebte so reflektieren, dass es dann wiederum zu einem positiven Pflege- und Berufsverständnis beitragen kann. Das heißt, sie müsste erläutern, wie Schüler sich damit auseinandersetzen, was in der Pflegepraxis nicht oder nicht gut umgesetzt wird und wie diese Auseinandersetzung dann Eingang findet in ihr Pflege- und Selbstverständnis und in der Folge auch bedeutsam ist für ihr Handeln. Das indessen macht sie nicht.

Olbrich hebt vielmehr die hohe Bedeutung der Vorbildfunktion der Praxisanleiter hervor und bezieht sich auf das pädagogische Konzept »Lernen am Modell«. Sie geht dabei u.a. auf die »Spiegelneuronen« ein:

> Beobachtet eine Person z.B. eine praktische Handlung an einer anderen Person, so werden nur durch die Beobachtung in dieser Person genau die gleichen neuronalen Bereich im Gehirn aktiviert, die für dieses Handeln zuständig sind (Spitzer 2004, Bauer 2005) Diese Neuronen werden Spiegelneuronen genannt, denn sie bilden eine Wirklichkeit in einer Person ab, die durch Wahrnehmung einer anderen Person entsteht. Darin liegt das Potenzial von Menschen, Mitgefühl zu empfinden und sich in andere hineinversetzen zu können. Das sind Lernprozesse, die meist unbewusst laufen und auch zu implizitem Wissen führen. Wir wissen, dass Lernende gerade durch ihre praktischen Erfahrungen ihr Pflegeverständnis entwickeln, beobachtetes Verhalten wird internalisiert und nicht so sehr die pädagogischen Postulate »so muss man das machen«. (Ebd.)

Auch hier gilt, was oben angemerkt ist: Was von dem, was Schüler in ihrem Praxisalltag beobachten und reflektieren, soll zu einem positiven Selbstverständnis beitragen? Olbrich unterstellt hier, dass das, was Schüler beobachten, wünschenswertes Verhalten ist, welches sie sich gleichsam durch die Beobachtung in einer Weise aneignen, die auf ihr Pflege- und Berufsverständnis im positiven Sinne Einfluss nimmt (Empfinden von Mitgefühl). Wie das überhaupt geschehen kann und soll, das erklärt sie an keiner Stelle. Erstaunlich ist dabei, wie die Autorin die Versorgungsrealität so ausblendet, dass sie nicht einmal andeuten muss, dass Schüler im Alltag Situationen wahrnehmen und Verhalten beobachten – auch von ›Vorbildern‹ – das gerade nicht als wünschenswert angesehen werden kann, aber dennoch den Alltag mitbestimmt und gleichermaßen Einfluss nehmen kann. Dessen ungeachtet schreibt Olbrich weiter:

> Auf diesen Grundlagen des systemisch-konstruktivistischen Pädagogikverständnisses werden veränderte Anforderungen an Lernen und Anleiten in Praxiseinrichtungen gestellt. Lernende lernen aktiv, sie gehen nicht davon aus, dass ihnen alles vorgegeben wird, sie sind verantwortlich in der [sic!] in der Praxis für sie vorhandenen Wissensbeständen

> und sie sind eigenständig in Bezug auf Möglichkeiten des Einübens von praktischen Handlungen und Erfahrungen. Die Praxisanleiterin und die für die Praxis zuständigen Lehrpersonen sind verantwortlich für die Prozesse der Aneignung von Wissen in diesem oben genannten Verständnis. Das heißt, sie selbst müssen sich mit diesem Lehr- und Lernverständnis auseinandergesetzt haben und [sic!] Lernen vorwiegend als Beratung, Unterstützung und Begleiten verstehen. (Ebd.)

Das heißt, die Schüler sind nicht nur verantwortlich für ihre Lernprozesse, sondern darüber hinaus auch verantwortlich und »eigenständig in Bezug auf Möglichkeiten des Einübens von praktischen Handlungen und Erfahrungen«. Auch hier gibt es keinen Hinweis der Autorin, dass diese Verantwortung und Eigenständigkeit der Schüler an Grenzen durch knappe Ressourcen und Rahmenbedingungen einer Praxis stoßen, die das Einüben, auch das begleitete Einüben, behindern, ja dass die Möglichkeiten überhaupt für ein solches Einüben außerhalb der Einflussnahme der Schüler liegen könnten. Das Gelingen der Lernprozesse wird in die Verantwortlichkeit der Schüler und der Praxisanleiter gelegt, ohne zunächst einmal zu berücksichtigen, was das innerhalb der Begrenzungen des Alltags für beide bedeutet.[45]

Im weiteren Verlauf ihrer Ausführungen thematisiert Olbrich dann aber doch noch die institutionellen Rahmenbedingungen im Zusammenhang mit dem zugrunde gelegten Lernverständnis:

> In der besonderen Situation der deutschen Pflegeausbildung sind hier auch die institutionellen Rahmenbedingungen zu berücksichtigen. Diese stehen sicher zum Teil einem systemisch-konstruktivistischen Lernverständnis entgegen. Dieses setzt jedoch nicht die Bedeutung die-

45 Inwieweit die Anleiter und Lehrpersonen die Verantwortung für die Prozesse der Aneignung in dem von Olbrich dargelegten Verständnis überhaupt übernehmen können, das ist fraglich. M. E. widerspricht sich Olbrich damit einem systemisch-konstruktivistischen Lernverständnis und der damit einhergehenden Eigenverantwortlichkeit der Lernenden.

> ser neuen Lernerkenntnisse außer Kraft, im Gegenteil, gerade dieses Wissen kann der Motor der Veränderung sein und damit der Entwicklung der Pflege dienen. (Ebd.)

Olbrich räumt hier ein, dass ihrem Lernverständnis zum Teil etwas entgegensteht – die Rahmenbedingungen. Was aber bedeutet »zum Teil entgegenstehen«? Bedeutet es,

1. dass die Schüler nicht immer begleitet oder nicht immer achtsam begleitet, beraten, unterstützt werden;

2. dass das Lernen nicht immer, sondern nur zum Teil erfolgreich sein kann;

3. dass die Lernenden ihre Lernsituation nicht immer reflektieren und sich nicht immer ihren eigenen konstruierenden Prozessen bewusst werden können;

4. dass sie nur »zum Teil« ihrer zugeschriebenen hohen Selbständigkeit und Verantwortlichkeit nachkommen können; bedeutet »zum Teil« dann nur manchmal oder häufiger oder selten und reicht das dann für Olbrichs Anspruch noch aus;

5. dass sie weniger selbstständig sind oder nur teilweise verantwortlich sind?

Oder aber bedeutet es 6., dass die Schüler aufgrund ungünstiger Rahmenbedingungen auch weniger gelungene Situationen wahrnehmen, beobachten und dies in ihr berufliches Selbstverständnis aufnehmen? Welche Rolle aber spielen dann weniger gelungene Situationen und welchen Einfluss haben diese auf das Pflege- und Berufsverständnis (s.o.)?

Diesem systemisch-konstruktivistischen Lernverständnis steht also »zum Teil« etwas entgegen. Mit dem Einräumen eines ›teilweisen Entgegenstehens‹ relativiert Olbrich einerseits die schlechten Bedingungen, die dann so schlecht irgendwie doch nicht sind und nur teilweise behindernd wirken, was immer das auch heißen mag. Andererseits relativiert sie damit zugleich auch das von ihr selbst zugrunde gelegte Lernverständnis, ohne dass sie dabei sagt, was davon ihrem Anspruch nach noch ausreicht (Punkte 1–5).

Mit dem Punkt 6 wird darauf aufmerksam gemacht, dass Schüler aufgrund der ungünstigen Rahmenbedingungen doch auch weniger gelungene Situationen wahrnehmen können. Hiermit schafft Olbrich sich aber ein unauflösbares Problem in ihrer systemisch-konstruktivistischen Perspektive, denn sie negiert ihre eigene vorherige sehr positive Sicht der Praxis, die doch Grundlage ihres Lernverständnisses ist und ihrer Meinung nach zu einem positiven Pflege- und Berufsverständnis führen soll.

Wenn also all dem, was Olbrich auf der Grundlage ihres systemisch-konstruktivistischen Pädagogikverständnisses darlegt, zum Teil die institutionellen Rahmenbedingungen entgegenstehen, welche verhindernd oder behindernd sind, was findet dann statt und was bedeutet das für die gewünschten Lernprozesse?

Olbrich legt ein Konzept vor, das den Anforderungen einer »guten Theoriefundierung« gerecht werden und »Lernen im Praxisfeld mit einer differenzierten Lehr-Lerngestaltung« beschreiben will. (Ebd.: 123) Dazu müsste sie m. E. aber auch die hier aufgeworfenen Fragen klären.

Die institutionellen Rahmenbedingungen setzen nach Olbrich die von ihr beschriebenen Lernerkenntnisse nicht außer Kraft. Das Gegenteil sei der Fall, so sagt sie. Sie wendet damit das für den Leser zunächst als Problem anmutende, dem Lernverständnis Entgegenstehen der Rahmenbedingungen in ein Positives: Das Wissen selbst könne der »Motor der Veränderungen« und dienlich für Entwicklungen in der Pflege sein, so behauptet sie. Wodurch genau dieser Motor angetrieben und betrieben wird, wie dieser Motor im Alltag funktioniert, wie und wohin er dann läuft, welchen Stellenwert, welche Rolle, welche Aufgaben dabei das teilweise Entgegenstehen der institutionellen Rahmenbedingungen hat, kurz: wie aus einem Problem die positiven Veränderungen hervorgehen – all das bleibt im Verborgenen. Dazu macht Olbrich weder weitere Ausführungen noch gibt sie Erklärungen. Sie schreibt weiter:

> Das Aneignen von Wissen und Können in der Praxis setzt also die Eigenaktivität von Lernenden voraus und selbstverständlich auch einen Rahmen, in dem das möglich sein kann. Diese inzwischen theoriebegründeten Erkenntnisse führen zum Konzept des selbstgesteuerten Lernens (Siebert 2001) [...] In unmittelbarer Ableitung kann hier das lebenslange Lernen als ein weiteres Konzept des neueren Lernverständnisses angeführt werden. (Olbrich 2009: 124f.)

An dieser Stelle hebt Olbrich erneut die Eigenaktivität der Lernenden und »selbstverständlich auch einen Rahmen« hervor, in dem das »möglich sein kann«. Wo dieser Rahmen nun herkommen, wie diese Eigenaktivität gewährleistet werden soll und was es in dem Zusammenhang mit den oben genannten hinderlichen Teilen auf sich hat, das wird von ihr nicht weiter verfolgt. Vielmehr wird der Blick in ihren weiteren Ausführungen zum Lernen stark geweitet und auch auf die (ferne) Zukunft gerichtet: Selbstgesteuert und lebenslang solle nach dem »neueren Lernverständnis« das Lernen sein. Es scheint, als hebelten diese pädagogischen Begriffe die Praxisbedingungen in der Pflege aus, als könne Pädagogik – hier Pflegepädagogik – mit ihren Konzepten die Wirklichkeit so konstruieren, dass auch die Rahmenbedingungen keine Probleme mehr bereiten und Raum und Zeit genug zum Lernen in der eigenen Verantwortung bleibt – eben ein Leben lang. Es scheint gar nicht mehr von Bedeutung zu sein, wann die Schüler sich wie Wissen aneignen, wann und wie sie ihre Lernprozesse reflektieren, wann und wie sie sich mit dem auseinandersetzen, was sie in der Praxis erleben. Sie machen es selbstgesteuert, irgendwann, in der Zukunft, wenn sich vorher keine Möglichkeit bietet.

Olbrich setzt bei ihren Überlegungen ein bestimmtes pädagogisches Wissen und Verständnis seitens der Praxisanleiter voraus. Zu diskutieren ist, inwieweit dieses von Olbrich gewünschte pädagogische Verständnis als tragfähige Grundlage für die Anleitungspraxis in einer *200stündigen* Weiterqualifikationsmaßnahme überhaupt erworben werden kann. M.E. braucht es Zeit und eine intensive Auseinandersetzung mit pädagogischen und lernpsychologischen Theorien und Konzepten, um ein tiefgehendes Verständnis, ein pädagogisches Selbstverständnis überhaupt entwickeln zu können. Und zu bedenken ist dabei, dass sich ja auch die Praxisanleiter während ihrer eigenen Lernprozesse in einer ›Mängelpraxis‹ bewegen und damit in einem Alltag arbeiten, der diesem Verständnis – zumindest teilweise – entgehen steht.[46] Olbrich orientiert sich an einer positiven Perspektive auf die Pflege- und Anleitungspraxis: »Die Ressourcen von [...] pflegeorientierten Situationen werden in den Blick genommen, nicht die Defizite«. (Ebd.: 124) Ihr pädagogisches Verständnis ist von einem Optimismus geprägt, der die realen Versorgungsbedingungen der Praxis nicht hinreichend in den Blick nimmt.

Die Rahmenbedingungen, unter denen Praxisanleitung geschieht, werden mit dem von ihr beschriebenen systemisch-konstruktivistischen Ansatz weder differenziert thematisiert noch in einen Zusammenhang mit ihren hohen Ansprüchen gebracht. Werden diese Rahmenbedingungen und die Versorgungsrealität in der Pflege aber nicht in den Theoretisierungsbemühungen aufgegriffen, das heißt, werden *Bedingungen* von Praxis nicht in die Überlegungen zur *Ausgestaltung* dieser Praxis aufgenommen, dann bleiben die Ausführungen auf Sollensforderungen beschränkt. In der Folge besteht die Gefahr, dass Olbrichs hoher Anspruch ins Leere läuft bzw. dass die Verantwortung für das Gelingen allein den in der Praxis Handelnden zugewiesen wird. Das, was den Sollensforderungen entgegensteht, wird nicht ernsthaft von ihr aufgegriffen und berücksichtigt. Genau

---

**46** Das gilt im Übrigen auch im Zusammenhang mit meinen unten stehenden Überlegungen hinsichtlich erforderlicher Reflexionsprozesse im Umgang mit dem Widerspruch. Zu klären ist die Frage, welche Anforderungen grundsätzlich zukünftig an die Weiterqualifikation von Praxisanleitern zu stellen sind (Art und Umfang der Weiterqualifikation, Weiterbildungsmaßnahme oder akademische Qualifikation)

dieses gilt es indessen in Reflexionen und Diskussionen zugänglich zu machen und offen zu thematisieren.

### 2.7.2 Zwischenfazit: Erste Überlegungen zu einem kritisch orientierten pädagogischem Verständnis vor dem Hintergrund des unauflösbaren Widerspruchs in den Anforderungen an Pflegende

Ausgangspunkt für Veränderungen könnten m. E. Reflexionsprozesse sein, die dahin führen, dass auf der Grundlage einer *Kritik der Verhältnisse* und der *Verhinderung der Sollensforderungen* in der Pflege bewusst an dem pflegefachlichen Anspruch festgehalten wird. Bewusst an dem pflegefachlichen Anspruch festhalten heißt dann, kontrafaktisch, im Wissen um die Widersprüchlichkeit im Alltag und im Wissen um die je eigene Verstrickung in diese Widersprüchlichkeit. Diese Art des pädagogischen Verständnisses nähme nicht nur das Positive in den Blick, sondern gleichermaßen das Widersprüchliche, die Verhinderung im Alltag, das ›Negative‹. Eine solche *negative Ausrichtung der Perspektive* bedeutet, dass nicht das Ideal, das Gewünschte, das normativ Vorgegebene allein im Mittelpunkt der pädagogischen Vermittlung/Anleitung stünde, sondern der Blick auch immer auf dessen Negation gerichtet ist[47]: ein Denken in Widersprüchen.[48]

Mit einer solchen Analyse und Kritik an dem, was Pflegenden, Schülern, Praxisanleitern im Alltag begegnet, was ihnen zugemutet wird, würden deren Erfahrungen ernst genommen und sie fänden systematisch Eingang in die Vermittlung und fachliche Ausein-

**47** Vgl. zu einem solchen Perspektivwechsel die »Negative Pädagogik« von Andreas Gruschka, der sein erstes Kapitel einleitet mit dem Satz: »Dieses Buch handelt von der Unmöglichkeit, eine Pädagogik zu verwirklichen, die ihre Ziele ernst nimmt.« (Gruschka 1988: 9)

**48** Vgl. dazu etwa auch die weiteren Ausführungen in Kapitel 4, S. 239.

andersetzung. Dies könnte sich dann möglicherweise als Ausgangspunkt für Bemühungen um Veränderungen auf unterschiedlichen Ebenen herausstellen.[49] Dazu ist es aber unabdingbar, gerade das Scheitern der Sollensforderungen und den Umgang damit zu thematisieren. (Vgl. dazu etwa die Ausführungen von Giese 2013: 70, 73 ff.) Die Desensibilisierungsprozesse im Pflegealltag selbst und damit die Strategien, mit denen das Bestehende stabilisiert wird, müssen Gegenstand der Reflektion werden. Darüber kann eine »Re-Sensibilisierung« – wie auch Löw, Siebenborn und Spingler es fordern – erreicht werden. (Vgl. Löw / Siebenborn / Spingler 2008: 58, 82, 150; Kersting 2013: 214 f.; sowie S. 239 ff. der vorliegenden Arbeit).

Re-Sensibilisierung bedeutet:

» Identifikation des fachlichen Anspruchs;

» Erkennen der Bedingungen, die die Sollensforderungen behindern, sowohl die pflegefachlichen als auch die pflegepädagogisch-didaktischen;

» Erkennen der damit einhergehenden mehr oder weniger widerstandslosen eigenen Hinnahme der defizitären Praxis im Alltag;

» bewusste Wahrnehmung und Beobachtung der Vorbilder/Modelle, auch in dem Sinne, dass die Vorbildfunktion im Umgang mit dem widersprüchlichen Alltag in den Blick genommen wird;

» Erkennen des Erfordernisses, immer wieder neu nach Nischen zur Verwirklichung des hohen Anspruchs suchen zu müssen und dafür fachlich (pflegefachlich und pädagogisch ausgewiesen) argumentieren zu können;

---

**49** Diese Erkenntnis gilt es auf verschiedenen Ebenen fruchtbar zu machen: 1. Pflegepädagogik/Pflegedidaktik, 2. Praxisgestaltung, 3. Forschung und Theoriebildung, 4. (Berufs)Politik.

» Durchschauen der eigenen Verstrickung in den unauflösbaren Widerspruch und in die daraus resultierende Konflikthaftigkeit im Alltag;

» und letztlich die Erkenntnis, dass die Praxis *grundlegend* veränderungsbedürftig ist, dass es auch Aufgabe der Pflegenden ist, an den Bedingungen von Praxis mitzuarbeiten, und dass dafür ein Festhalten an den hohen Anforderungen – sowohl pflegefachlichen als auch pflegepädagogischen – unabdingbar ist.

Damit wird indessen kein positives Bild der Pflegepraxis gezeigt, sondern Einsicht gewonnen in die Negation des fachlichen Anspruchs im Alltag. Die Mechanismen der Be- und Verhinderung dieses Anspruchs in der Pflege werden transparent und für (angeleitete) Reflektionen zugänglich gemacht.

### 2.7.3 Kernelemente der Kompetenzorientierten Praxisanleitung – Eine Analyse der Anleitung in Zieldimensionen

Die Kernelemente des Kompetenzorientierten Praxisanleitungskonzeptes von Olbrich werden nun beschrieben und diskutiert. Olbrich zieht als Kernelemente der praktischen Anleitung die von ihr beschriebenen »Handlungsdimensionen« (regelgeleitete, situativ-beurteilende, reflektierende und aktiv-ethische Handlungsdimension) heran. (Vgl. Olbrich 2009: 72 ff.)
Ziel sei es, so Olbrich, im Durchgang durch die Ausbildung entlang dieser Handlungsdimensionen Kompetenzen zu vermitteln. Im Zusammenhang mit der Praxisanleitung bezeichnet Olbrich dies als Anleitungen in *Ziel*dimensionen. (Vgl. Olbrich 2009: 125)

- (Anleitung in der) Zieldimension »regelgeleitetes Handeln«,
- (Anleitung in der) Zieldimension des »situativ-beurteilenden Handelns«,
- (Anleitung in der) Zieldimension des »reflektierenden Handelns« und
- (Anleitung in der) Zieldimension des »aktiv-ethischen Handelns«. (Vgl. ebd.: 125–129)

Nachfolgend werden diese vier Zieldimensionen der Praxisanleitung vorgestellt und im Zusammenhang mit dem Spannungsfeld im Pflegealltag, in dem sich die Schüler und Praxisanleiter bewegen, erörtert.

#### 2.7.3.1 Anleitung in der Zieldimension »regelgeleitetes Handeln«

Die Anleitung in der Zieldimension »regelgeleitetes Handeln« beschreibt Olbrich wie folgt:

> *Pflegehandeln,* das sich an Regeln, Standards, Normen, Vorgaben orientiert, vollzieht sich hauptsächlich in Maßnahmen. Diese Maßnahmen umfassen pflegerische Handlungen, die auf medizinischen Vorgaben oder pflegerischen Anordnungen (Verordnungsplänen) beruhen. Sie sind im Rahmen von Routine und nur auf die Maßnahme selbst gerichtet, ohne reflektierenden Bezug zur Gesamtsituation des Patienten und seines Umfeldes, z.B. der Familie oder Pflegeinstitution. Dieses regelgeleitete Wissen ist die Grundlage beruflichen Handelns. Es erfordert Wissen und Können. Da sich die Umsetzung dieses Wissens und Könnens nur in einem vorgegebenen Rahmen (einer Maßnahme) ohne darüber hinausgehende Reflexionsbezüge vollzieht, kann hier noch nicht von Kompetenz gesprochen werden. (Olbrich 2009: 125f., Hervorhebung im Original).

> Hier können Fakten gelernt und Maßnahmen gezeigt werden. Schüler müssen die Grundlagen erlernen, sie lernen quasi in der ›Theorie‹, das heißt, ohne konkrete Situationen berücksichtigen zu müssen, denn das können sie noch nicht. Sie sind auf die Durchführung von Handlungsmaßnahmen konzentriert und müssen erst Sicherheit erlernen. (Ebd.: 126)

Das bezieht sich nach Olbrich auf beide Lernorte, sowohl die Schule/Theorie als auch die Praxis/Station.

> Das heißt, hier wird Anleitung [sic!], zwar in einer ›Situation‹, jedoch nicht unter Berücksichtigung der Bezüge dieser Situation durchgeführt. Schüler lernen eine Maßnahme am Patienten, sie üben sie unter Aufsicht, sie reflektieren sie vielleicht im Nachhinein. Diese Reflexion bezieht sich ausschließlich auf die Maßnahme bzw. das Handeln selbst. Anleitung so gestaltet bedeutet, das Erlernen des Grundwissens und der Grundfähigkeiten des Berufes. (Ebd.)

Dieses auf regelgeleitetes Handeln gerichtete Lernen sei »in den ersten ein bis zwei Jahren sicher in der Form notwendig.« (Ebd.) Kompetenzerwerb finde hier nicht statt, so Olbrich, denn Schüler lernten dabei nicht, ob, wann, wo, wie und warum diese Maßnahme zur Anwendung komme. (Vgl. ebd.)

Diese Grundlagen des pflegerischen Handelns, das sich an Regeln, Standards, Normen, medizinischen Vorgaben oder pflegerischen Anordnungen orientiert, werden nach Olbrich also in den ersten ein bis zwei Jahren jenseits der Situationsbezüge – »quasi in der Theorie« – gelernt. Lernorte sind zwar Schule *und* Praxis/Station, die Anleitung richtet sich laut Olbrich hier aber auch in der Praxis allein auf die Durchführung von Maßnahmen, zwar in einer konkreten Praxissituation, aber nicht unter Berücksichtigung der Bezüge dieser Situation.

Tatsache jedoch ist, dass Schüler von Beginn ihrer Ausbildung an in der Praxis arbeiten; sie sind in der Praxis nicht nur Lernende, sondern auch Mitarbeiter. (Vgl. Mensdorf 2010: 54) Sie sammeln dort immer schon Erfahrungen unterschiedlichster Art. Sie sehen dort, wie Kollegen diese Maßnahmen unter den Bedingungen der Praxis ausführen und sie erleben dort auch immer schon den Kontext, in den die Maßnahmen eingebettet sind. Und diese Erfahrungen müssten m. E. in ihrer ganzen Bandbreite, das heißt positive Erfahrungen im Sinne von gelingender wie negative Erfahrungen im Sinne von misslingender Praxis, bei der Vermittlung dieses Grundwissens Berücksichtigung finden. Das bedeutet, sie müssten mit den Schülern offen angesprochen und besprochen werden, wenn die Bedeutung des »quasi in der Theorie« Gelernten bis in die Praxis – auch jenseits von ›achtsam begleiteten Anleitungen‹ – hineinreichen soll.

#### 2.7.3.2 Anleitung in der Zieldimension des »situativ-beurteilenden Handelns«

Zur Anleitung in dieser Zieldimension schreibt Olbrich:

> Im situativ-beurteilenden Handeln kann die Pflegefachperson ihre Maßnahmen in adäquater Form einsetzen und je nach Notwendigkeit verändern. [...] die Pflegefachperson handelt aufgrund eigenständiger Überlegungen. [...] Hier kommt dem Lernen in der Praxis besondere Bedeutung zu. [...] *Anleiten und Lernen* in der Dimension des situativ-beurteilenden Handelns kann also [sic!] fast ausschließlich nur in Praxissituationen vollzogen werden. Die Integration von ›Arbeit‹ und Lernen, von Pflegen in Anleitungssituationen und von Lernprozessen im Rahmen von praktischer Pflege bedeutet eine große Herausforderung. Es wird deutlich, dass Anleiten eine hohe Kompetenz von Fachwissen und Pädagogik in einer Person erforderlich macht.« (Ebd.: 126 f., Hervorhebung im Original)

Ziel soll es sein »autonomes Wahrnehmen, Beurteilen und Entscheiden zu lernen.« (Ebd.) Olbrich greift die Integration von Arbeit und Lernen, Pflegen in Anleitungssituationen und Lernprozesse im Rahmen von praktischer Pflege auf und thematisiert damit das Lernen und Anleiten explizit im Pflegealltag. Sie geht nun davon aus, dass die Pflegefachperson in der Anleitung in dieser Zieldimension ihre Maßnahmen in »adäquater Form« einsetzen und je nach Notwendigkeit verändern kann.

Was heißt aber »adäquat« im Zusammenhang mit einer Pflegepraxis, welche sich als Mängelpraxis und als Spannungsfeld sowohl für die Schüler als auch für die Praxisanleiter darstellt? Nach dem Duden bedeutet adäquat »angemessen«, »entsprechend«, »übereinstimmend«. (Vgl. Duden Band 5 1990) Zu fragen ist hier, ob es einen Unterschied gibt zwischen »adäquat« und fachlich korrekt. Olbrich erklärt nicht, ob in Praxissituationen »adäquat« gleichzusetzen ist mit ›fachlich korrekt‹ oder ob es bereits eine wie auch immer gestaltete Abweichung vom Gebotenen in konkreten Praxissituationen ist. Sie erläutert auch nicht, was es heißen soll, dass Maßnahmen je nach Notwendigkeit noch verändert werden können. Welche Veränderungen bei der Durchführung der Maßnahmen überhaupt durch welche Notwendigkeiten vorgenommen werden können und müssen, was das dann bezogen auf die fachlich korrekte Durchführung der Maßnahmen besagt, inwieweit Veränderungen Einfluss auf die Angemessenheit der Maßnahmen und damit auch auf eine korrekte Umsetzung nehmen, all das konkretisiert Olbrich nicht.[50]

Der Begriff »adäquat« ist einer Verharmlosung dienlich, wenn Maßnahmen verändert umgesetzt werden. Er suggeriert, dass das, was eine Pflegefachperson aufgrund eigenständiger Überlegungen und aufgrund von Notwendigkeiten in der Praxissituation umsetzt, auch dem entspricht, wie pflegerische Maßnahmen gemäß dem Anspruch umgesetzt werden sollen. Der Begriff scheint geeignet, ein Hinterfragen zu unterbinden, weil er mit einer positiven Sichtweise auf die Maßnahmen einhergeht. »Adäquat« steht hier in Olbrichs

**50** Olbrich gibt auch keinerlei Hinweise darauf, dass damit die Anwendung wissenschaftlichen Wissens auf den je individuellen Fall und damit professionalisiertes Handeln in konkreten personalisierten Beziehungen gemeint ist.

Zitat augenscheinlich für ›gut‹, ›fachlich korrekt‹, ›richtig‹, ohne dass diese Begriffe Verwendung finden. Würde Olbrich diese Begriffe statt »adäquat« in ihre Aussage aufnehmen, dann würde deutlich werden, dass an dem ›Guten‹, ›fachlich Korrekten‹, ›Richtigen‹ notwendige Veränderungen vorgenommen werden. Da es hier um das Lernen und Anleiten in einem Pflegealltag geht, der durch ungünstige Rahmenbedingungen und knappe Ressourcen geprägt ist, müsste m. E. explizit thematisiert werden, um welche Veränderungen es sich dabei handelt. Denn möglicherweise sind damit oft auch Abstriche an pflegerischen Maßnahmen gemeint im Sinne von Auslassungen oder Verzicht. Das wiederum müsste zum Gegenstand des situativ-beurteilenden Handelns und der »eigenständigen Überlegungen« gemacht werden.

Die Art, wie Olbrich den Begriff des »adäquaten« Einsatzes von Pflegemaßnahmen verwendet, erinnert an die oben bemängelte Verwendung der allgemeinen Begriffe wie »neue Horizonte«, »neue Potenziale«, »Kreativität«, »Bewegung in den Abläufen« von Mensdorf. (Vgl. S. 129 der vorliegenden Arbeit; vgl. auch Mensdorf 2010: 92). Olbrich blendet hier, wie auch schon oben, die Versorgungsrealität aus, die Einfluss nimmt auf die Umsetzung von Maßnahmen. Sie verschleiert rhetorisch das mögliche, in verschiedenen Situationen notwendige Unterlaufen des pflegefachlichen Anspruchs. Der Hinweis, dass die Pflegefachperson aufgrund eigenständiger Überlegungen handelt, sagt nichts darüber aus, wie und welche Handlungsspielräume für die Umsetzung von pflegerischen Maßnahmen vorhanden sind und erkannt und genutzt werden können. Die Verantwortlichkeit für eine »adäquate« Umsetzung von Maßnahmen und das Gelingen wird den Pflegenden zugeschrieben, die ja aufgrund eigenständiger Überlegungen handeln sollen. Und dazu sollen die Praxisanleiter die Schüler befähigen.

Olbrich bezeichnet die Integration von Arbeit und Lernen, von Pflegen in Anleitungssituationen und von Lernprozessen im Rahmen von praktischer Pflege als große Herausforderung. (Vgl. Olbrich 2009: 127) Dieser Herausforderung soll mit hoher Kompetenz seitens der Anleiter begegnet werden. In der »Kompetenz von Fachwissen und Pädagogik in einer Person«, nämlich der Person des Praxisanleiters, sieht Olbrich das Mittel zur Bewältigung dieser großen Herausforderung. (Ebd.) In Olbrichs Sichtweise ist aber ein Trugschluss verborgen. Das Gelingen bei der Bewältigung dieser Herausforderung des Arbeitens und Lernens wird von ihr nicht in einen Zusammenhang mit den strukturellen Bedingungen gebracht, vielmehr personalisiert sie auch dieses grundlegende Problem, welches sie als Herausforderung bezeichnet: Wenn nur der Anleiter genügend fachliche und pädagogische Kompetenzen in sich vereint, dann kann er die Herausforderungen der Integration von Lernen und Arbeiten in der Pflege bewältigen. Die Verantwortlichkeit für das Gelingen oder das Scheitern wird in die Person des Praxisanleiters und in Folge in die Person des Schülers verlagert, der aufgrund eigenständiger Überlegungen »adäquate« und ggf. modifizierte Maßnahmen umsetzen soll. Das reale Spannungsfeld in der Praxis, hervorgerufen durch eine Mangelausstattung mit Ressourcen, und die schlechten Bedingungen, unter denen Praxisanleiter ihren Aufgaben nachkommen sollen, werden in ihren Auswirkungen nicht erkannt. In dem Spannungsfeld der Praxis zeigt sich die ›Herausforderung‹ als Widerspruch in den Anforderungen, der auch mit noch so eigenständigen Überlegungen zur Umsetzung von Maßnahmen, der auch mit einer noch so großen pädagogischen Kompetenz und noch so umfangreichem Fachwissen nicht aufzulösen ist.

#### 2.7.3.3 Anleitung in der Zieldimension des »reflektierenden Handelns«

In der »Anleitung in der Zieldimension des reflektierenden Handelns« werden nach Olbrich »nachdenkende Prozesse wirksam« (Ebd.: 127) Diese beziehen sich etwa auf die Wirksamkeit von Pflegemaßnahmen, die Begründungen von ärztlichen Anordnungen und die Einflussnahme von stationären Bedingungen auf die Pflegesituationen. (Vgl. ebd.: 127)

> Eine besondere Qualität im reflektierenden Handeln liegt in der Reflektion der eigenen Anteile einer Pflegefachperson. Sie denkt über sich selbst nach. Die Bezüge zum eigenen beruflichen Selbst können ebenfalls sehr differenziert sein. Meistens sind sie verbunden, so die Ergebnisse aus meiner Studie, mit dem pflegerischen Selbstverständnis. Also entspricht mein Handeln auch meinen Vorstellungen im Beruf. Was bedeutet dieses, auch hinsichtlich von Diskrepanzen, für mich als Person. [...] hier wird nicht nur gefragt, warum lerne ich das, sondern auch, was bedeutet das für mich. [...] Hier kann sehr gut die Selbstbeurteilung entwickelt werden. (Ebd.)

Zielsetzung sei es, die Schüler am Ende ihrer Ausbildung zum autonomen Handeln zu befähigen. »Sie müssen bereit sein, über ihr Handeln nachzudenken und entsprechende Konsequenzen zu ziehen.« (Ebd.: 128). Olbrich zeigt auf, in welcher Weise Pflegende sich selbst in den Blick nehmen sollen, auch hinsichtlich von Diskrepanzen, die sie erleben.

Auch an dieser Stelle drängen sich kritische Fragen zu Olbrichs Aussagen auf. Die Kritik ist vergleichbar mit der Kritik oben: Olbrich macht sehr allgemeine Aussagen, die auf den ersten Blick nicht hinterfragt werden müssen und die der Leser auch gar nicht in Abrede stellen würde: »Die besondere Qualität im reflektierenden Handeln liegt in der Reflektion der eigenen Anteile«. »Sie [die Pflegeperson, K.K.] denkt über sich selbst nach.« »Die Bezüge zum eigenen beruflichen Selbst können ebenfalls sehr differenziert sein.« (Ebd.: 127) Aber was will Olbrich damit konkret sagen? Sie stellt ihr Konzept mit dem Gesamtanspruch der Unterstützung der Praxisanleiter vor. Welche Unterstützung und Hilfestellung für die Alltagsgestaltung und -bewältigung der Praxisanleiter und in Folge der Schüler lassen sich aber hieraus ableiten? Ihre Aufforderung zur (Selbst) Reflexion nimmt die konkreten Situationen nicht in den Blick. Sie nennt zwar den Begriff der »Diskrepanzen«. Aber sie bezieht ihre allgemeinen Aussagen zur Reflexion nicht, auch nicht beispielhaft, auf die konkrete Praxis und auf die Diskrepanzen.

Und vollends verblüffend ist, wie Olbrich angesichts der von ihr benannten Tatsache, dass es »Diskrepanzen« gibt, zu der Aussage kommt: »[...] mein Handeln [entspricht, K.K] auch meinen Vorstellungen im Beruf«. Hier wird von Olbrich entweder wieder ein positives Bild dessen zugrunde gelegt, was Schüler im Alltag erleben und was sich dann positiv auf ihre Vorstellungen im Beruf, auf das Selbstverständnis und in Folge auf das Handeln auswirkt. Oder aber Olbrich nimmt unausgesprochen hin, dass negative Erfahrungen – also ein regelverletzendes Verhalten – im Alltag zu negativen Vorstellungen im Beruf und auch im Selbstverständnis führen. Und dann stellt sich die Frage, was das bezogen auf das Handeln in konkreten Praxisbezügen bedeuten kann. So weit oder in diese Richtung gehen Olbrichs Überlegungen nicht.

#### 2.7.3.4 Anleitung in der Zieldimension des »aktiv-ethischen Handelns«

Aktiv-ethisches Handeln bedeutet für Olbrich,

> den Wertehintergrund der Pflege, der immer in fast allen Situationen vorhanden ist, zu erkennen. Dem Erkennen folgt eine reflektierende Auseinandersetzung bei Verletzungen von ethischen Grundwerten. Pflegefachpersonen handeln dann aktiv, in dem Sinne, dass sie Patienten unterstützen, wenn dies notwendig ist. Pflegefachpersonen treten für die Rechte von Patienten ein, z.B. wenn die Würde oder der Wille nicht geachtet wurde, wenn es um friedliches Sterben geht. Dieses über die übliche Norm hinausgehende Eintreten für einen anderen Menschen setzt eine starke Reflexion der eigenen Werte, verbunden mit dem Selbstverständnis der Person, voraus. Hier ist Kompetenz in Form von personaler Stärke mit einer sicheren Identität zu erkennen. *Lernen* in dieser Dimension heißt, die eigene Person in ihren Einstellungen und Haltungen zu hinterfragen und bereit zur Weiterentwicklung zu sein. (Ebd.: 128, Hervorhebung im Original)

Olbrich bezeichnet sodann dieses Lernen als »identitätsfördernde Entwicklung«:

> Sie [die identitätsfördernde Entwicklung, K.K.] bedeutet eine Auseinandersetzung mit eigenen Wertvorstellungen und kann im Zusammenhang mit der Ausbildung eines beruflichen Selbstverständnisses gesehen werden.« […] (Ebd.: 128)

> Verantwortung in einem umfassenden ethischen Kontext zu übernehmen ist im Alltagsvollzug der Pflege noch nicht selbstverständlich. Aktiv ethisches Handeln auf der Grundlage autonomer, evtl. den stationsüblichen Normen widersprechenden Entscheidungen, setzt eine Persönlichkeit mit sicherer Identität voraus. (Ebd.: 129)

Bringt man Olbrichs Anspruch eines aktiv-ethischen Handelns in einen Zusammenhang mit dem typischen moralischen Konflikt, den Schüler, Praxisanleiter und Pflegende im Alltag erleben, kommt man an dieser Stelle zu folgenden Überlegungen:

Zunächst ist festzuhalten: Der ethisch-moralische Konflikt bezieht sich darauf, dass der pflegefachliche/pflegepädagogische Anspruch nicht systematisch verwirklicht werden kann. Das heißt, es geht um die Be- und Verhinderung der Umsetzung des normativ Gebotenen im Sinne von Fachlichkeit aufgrund der strukturellen Bedingungen im Praxisalltag bzw. um die Notwendigkeit der Sicherung aller anfallenden Tätigkeiten im Stationsalltag. Olbrich bringt ihren hohen Anspruch des aktiv-ethischen Handelns aber auch hier nicht in einen Zusammenhang mit diesen konkreten Bedingungen, unter denen eine Pflege verwirklicht werden soll, wie sie gemäß gesetzlicher Grundlagen, pflegetheoretischer Vorstellungen und Pflegekonzepten gefordert wird.

Wenn Schüler so angeleitet werden, dass sie den »immer in fast allen Situationen« in der Pflege vorhandenen ethischen Anspruch erkennen und sich bei Verletzungen des Anspruchs damit reflektierend auseinandersetzen, dann würde das die Sensibilität für ethische

Konfliktsituationen aller Voraussicht nach steigern. Nach Olbrich handeln die Pflegenden dann aktiv-ethisch, wenn sie den Patienten mit seinen je individuellen Bedürfnissen unterstützen, für ihn eintreten. Es wird von ihr herausgestellt, dass in der Pflegeausbildung über diese Art der Reflexion eine moralisch integre Persönlichkeit entwickelt werden kann. Und dieser Persönlichkeit, die »Kompetenz in Form von personaler Stärke mit einer sicheren Identität« (ebd.: 128) erworben hat, soll es dann gelingen, im Alltag den stationsüblichen Normen widersprechende Entscheidungen zu treffen und danach zu handeln. Anders ausgedrückt heißt das, nach Olbrich stellten die aktiv-ethisch Handelnden dann tatsächlich den normativen Anspruch einer am individuellen Patienten und seinen Bedürfnissen ausgerichteten Pflege im Alltag sicher, auch entgegen der »stationsüblichen Normen«. (Ebd.: 129)[51] Wie sie das konkret machen können, was das tatsächlich innerhalb der Bedingungen des Pflegealltags bedeutet, dazu macht Olbrich keine Aussage.

Der den Anforderungen an Pflegende (auch an Schüler und Praxisanleiter) zugrundeliegende Widerspruch lässt sich indessen nicht auflösen. Die Aufforderung, sich am einzelnen Patienten zu orientieren, Partei für einen einzelnen Patienten zu ergreifen, sich in dem Zusammenhang den »stationsüblichen Normen« und Gepflogenheiten zu widersetzen, gleicht dem Reaktionsmuster der »Individuellen Auflösung des Widerspruchs«[52]. Es wird dabei ausgeblendet,

---

**51** Es bleibt für den Leser unklar, was Olbrich meint, wenn sie sagt, dass das Eintreten für die Rechte des Patienten etwa bei Missachtung der Würde oder dem Willen im Zusammenhang mit einem friedlichen Sterben über die »übliche Norm« hinausgeht. Auch ist unklar, ob es einen Unterschied zwischen der »üblichen« und den »stationsüblichen Normen« gibt und ob und wie sich »übliche« und/oder »stationsübliche Normen« von dem gesetzlich verankerten normativem Anspruch im Sinne der beruflichen Fachlichkeit unterscheiden. Möglicherweise ist mit diesen (stations)üblichen Normen die »Normalitätstendenz regelverletzender Abläufe« im Arbeitsalltag und damit eine übliche Abweichung vom Gebotenen gemeint.

**52** Vgl. dazu die Beschreibung des Reaktionsmusters in Kersting 2013: 188 ff.; sowie einen Wechsel dieses Reaktionsmusters im Zusammenhang mit der Verantwortungsübernahme als examinierte Pflegeperson: ebd.: 233 f.

dass diese Parteinahme weder immer noch für alle Patienten möglich ist und voraussetzt, dass die anderen Kollegen die Sicherung der Funktionalität im Arbeitsalltag gewährleisten.

Nach Olbrich ist die Voraussetzung für das aktiv-ethische Handeln eine Persönlichkeit mit »sicherer Identität«. Die Verantwortung für ethisch-moralisch richtiges Handeln – entgegen der »stationsüblichen Normen« zu handeln – wird damit den einzelnen Personen zugewiesen. Sie sollen »bereit zur Weiterentwicklung« sein, sie sollen »die eigene Person in ihren Einstellungen und Haltungen« hinterfragen«, sie sollen »personale Stärke« beweisen. Es wird von Olbrich gar nicht in Erwägung gezogen, dass weder Pflegende, noch Praxisanleiter und Schüler, die dazu angeleitet werden sollen, sich Kraft ihrer (Selbst)Reflexion mit einer Stärke ausstatten können, mit der sie »aktiv-ethisch handeln« können, in einem Alltag, der konstituiert ist durch widersprüchliche Anforderungen und unzureichende Ressourcenausstattung. Sie werden damit überfordert, weil das, was von ihnen erwartet wird, gar nicht durchgängig möglich ist. Darauf weist Olbrich aber in ihrem pflegepädagogisch-didaktischen Konzept an keiner Stelle hin. Hier zeigt sich erneut eine Tendenz, wie sie oben bereits im Zusammenhang mit der Anleitung in der Zieldimension des situativ-reflektierenden Handelns kritisiert wird: Eine Personalisierung und in Folge die Pädagogisierung eines strukturell verursachten Problems. (Vgl. S. 169 der vorliegenden Arbeit)[53] Ein solches didaktisches Konzept bzw. derartige pädagogische Bemühungen, wie sie von Olbrich vorgeschlagen werden, sind einem unreflektierten Arrangement mit den bestehenden Verhältnissen dienlich, denn diese werden nicht angetastet, ja, sie werden nicht einmal kritisiert. Dafür werden der einzelne Schüler, der einzelne Praxisanleiter, die einzelne Pflegekraft moralisch in die Verantwortung genommen,

**53** Vgl. dazu die Ausführungen von Constanze Giese 2013: 74. Sie weist auf Zurückhaltung bezogen auf moralisierende Appelle und Sollensforderungen von Lehrenden hin.

etwas zu verwirklichen, was nicht systematisch zu verwirklichen ist.[54] Zu glauben, auf diesem Wege das ›Gute‹, den fachlichen Anspruch, einzulösen, ist ein Irrtum; im besten Falle kommt das vereinzelten Patienten zu Gute. Damit aber bleibt es dem Zufall überlassen und das ist – angesichts des Anspruchs – zu wenig.[55]

### 2.7.4 Schlussfolgerungen: Analyse und Reflexion des unauflösbaren Widerspruchs in den Anforderungen im Pflegealltag

Olbrich will mit ihrem Konzept und den erarbeiteten Zieldimensionen eine Unterstützung für die Praxisanleitung zur Verfügung stellen. Sie fokussiert die Verantwortlichkeit für aktiv-ethisches Handeln in der Pflegepraxis; dazu sollen die Praxisanleiter die zukünftigen Pflegefachkräfte befähigen. Die oben vorgenommene Diskussion der theoretischen Grundlagen und Kernelemente ihres Konzeptes zeigt, in welcher Weise sie die Versorgungsrealität und die Bedingungen für die Durchführung von patientenorientierter Pflege und Praxisanleitung dabei ausblendet. Welche Schlussfolgerungen lassen sich nun aus der bisher vorgenommenen Betrachtung und Kritik des Konzeptes zur ›Kompetenzorientierten Praxisanleitung‹ unter den Bedingungen des Widerspruchs ziehen?

In ersten Überlegungen im Anschluss an die Diskussion der theoretischen Grundlagen des Olbrich'schen Konzeptes habe ich für eine *negative Ausrichtung in der pädagogischen Perspektive* argumentiert, was bedeutet, dass nicht das Ideal, das Gewünschte, das normativ Vorgegebene allein im Mittelpunkt der Vermittlung/Anleitung steht, sondern der Blick auch immer auf dessen Negation ge-

---

**54** Folgendes Zitat von Theodor W. Adorno bringt das auf den Punkt: »Es gibt kein richtiges Leben im Falschen.« (Adorno 1994b: 42)

**55** Vgl. Kersting 2013: 51; sowie die Ausführungen zum Mitleid von Adorno, Horkheimer 1994: 110; sowie Gruschka 1994: 104–116.

richtet ist: ein Denken in Widersprüchen. (Vgl. S. 161 ff. der vorliegenden Arbeit)[56] Dies wird im Folgenden weiter ausgeführt. Dabei gilt es, die widersprüchlichen Anforderungen, die sowohl an Praxisanleiter als auch an Schüler (und Pflegende) gestellt werden, in den Blick zu nehmen und

» den pflegefachlichen (und pflegepädagogischen) Anspruch im Zusammenhang mit Abweichungen in der praktischen Durchführung in konkreten Situationen im Pflegealltag zu analysieren sowie

» das berufliche Selbstverständnis, auch im Zusammenhang mit moralisch-ethischen Werten angesichts der widersprüchlichen Anforderungen zu reflektieren.

Schüler sollen nach Olbrich zunächst ausschließlich die durchzuführenden Maßnahmen erlernen und in den Blick nehmen. Damit wird eine Abkoppelung der theoretisch zu erlernenden Maßnahmen von der sich auch hinderlich auswirkenden konkreten Praxis vorgenommen. Schüler beobachten und erleben im realen Praxisalltag aber immer auch Abweichungen, unkorrekte Ausführungen von Maßnahmen, mangelnde Orientierung an den individuellen Bedürfnissen von Patienten. Dies gilt es in konkreten Anleitungen ebenfalls zu thematisieren. Denn wie sonst können Praxisanleiter in den Augen der Schüler tatsächlich als Modell fungieren, wenn die Schüler doch aufgrund ihrer eigenen Praxiserfahrungen und Beobachtungen schon wissen, dass die von den Praxisanleitern vermittelten Vorgehensweisen nicht durchgängig Anwendung finden können? Praxisanleiter werden nicht allein zum Modell, weil sie etwas korrekt durchführen, sondern weil sie über Attribute verfügen, die sie in den Augen der Schüler attraktiv erscheinen lassen. (Vgl. Aebli 1987: 71 f.) Und dazu gehört neben Fach- und Methodenkom-

**56** Vgl. dazu auch die Beiträge in Bierbaum u. a. 2007.

petenz m. E. auch Glaubwürdigkeit, Authentizität, Offenheit für die Erlebnisse und Erfahrungen der Schüler und Ernstnehmen des Gegenübers sowie ein reflektierter und kommunizierbarer Umgang mit dem Spannungsfeld und den daraus resultierenden Konfliktsituationen im Praxisalltag.

Meiner Einschätzung nach muss bei der Vermittlung von Maßnahmen und Pflegehandlungen, die auf Regeln, Standards, Vorgaben beruhen und als Sollensforderungen Geltung beanspruchen, *systematisch* auch je die den Zwängen der Alltagspraxis geschuldete Notwendigkeit von Priorisierungen, Modifikationen und Abstrichen von Maßnahmen, die Verhinderungen, Verschiebungen, Verkürzungen, kurz: die Abweichungen von dem theoretisch Dargestellten thematisiert und kritisch reflektiert werden.[57] Ausgangpunkte/Anlässe bieten die je konkreten Beobachtungen und Erfahrungen der Schüler.[58]

Nach Olbrich sollen Schüler lernen, Situationen zu beurteilen, in denen Maßnahmen in »adäquater« Form einzusetzen, je nach Notwendigkeit zu verändern und eigenständige Überlegungen dazu anzustellen sind. Ein wesentlicher Aspekt bei der Beurteilung von Praxissituationen ist m. E. dabei eine Bezugnahme auf die Rahmenbedingungen des Alltags, innerhalb derer die Maßnahmen in konkreten Pflegesituationen Anwendung finden sollen. Denn im Arbeitsalltag spielt der Faktor ›Zeit‹ eine entscheidende Rolle bei den Möglichkeiten der Ausgestaltung dieser konkreten Situationen. Die Entscheidung zu treffen, Pflegemaßnahmen zu verändern, bezieht sich in der Realität häufig auf die Umsetzung pflegerischen Handelns unter Zeitdruck. Gerade weil Zeitdruck den Alltag maßgeblich mitbestimmt und seine Auswirkungen die Handlungsoptionen Pfle-

---

**57** Gemeint sind damit nicht Modifikationen im Zusammenhang mit der Forderung nach professionalisiertem Handeln, im Sinne einer Berücksichtigung der Erfordernisse eines je individuellen Falls und seiner Besonderheiten.

**58** Bedeutsam sind in diesem Zusammenhang auch die Hinweise des Probanden PA II 2, der die unreflektierten Abstriche in der Pflege von Schülern gerade am Anfang ihrer Ausbildung beklagt. (Vgl. S. 146 der vorliegenden Arbeit)

gender begrenzen, müsste die gemeinsame Erörterung und Beurteilung solcher Entscheidungen von Praxisanleitern und Schülern im Rahmen einer Betrachtung der Pflegesituation durchgeführt werden. Dazu gehören auch Situationen, die Schüler (und auch Praxisanleiter) außerhalb des Schonraumes einer geplanten (und ungestörten) Anleitungssituation erleben.

Darüber hinaus wäre auch zu thematisieren, welche Bedeutung Begriffe wie »adäquat« haben, inwieweit damit Verletzungen des pflegefachlichen Anspruchs einhergehen und wie diese Verletzungen über die Verwendung derartiger Begriffe rhetorisch verschleiert werden können. Die oben mit Bezug auf Ulrich Oevermann dargelegte Normalitätstendenz regelverletzender Abläufe, die im Alltag oftmals eher unbedeutend anmutenden und damit als legitim erscheinenden Abweichungen von dem normativ Vorgegebenem würden auf diesem Wege transparent und bewusst. Diese Art der Reflexion und Beurteilung von Praxissituationen kann eine Sensibilität für die »Normalitätstendenz regelverletzender Abläufe« im Arbeitsalltag anbahnen. Diese Normalitätstendenz – auch und gerade, wenn sie harmlos und unscheinbar daherkommt – kann situativ wahrgenommen und sprachlich zugänglich gemacht werden, so dass das ›Normale‹ dieser Regelverletzungen im Alltag offengelegt und in Frage gestellt werden kann.

Olbrich fordert letztlich, dass Pflegende sich selbst und ihre Erfolge in der Pflege, die Einflussnahme von stationären Bedingungen auf Pflegesituationen und ihr Handeln hinsichtlich von erlebten Diskrepanzen in den Blick nehmen sollen. Sie sollen »Ich-Stärke« erlangen, sich mit Verletzungen von ethischen Grundwerten reflektierend auseinandersetzen und sie handeln dann aktiv-ethisch, wenn sie Patienten unterstützen und für deren Rechte eintreten.

Wie ausgeführt, erleben die Schüler nicht nur Situationen, in denen der hohe pflegefachliche Anspruch verwirklicht werden kann, sondern auch Situationen, in denen er unterlaufen wird, sie sich selbst (genauso wie die Praxisanleiter) aufgrund der Bedingungen im Arbeitsalltag genötigt sehen, wider dem Gebotenen zu handeln.

Solche Erfahrungen müssen in einen Zusammenhang gebracht werden mit einer Reflexion des eigenen beruflichen Selbstverständnisses:

» Welche gelungenen Momente hinsichtlich des pflegefachlichen Anspruchs/der Orientierung an je individuellen Patienten und welche Be- und Verhinderungen des pflegefachlichen Anspruchs, welche (ökonomischen) Zwänge und Einschränkungen erleben Schüler im Stationsalltag? Welche Auswirkungen haben solche Erfahrungen auf das berufliche Selbstverständnis?

» Wie bewältigen Pflegende die aus dem unauflösbaren Widerspruch resultierenden alltäglichen Konfliktsituationen? Welche Handlungsspielräume können erkannt und ausgeschöpft werden? Was bedeutet das für autonome Entscheidungen in konkreten Pflegesituationen – auch im Hinblick auf die Möglichkeiten aktiv-ethischen Handelns?

Zu prüfen ist hier, inwieweit im Rahmen von Praxisanleitungen nicht nur eine explizite Thematisierung der Praxiserfahrungen vorzunehmen ist, sondern darüber hinaus eine Auseinandersetzung mit den Reaktionsmustern der Coolout-Studien und, daraus resultierend, auch eine Reflexion der eigenen Deutung und der eigenen Handlungsstrategien.

Eine solche Reflexion des Widerspruchs in den Anforderungen an Pflegende setzt voraus, dass die Praxisanleiter ihrerseits diese Reflexion für sich und ihre Tätigkeit vornehmen, auch im Hinblick auf ihre Vorbildfunktion für die Schüler.

Das ›Wahre‹ des hohen pflegefachlichen Anspruchs – Pflegende sollen eine ›Advokatenfunktion‹[59] für die Patienten einnehmen, ver-

**59** Vgl. etwa Giese 2013: 59. Zu überlegen ist in diesem Zusammenhang, inwieweit Praxisanleiter eine ›Advokatenfunktion‹ für die Schüler einnehmen können und sollen.

antwortungsvoll und kompetent die Pflege vor dem Hintergrund ethischer Grundwerte gestalten und mitgestalten – gilt es in theoretischen (Anleitungs-)Konzepten in einen Zusammenhang zu bringen mit dem ›Falschen‹ in solchen Forderungen: das Überfordernde, weil angesichts der Wirklichkeit keineswegs immer Einzulösende. Schüler müssen Raum dafür bekommen, ihre eigene Bedrängnis im Zusammenhang mit solchen – auch ethischen – Ansprüchen zum Ausdruck zu bringen. (Vgl. dazu auch Giese 2013: 74) Hier kann auch die Frage gestellt werden, wie moralisch oder aber unmoralisch sind solche Forderungen nach dem ›guten Handeln‹ angesichts der Bedingungen innerhalb derer Schüler, Pflegende und Praxisanleiter tätig sind?

Mit der hier eingenommenen Perspektive verbietet sich eine positive Wende im Sinne eines aus der Kritik hervorgehenden konstruktiven Vorschlages. Zu fragen ist, was wäre überhaupt eine ›richtige‹ Empfehlung für eine im Grundsatz falsch bleibende Praxis. Eine wie hier vorgeschlagene Auseinandersetzung kann jedoch einem ›Personalisierungstrend‹ in der Bearbeitung von Konflikten und Belastungen und damit einer Verschleierung der Ursachen entgegen wirken. Denn deutlich wird damit: Nicht der Einzelne scheitert, sondern das Scheitern ist strukturell angelegt. Nicht im Einzelnen ist eine Lösung zu suchen, sondern in den Strukturen. (Vgl. Kersting 2015a: 124)

## 2.8 Zusammenfassung

Die Coolout-Studien für den Bereich der Praxisanleitung zeigen, dass und wie die Auszubildenden in einer Praxis sozialisiert werden, für die die ›Normalitätstendenz strukturell regelverletzender Abläufe‹ konstitutiv ist. In diesem Kapitel wird der Widerspruch zwischen normativem pflegerischen Anspruch und Funktionalität im Arbeitsalltag im Zusammenhang mit dem Tätigkeitsfeld der Praxisanleitung erörtert: Das spezifische Spannungsfeld der Praxisanleiter wird unter Bezugnahme auf das Kapitel eins und anhand der pflegefachlichen und pflegepädagogisch-didaktischen Anforderungen und der ökonomischen Zwänge im Pflegealltag beschrieben. Es wird gezeigt, wie Praxisanleiter daraus resultierende alltägliche Konfliktsituationen deuten und bewältigen und ihre Reaktionsmuster werden in die Kälteellipse eingeordnet und vorgestellt. Dem schließt sich die Analyse zweier Konzepte an, die zur Unterstützung der Praxisanleitung bzw. der theoretischen Fundierung des Bereichs der Praxisanleitung entwickelt wurden. Diese Analyse zeigt,

» inwieweit der strukturell verankerte Widerspruch in den Anforderungen an die Praxisanleiter in theoretischen Konzepten ausgeblendet wird;

» dass das Unterlaufen des normativen fachlichen Anspruchs selbst als eine Empfehlung für die Alltagsbewältigung vorgeschlagen wird;

» wie mit Idealisierungsstrategien das systematische Scheitern des Anspruchs an Praxisanleitung verschleiert wird;

» wie Personalisierungen eines strukturellen Problems vorgenommen werden und so die Verantwortung für das Gelingen oder

> Scheitern des fachlichen Anspruchs im Pflegealltag den Pflegenden, Schülern, Praxisanleitern zugewiesen wird, statt Bedingungen einzufordern, unter denen der Anspruch verwirklicht werden kann.[60]

In Folge wurde dafür plädiert, dass in der praktischen Ausbildung, im Rahmen der Praxisanleitung der Blick explizit auf die »Negation« des hohen Anspruchs gerichtet wird, dass der unauflösbare Widerspruch der Reflexion zugänglich gemacht und offen thematisiert wird.

Zu fragen bleibt: Wie lässt sich der pflegefachliche Anspruch angesichts seiner systematischen Verhinderung und der Erfahrungen der Schüler in der Ausbildung glaubwürdig vertreten? Der Ort, an dem dies geschehen soll, ist zuallererst der Pflegeunterricht.

---

**60** Diese Art der Bearbeitung eines grundlegenden Problems in der Pflege(Ausbildung) lässt sich auch in anderen Konzepten und Empfehlungen für Praxisanleiter identifizieren. (Vgl. dazu z.B. die Publikation von Ruth Mamerow: »Praxisanleitung in der Pflege«, hier das Kapitel »Praxisausbildung in den Pflegealltag integrieren«. (Mamerow 2013: 54–56)

# 3 Die Pflegepädagogen-Studien

Geht es darum, die nicht zu vermeidende, nämlich strukturell angelegte Kälte in der Pflege aufzudecken, zu erklären und auch Schlussfolgerungen für die Pflegeausbildung und Pflegepädagogik zu diskutieren, so muss der Blick natürlich auch auf die Pflegepädagogen gerichtet werden. Sie sind zuständig für die Vermittlung des pflegefachlichen Wissens und sie sind wichtige Sozialisatoren. Der unauflösbare Widerspruch in den Anforderungen an Pflegende reicht auch in ihr Tätigkeitsfeld. Verbindliche Grundlagen sind für sie das Krankenpflegegesetz (KrPflG), die Ausbildungs- und Prüfungsverordnung der Berufe in der Krankenpflege (KrPflAPrV), Rahmenlehrpläne und Curricula für die Pflegeausbildungen. Nachfolgend werden zunächst die gesetzlichen Grundlagen noch einmal kurz aufgegriffen und im Zusammenhang mit den Anforderungen an Pflegepädagogen ausgelegt sowie das daraus resultierende besondere Spannungsfeld der Lehrer dargestellt (3.1). Dem schließt sich die Beschreibung des Forschungsdesigns der Pflegepädagogen-Studien an (3.2). Die Ergebnisse der beiden Studien werden vorgestellt und jeweils um weiterführende Überlegungen hinsichtlich ihrer Bedeutung für Pflegepädagogen ergänzt (3.3). Abschließend wird ein pflegefachdidaktisches Konzept analysiert und diskutiert, welches sich einem kritischen Bildungsverständnis verpflichtet sieht, die *Leitlinien einer kritisch-konstruktiven Pflegelernfelddidaktik von Karin Wittneben* (3.4).

## 3.1 Das berufliche Spannungsfeld der Pflegepädagogen

Die konkreten Anforderungen an die Pflegepädagogen lassen sich – wie bei den anderen Teilstudien auch – aus den gesetzlichen Vorgaben der Pflegeausbildungen ableiten. Eine Bezugnahme auf jeweilige länderspezifische Rahmenlehrpläne oder Schulcurricula soll hier unterbleiben, denn das Krankenpflegegesetz und die Ausbildungs- und Prüfungsverordnung für die Berufe in der Krankenpflege stellen die allgemeingültige Basis der Ableitung dar. So gibt der § 3 des Krankenpflegegesetzes vor:

> »Die Ausbildung [...] soll entsprechend dem allgemein anerkannten Stand pflegewissenschaftlicher, medizinischer und weiterer bezugswissenschaftlicher Erkenntnisse *fachliche, personale, soziale und methodische Kompetenzen* zur verantwortlichen Mitwirkung insbesondere bei der Heilung, Erkennung und Verhütung von Krankheiten vermitteln. Die Pflege [...] ist dabei unter Einbeziehung *präventiver, rehabilitativer und palliativer Maßnahmen* auf die *Wiedererlangung, Verbesserung, Erhaltung und Förderung der physischen und psychischen Gesundheit* der zu pflegenden Menschen auszurichten. Dabei sind die *unterschiedlichen Pflege- und Lebenssituationen sowie Lebensphasen und die Selbständigkeit und Selbstbestimmung* der Menschen zu berücksichtigen (Ausbildungsziel). [...]«. (Bundesgesundheitsministerium (2003a), Hervorhebung durch die Verfasserin)

Konkret heißt das, die Schüler sind im Verlauf ihrer Ausbildung zu befähigen, Pflegesituationen wahrzunehmen, zu reflektieren und entsprechend zu handeln. Pflegepädagogen müssen ihnen vermitteln,

» pflegerische Interventionen am je individuellen Pflegebedarf der Patienten auszurichten;

- Pflegemaßnahmen im Rahmen der pflegerischen Beziehung mit einer entsprechenden Interaktion und Kommunikation durchzuführen;

- zu Maßnahmen zur Erhaltung, Förderung und Wiederherstellung von Gesundheit anzuregen und hierfür angemessene Hilfen und Begleitung anzubieten;

- Betroffene in ihrer Selbständigkeit zu fördern und sie hinsichtlich ihrer gesellschaftlichen Teilhabe zu unterstützen;

- in ihrem Pflegehandeln insbesondere das Selbstbestimmungsrecht und die individuelle Situation der zu pflegenden Personen zu berücksichtigen. (Vgl. Bundesgesundheitsministerium (2003b), Anlage 1 A der KrPflAPrV ›Theoretischer und praktischer Unterricht‹)

Darüber hinaus sind die Schüler gemäß KrPflAPrV zu befähigen, pflegerisches Handeln an Qualitätskriterien und an wirtschaftlichen Prinzipien auszurichten. Sie sollen lernen,

- mit materiellen und personalen Ressourcen ökonomisch umzugehen,

- berufliches Selbstverständnis zu entwickeln und sich kritisch mit dem Beruf auseinanderzusetzen,

- berufliche Anforderungen zu bewältigen und mit Krisen- und Konfliktsituationen konstruktiv umzugehen,

- Entwicklungen im Gesundheitswesen wahrzunehmen, deren Folgen für den Pflegeberuf einzuschätzen und sich in die Diskussion einzubringen. (Vgl. ebd.)

Allein mit diesem sehr kurzen Blick auf die gesetzlichen Grundlagen werden die Anforderungen deutlich, die an die Lehrenden gestellt werden: Sie müssen den hohen pflegefachlichen Anspruch – der sich in vielfältigen pflegerischen Maßnahmen, Techniken, Instrumenten, Konzepten und Handlungen konkretisiert – vermitteln. Zugleich sind die Adressaten ihrer pädagogischen Bemühungen in einer Praxis tätig, die an verschiedenen Stellen, etwa mit dem »Pflegethermometer 2009« als Mängelpraxis beschrieben wird. (Vgl. Isfort/Weidner 2010: 5ff.) Der Widerspruch in den Anforderungen an die Lehrenden ist bereits in den gesetzlichen Grundlagen verankert, hier findet sich die Dialektik von Sein und Sollen in der Pflege. Die spezifische Problemsituation der Lehrer lässt sich vor dem Hintergrund der oben skizzierten Anforderungen wie folgt beschreiben:

Sie sollen den Schülern vermitteln, wie die Pflege durchgeführt werden soll, wie diese sich in ihrem pflegerischen Handeln an dem je individuellen Menschen orientieren sollen. Auf eine solche Pflege haben alle Patienten Anspruch. Pflegepädagogen sollen die Kompetenzen der Schüler so fördern, dass diese dem so formulierten hohen pflegefachlichen Anspruch gerecht werden. Sie haben es dabei mit Schülern zu tun, die diesen hohen fachlichen Anspruch in ihrem Alltag gar nicht umsetzen können, weil die realen Versorgungsbedingungen dem entgegenstehen. Pflegepädagogen müssen den Schülern somit auch vermitteln, dass sie neben der Einschätzung des einzelnen Patienten auch die gegebene Situation einzuschätzen haben; denn sie bestimmt mit, was in einer aktuellen Situation der höchste Stand der Pflege sein kann. (Vgl. die Ausführungen auf S. 37 der vorliegenden Arbeit.) Konkret heißt dies, dass sie den Schülern vermitteln müssen, die jeweiligen Situationen und Rahmenbedingungen, unter denen die Pflege stattfindet, zu berücksichtigen und zwar so, dass für jeden Patienten der höchste Stand der Pflege unter gegebenen Bedingungen erreicht werden kann. Die Schüler müssen lernen, den Blick auch auf den Kontext zu richten und das bedeutet: Die Pflege aller Patienten und die Ausführung aller Tätigkeiten im Blick zu haben, die im Alltag anfallen und die über die direkte pflegerische Zuwendung zum einzelnen Patienten hinausgehen und denen aber auch nachgekommen werden muss, um die institutionalisierte Pflege aller Patienten zu gewährleisten. Die Bedingungen, die in einer Situation vorgegeben sein können, sind abhängig von materiellen und personellen Ressourcen. Sind diese knapp bemessen, dann sind sie hinderlich für die optimale Gestaltung der Pflege. Jedoch ist der pflegefachliche Anspruch, der von den Pflegepädagogen vermittelt werden soll – Patientenorientierung – eindeutig so formuliert, dass die Belange des Einzelnen der Maßstab des Handelns sein sollen. Alle Beschreibungen, wie Pflege sein soll, sind so formuliert, dass sie für einen und für alle Patienten Gültigkeit haben. Pflegepädagogen sollen den Schülern zugleich vermitteln, mit materiellen und personalen Ressourcen ökonomisch umzugehen, sich im Pflegealltag realitätstüchtig zu verhalten, in Teams kollegial zusammenzuarbeiten.

Was bedeutet es aber, wenn die Lehrer etwa vermitteln sollen, dass Patienten in ihrer Selbständigkeit zu fördern sind, das Pflegehandeln insbesondere deren individuelle Situation berücksichtigen soll, wenn sie gleichzeitig auch vermitteln sollen, dass die Schüler mit den materiellen und personellen Ressourcen ökonomisch umzugehen, Verantwortung im Sinne von Effektivität und Effizienz in der Praxis zu übernehmen haben. (Vgl. Bundesgesundheitsministerium (2003b, Anlage 1 A der KrPflAPrV ›Theoretischer und praktischer Unterricht‹)

Die Pflegepädagogen geraten so in eine strukturell verankerte Dilemmasituation. Das heißt, solange die künstliche Begrenzung durch die unzureichenden Mittel anhält, die für die Betreuung Kranker zur Verfügung gestellt werden, was zu Zeit- und Personalmangel in der Institution führt und der Normverwirklichung entgegensteht, lässt sich der Widerspruch nicht auflösen. Es gibt unter den herrschenden Bedingungen keinen Ausweg aus diesem Widerspruch. Die in Kapitel eins dargelegte Dialektik von Sollen und Sein wirkt in die Anforderungen an die Pflegepädagogen hinein. (Vgl. auch S. 36 f. der vorliegenden Arbeit.)

Pflegepädagogen sollen also unter Beachtung der knappen Ressourcen und der daraus resultierenden Forderung nach ökonomischem Handeln den Auszubildenden vermitteln, Pflege je an der individuellen Situation der Betroffenen auszurichten. Aber wie geht das? Wie sollen sie die Auszubildenden befähigen, die je individuelle Situation der Patienten in der Planung ihrer Pflege und in ihrem pflegerischen Handeln zu berücksichtigen, wenn der Alltag sich durch Zeitmangel auszeichnet? Die Pflegepädagogen kennen alle die materiellen und personellen Begrenzungen und die derzeitigen Bedingungen in der Praxis, die im Handeln der Pflegenden Berücksichtigung finden müssen.

Wie sollen sie im Zusammenhang mit dem oben beschriebenen Pflege- bzw. Ressourcenmangel vermitteln, pflegerische Interventionen in ihrer Zielsetzung, Art und Dauer am Pflegebedarf des je einzelnen Betroffenen auszurichten? Wie können sie Schülern überzeugend vermitteln, in welcher Weise sie ihre pflegerischen Maßnahmen an den Bedürfnissen, der Lebenssituation der Patienten orientieren sollen, wenn es schon problematisch ist, die genannten alltäglichen pflegerischen Tätigkeiten wie Überwachung, Mobilisierung und Lagerung, Ganzkörperpflege und die Unterstützung bei der Nahrungsaufnahme überhaupt korrekt durchzuführen? Wie kann all das, was den hohen pflegefachlichen Anspruch im Sinne einer am einzelnen Patienten orientierten Pflege ausmacht, ganz konkret im Unterricht vermittelt werden, wenn die Lehrenden doch wissen, dass die Schüler Erfahrungen machen, die das so geforderte Handeln nicht zulassen? Und was bedeutet im Zusammenhang mit diesen Fragen ›ökonomisches Handeln‹, was ›individuelle Pflege‹?

Diese Fragen, die sich aus der Analyse des Spannungsfeldes der Pflegepädagogen ergeben, verdeutlichen m. E. deren schwierige Situation. Denn orientieren sich die Pädagogen bei der Vermittlung an der Norm der Patientenorientierung, so können sie nicht gleichzeitig die Funktionalität im Sinne der Sicherstellung der Arbeitsabläufe und Pflege *aller* Patienten anstreben. Ein solches Fokussieren des normativen Anspruchs in der Vermittlung hat möglicherweise zur

Folge, dass sie von den Schülern angesichts deren Erfahrungen in der Pflegerealität nicht ganz ernst genommen werden. Orientieren sich die Pflegepädagogen hingegen an der Funktionalität, an der Sicherstellung der Pflege in der realen Versorgungspraxis, in der mit den zur Verfügung stehenden Mitteln alle Patienten versorgt werden müssen, so legitimieren sie die Unterwanderung – oder stärker formuliert: die Verletzung – der Norm. Jedes erzwungene Zugeständnis in der Vermittlung des normativen Anspruchs – wie klein es auch sein mag, wie legitim es angesichts der ökonomischen Zwänge auch erscheint – ist aber strukturell regelverletzend. Es stützt die Normalitätstendenz der strukturellen Regelverletzung und hat so Auswirkungen auf die berufliche Sozialisation. (Vgl. zur Normalitätstendenz strukturell regelverletzender Abläufe hier S. 39 ff.; sowie zur beruflichen Sozialisation hier S. 69 f.; vgl. auch Kersting 2015b: 262) Diese strukturelle Regelverletzung in der Praxis und die Vermittlung zur Befähigung zur Regelverletzung sind aufgrund der oben ausgeführten dialektischen Verschränkung von Sollen und Sein immer schon Teil der Pflegelehre, sind konstitutiv für die Pflegelehre.

Insofern ist die Situation der Pflegepädagogen eine besondere: Streng genommen laufen sie stets Gefahr, aufgrund des unauflösbaren Widerspruchs entweder die Auszubildenden mehr oder weniger offenkundig zur Unterwanderung der Norm aufzufordern/anzuleiten bzw. ihnen entsprechende Strategien zu vermitteln oder die Norm unter Ausblendung der Zwänge des Alltags idealistisch zu überhöhen. Im ersten Fall – Unterwanderung der Norm – tragen die Lehrenden zur Wirkungsmacht der Seite der Funktionalität in der Sozialisationsinstanz »Praxis« bei. Im zweiten Fall – idealistischer Überhöhung der Norm – besteht das Risiko, dass das, was sie als pflegefachlichen Anspruch vermitteln, von den Auszubildenden aufgrund ihrer Praxiserfahrungen nicht ernst genommen werden kann.

## 3.2 Die Pflegepädagogen-Studien – das Forschungsdesign

Erkennen Pflegepädagogen, dass die an sie gestellten Anforderungen widersprüchlich sind? Wie deuten sie den Widerspruch und wie gehen sie in ihrer Unterrichtspraxis damit um? Diese Fragestellung wurde zum ersten Mal 2007 und dann erneut 2010 von Studierenden der Pflegepädagogik im Fachbereich Sozial- und Gesundheitswesen der Hochschule Ludwigshafen am Rhein aufgegriffen. Die erste Pflegepädagogen-Studie wurde von *Matthias Löw, Timo Siebenborn und Tina Spingler* von 2007 bis 2008, die zweite Studie von *Christina Flocken, Nina Follmann, Daniela Hünlein, Katja Schonsky u. a.* von 2010 bis 2011 durchgeführt. Während im Rahmen des ersten Forschungsprojektes Pflegepädagogen befragt wurden, denen die Coolout-Studie nicht bekannt war, richtete sich das Erkenntnisinteresse in dem zweiten Projekt auf Pflegepädagogen, die die Coolout-Studien kannten. Die Studierenden interessierten sich dafür, ob, und wenn ja, wie sich dies auf die Wahrnehmung und Bearbeitung des Widerspruchs auswirkt.

Nachfolgend werden beide Studien zusammenfassend beschrieben: die Auswahl der Probanden, das Erhebungsinstrument sowie die Ergebnisse, denen sich je weiterführende Überlegungen anschließen.

### 3.2.1 Die Probanden (zusammen mit Matthias Löw)

Im Rahmen der ersten Pflegepädagogen-Studie von Matthias Löw, Timo Siebenborn und Tina Spingler wurden sechs Probanden befragt, wobei aus zeitlichen Gründen nur fünf Interviews ausgewertet werden konnten. Ein Auswahlkriterium war entweder eine zweijährige Weiterbildung zur Lehrkraft für Pflegeberufe oder ein abgeschlossenes Pflegepädagogikstudium.[61] Ein weiteres Kriterium war, dass die Probanden mindestens ein Jahr Berufserfahrung haben sollten, um sicherzustellen, dass sie in ihrem Berufsalltag Erfahrungen mit den widersprüchlichen Anforderungen gesammelt haben. Letztlich verfügten dann alle Probanden über mindestens eine zweijährige Berufserfahrung. (Vgl. Löw/Siebenborn/Spingler 2008: 249) Letztes Kriterium der Auswahl war, dass den Probanden die Coolout-Studie nicht bekannt war. Dies konnte nach Angaben der Forschungsgruppe durch persönliche Kontakte zu den potenziellen Probanden und entsprechende Informationen über sie sichergestellt werden.

Im Rahmen der zweiten Pflegepädagogen-Studie von Christina Flocken, Nina Follmann, Daniela Hünlein, Katja Schonsky u.a. wurden weitere acht Probanden befragt; hier konnten sechs Interviews ausgewertet werden. (Vgl. Flocken u.a. 2011: 28). In dieser Studie legten die Forscherinnen als Auswahlkriterien fest, dass die Probanden über mindestens zwei Jahre Berufserfahrung verfügen sollten. Sie sollten einen akademischen Abschluss als Pflegepädagogen haben und sollten im Unterschied zu der ersten Probandengruppe die Coolout-Studien kennen. Dies wurde nach Angaben der Forschungsgruppe sichergestellt, indem Probanden ausgewählt wurden, deren Studium an Hochschulen erfolgte, an denen die Studie vermittelt wird und sie diese auch kennengelernt haben. Die Probanden wurden nicht über das Auswahlkriterium hinsichtlich der Kenntnis der Kälte-Studien informiert, um so eine Fokussierung darauf und eine Beeinflussung in eine bestimmte Richtung zu vermeiden. (Vgl. Flocken u.a. 2011: 27f.)

Auch diese zweite Forschungsgruppe interessierte sich dafür, ob die Pflegepädagogen eine Widerspruchserfahrung bezogen auf die an sie gestellten Anforderungen haben, wie sie den Alltagskonflikt

---

61 In den Pflegeschulen sind im Regelfall Lehrende mit beiden Qualifikationen vertreten und alle werden mit dem Widerspruch konfrontiert. Aus diesem Grunde war die Art der Qualifikation – Weiterbildung oder akademische Ausbildung – unerheblich für die Probandenauswahl.

deuten und damit im Unterricht umgehen. Darüber hinaus interessierte sich die Forschungsgruppe dafür, ob es Unterschiede gibt zu den Lehrenden, die die Kälte-Studien nicht kennen. Sie fragten sich, ob es bei ihrer Probandengruppe möglicherweise neue Reaktionsmuster zu identifizieren gibt. (Vgl. ebd.: 7f., 17)

Ergänzend wurde 2011 von der Verfasserin ein Interview mit einem Pflegepädagogen geführt, der in einem Altenpflegefachseminar tätig ist. Dieser Proband hat eine zweijährige Weiterbildung zum Pflegelehrer absolviert, verfügt über langjährige Berufserfahrung in Kranken- und Altenpflegeschulen und kennt die Coolout-Studie. Somit liegen für die Pflegepädagogenstudien insgesamt 12 Interviews vor.

### 3.2.2 Das Szenario und der Interviewleitfaden (zusammen mit Matthias Löw)

Wie bei den Praxisanleiter-Studien wird auch hier ein Transfer des Studiendesigns der Ursprungsstudie vorgenommen. Das heißt, alle Ausführungen zum Studiendesign und zur forschungsmethodischen Vorgehensweise aus Kapitel eins treffen auch hier zu. Der oben entfaltete Widerspruch in den Anforderungen an Lehrende ist eingearbeitet in ein Szenario, welches 2007 im Rahmen des Projektes von Matthias Löw, Timo Siebenborn und Tina Spingler entwickelt und in beiden Pflegepädagogen-Studien verwendet wurde. Das Szenario stellt eine realistische Situation dar, so wie sie von Pflegepädagogen in ihrem beruflichen Alltag erlebt wird.

> Zu Beginn einer Unterrichtsstunde in der Gesundheits- und Krankenpflegeschule des Krankenhauses »Zur guten Hoffnung« meldet sich Schülerin Heike und berichtet von ihrem letzten praktischen Stationseinsatz. Im Unterricht mit anwesend ist der Kursleiter der Klasse, Herr Peter Heinz.

Heike führt aus: »Bei meinem letzten Einsatz auf der Inneren, da hatten wir einen Patienten, Herrn Meier. Der hatte einen Schlaganfall und war seitdem auf der linken Seite gelähmt. Dem habe ich immer morgens bei der Körperpflege und beim An- und Ausziehen geholfen. Mit dem rechten Arm konnte der auch echt noch super mithelfen, was jedoch immer sehr lange gedauert hat. Aber ich wollte auch, dass er sich, soweit es geht, selbst versorgen kann. Also habe ich die Pflege eigentlich immer sehr aktivierend für ihn gestaltet. Bei der Mobilisation habe ich ihn so unterstützt, wie wir das im Demoraum immer geübt hatten. Dabei sagte Herr Meier, dass dies das erste Mal gewesen sei, dass er beim Aufstehen im linken Arm und Bein keine Schmerzen verspürt habe, also da war ich ja echt stolz auf mich. Die pflegerische Versorgung hat dann morgens fast immer eine ganze Stunde gedauert, aber der Herr Meier war sehr glücklich und er wurde auch nach und nach echt wieder selbstständiger.
Beim Zwischengespräch wurde mir dann allerdings vom Stationsteam mitgeteilt, dass ich bei der Patientenversorgung immer zu langsam sei, und mehr bei anderen Tätigkeiten helfen muss: z.B. Blutdruckmessen, Patienten zu Untersuchungen bringen, aber auch die vielen anderen Ganzwaschungen durchzuführen habe. Aber dass ich meine Teamkollegen durch die Versorgung von Herrn Meier ja auch entlastet habe und es dem nach und nach durch die Pflege besser ging, das wurde gar nicht berücksichtigt. Ich müsste mich besser dem Stationsablauf anpassen. Meine Endbeurteilung war dann auch nicht so gut; das war die schlechteste Note, die ich bislang in der Praxis bekommen habe.«
Da meldet sich Schüler Elmar und entgegnet: »Na ja, da wunderst Du Dich? Ich sehe das anders. Du hast halt nicht so viel Zeit und musst Dich eben beeilen. Anders schafft man die anfallende Arbeit doch gar nicht. Und bei so wenig Personal geht das eben nicht anders. Wir als Schüler müssen uns ja mit darum kümmern, dass die Station läuft.«
Heike und Elmar schauen erwartungsvoll ihren Kursleiter Herrn Heinz an. (Löw / Siebenborn / Spingler 2008: 23; Flocken u.a. 2011: 25, Hervorhebung im Original).

Löw, Siebenborn und Spingler erläutern das Szenario bzw. die Personen, die jeweils Statthalter für eine bestimmte Position sind: Die Schülerin Heike steht für den Anspruch einer patientenorientierten Pflege. Sie setzt die in der Schule vermittelten pflegefachlichen Inhalte in ihrem Arbeitsalltag um und benötigt bei der Pflege entsprechend Zeit. Dabei hat sie das Erlebnis, dass der beschriebene Patient Herr Meier deutliche Fortschritte zeigt und es ihm besser geht. Dennoch macht Heike die Erfahrung, dass dies von den Kollegen nicht honoriert wird. Ihr wird vorgeworfen, sie sei zu langsam und könne dadurch andere wichtige Arbeiten nicht erledigen. Darauf reagiert sie betroffen und mit Unverständnis.

Dem gegenüber steht der Schüler Elmar mit seiner Aussage: »*Du hast halt nicht so viel Zeit und musst Dich eben beeilen.*« Elmar vertritt die Position einer Pflege, die sich an den funktionalen Arbeitsabläufen orientiert. Für ihn ist bedeutsam, dass alle Arbeiten erledigt werden müssen.

Der Lehrer Peter Heinz steht für die zu interviewenden Probanden, die mit dieser oder vergleichbaren Situationen in ihrem Unterrichtsalltag konfrontiert werden. Herr Heinz ist hier Zeuge einer Unterhaltung zweier Schüler und aufgefordert, sich zu diesem Widerspruch zu verhalten. Hier endet das Szenario und daran anknüpfend beginnt das Interview mit den Probanden. (Vgl. Löw / Siebenborn / Spingler 2008: 23 f.)

Zur Interviewsituationen und zum Interviewleitfaden schreiben Löw, Siebenborn und Spingler, dass neben einer Zusicherung der Anonymität und einer Information zum Ablauf des Interviews auch darauf hingewiesen wurde, dass die Interviewdauer nicht zeitlich begrenzt sei und es auf die Fragen zur Thematik keine ›richtigen‹ oder ›falschen‹ Antworten gäbe, sondern der Fokus auf der Meinung und Einstellung der Probanden zum Sachverhalt liege. (Vgl. Löw / Siebenborn / Spingler 2008: 25)

Den Interviewpartnern wurde das o.g. Szenario in schriftlicher Form nach Weitergabe der geschilderten Informationen vorgelegt. Die Probanden hatten uneingeschränkt Zeit, sich in den Text einzulesen, und wenn keine Verständnisfragen vorlagen, wurden den Probanden folgende Fragen gestellt, die im Wesentlichen identisch mit den Fragen der Kälte-Studie von Kersting sind:

- Wie finden Sie die Situation insgesamt?
- Wie finden Sie die Ausführungen und das Verhalten von Schülerin Heike? – Nachfrage: Können Sie Heike verstehen?
- Wie finden Sie die Ausführungen und das Verhalten von Schüler Elmar? – Nachfrage: Können Sie Elmar auch verstehen?
- Wie würden Sie sich an Stelle der Kursleitung jetzt verhalten?
- Haben Sie eine solche oder eine ähnliche Situation im Rahmen Ihrer Lehrtätigkeit selbst schon einmal erlebt? Wenn ja, dann schildern Sie diese bitte. Wenn nein, können Sie sie sich vorstellen?
- Wie haben Sie reagiert? / Wie würden Sie reagieren?
- Wenn Sie die Situation verändern könnten, wie hätten Sie diese dann gerne?
- Möchten Sie noch etwas ergänzen? (Ebd.: 25f.)

Die zweite Forschungsgruppe orientierte sich an den Interviewleitfragen und fügte als eine ergänzende Frage hinzu: »Werden solche Situationen für Lehrer in ihrem Team oder mit Kollegen thematisiert? Nachfrage: Wenn ja, wie?« (Flocken u. a. 2011: 29)

Die Auswertung aller Interviews der Coolout-Studien erfolgt mittels Objektiver Hermeneutik so wie im Kapitel eins beschrieben.

## 3.3 Ergebnisse der Pflegepädagogen-Studien

Zunächst ist allgemein bezogen auf die Realitätsnähe des vorgelegten Szenarios festzuhalten, dass nur eine Lehrperson eine solche Konfliktsituation, wie sie im Szenario beschrieben ist, selbst noch nicht erlebt hatte; sie kann sich das aber durchaus vorstellen. Alle anderen Probanden kennen diese oder ähnliche Situationen aus ihrer eigenen Unterrichtspraxis. Dies dokumentieren sie mit Aussagen wie z.B.[62]

> »*Das erlebe ich jeden Tag.*« »*Alltägliches Geschehen auf Station. Ständige Rückmeldung aus der Praxis.*« (PP I 1)
> »*Dieser Konflikt ist mir nur allzu vertraut.*« (PP I 4)
> »*Sehr alltagsnah.*« (PP I 3)
> »*[…] ja, bekannt, sehr bekannt […]*« (PP II 1)
> »*Ja, wie aus dem Leben gegriffen.*« (PP II 3)

Die Ergebnisse der Pflegepädagogen-Studien werden im Folgenden zunächst anhand einer Einordnung der gefundenen Reaktionsmuster in die Kälteellipse (3.3.1) und danach mittels einer Übersicht in tabellarischer Form (3.3.2) vorgestellt. Anschließend werden die Reaktionsmuster beschrieben, Zitate der Probanden dienen der Veranschaulichung. Jeder Beschreibung schließen sich weiterführenden Überlegungen hinsichtlich der Bedeutung der Reaktionsmuster an.(3.3.3)

---

**62** Die Codierungen der Probanden wurden für diese Veröffentlichung vereinheitlicht, die Probanden aus der ersten Pflegepädagogen-Studie von Löw, Siebenborn und Spingler werden als PP I 1–5 bezeichnet, die Probanden aus der zweiten Pflegepädagogen-Studie von Flocken u.a. werden als PP II 1–6 bezeichnet, der in Ergänzung befragte weitergebildete Pflegelehrer wird als PP II 7 bezeichnet.

## 3.3.1 Einordnung der Reaktionsmuster in die Kälteellipse

Die befragten Lehrenden zeigen unterschiedliche Deutungen dieser Situation: vom naiven Zugang über die praktische Negation bis hin zur Einsicht in die Unauflösbarkeit des Widerspruchs und in die Kälte. Drei Reaktionsmuster Lehrender werden mit den beiden Studien identifiziert und beschrieben:

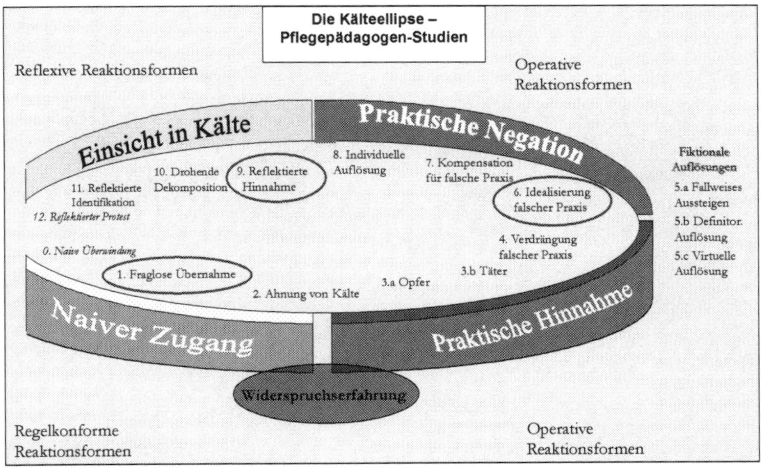


**Abbildung 13:** Kälteellipse Reaktionsmuster Pflegepädagogen

- » *Fraglose Übernahme objektiv Kälte verursachender Strukturen:* Einige Probanden übernehmen die an sie gestellten widersprüchlichen Anforderungen fraglos und unkritisch. Den Widerspruch erkennen sie nicht.

- » *Idealisierung falscher Praxis:* Andere Probanden wiederum erkennen den Widerspruch und sie suchen nach Möglichkeiten, ihn – auch im Interesse der von ihnen unterrichteten Schüler – aufzulösen. Dies gelingt ihnen nach ihrer Einschätzung auch.

» *Reflektierte Hinnahme objektiv Kälte verursachender Strukturen:* Ein Teil der Befragten erkennt den Widerspruch als unauflösbar und im Wissen um die Unauflösbarkeit sehen sie sich gezwungen, ihn hinzunehmen.

An dieser Stelle ist folgende Differenzierung in der Perspektive der Lehrenden auf die vorgelegte Alltagssituation vorzunehmen: Alle Befragten kennen den beschriebenen Konflikt der Schüler, aber nicht alle Befragten erkennen den Widerspruch in den Anforderungen an die Lehrenden.

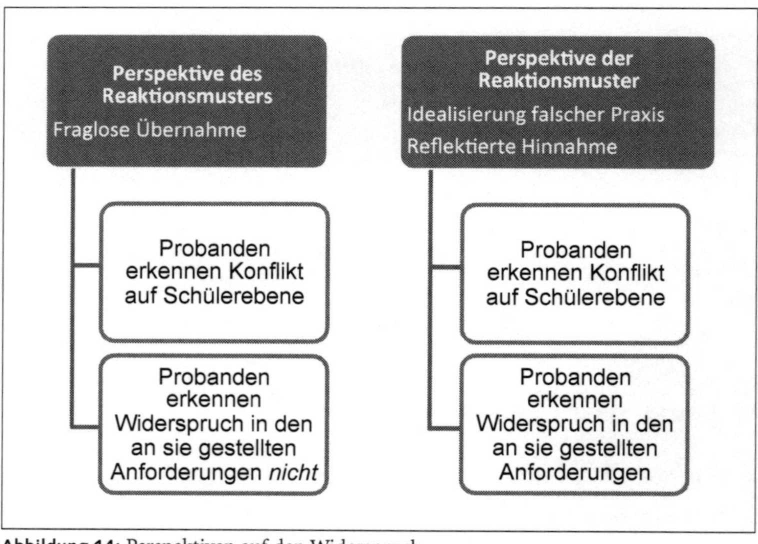


**Abbildung 14:** Perspektiven auf den Widerspruch, in Anlehnung an Flocken u.a. 2011: 47

## 3.3.2 Übersicht der Reaktionsmuster in tabellarischer Form

Wie in der nachfolgenden Tabelle aufgeführt, ist in beiden Untersuchungen das Reaktionsmuster der Idealisierung falscher Praxis zu finden. In der *ersten Studie* ist allerdings das häufigste Muster die »Fraglose Übernahme«, während in der *zweiten Studie* alle Probanden den Widerspruch in den Anforderungen, die an sie gestellt sind, erkennen.[63] Das häufigste Muster hier ist die »Reflektierte Hinnahme«: Die Probanden erkennen den Widerspruch als unauflösbar. Dies lässt sich nach Ansicht von Flocken u. a. – auch in Abgrenzung zur ersten Pflegepädagogen-Studie – als ein Hinweis auf einen reflektierten Zugang zu dem Widerspruch durch die Kenntnisse über die Coolout-Studie deuten. (Vgl. Flocken u. a.: 47)

Verteilung und Anzahl der Reaktionsmuster bei den Pflegepädagogen

| Reaktionsmuster | Probanden der Studie 2008 (ohne Kenntnis der Kältestudie ) | Probanden der Studie 2011 (mit Kenntnis der Kältestudie ) |
|---|---|---|
| Fraglose Übernahme | 4 | ——— |
| Idealisierung falscher Praxis | 1 | 1 |
| Reflektierte Hinnahme | ——— | 5 (+ 1 Proband mit Weiterbildung) |

**Abbildung 15:** Tabellarische Darstellung der Reaktionsmuster der Pädagogen-Studien, in Anlehnung an Flocken u. a. 2011: 47

**63** Dazu wird auch die weitergebildete Pflegelehrerin mit Kenntnissen über die Coolout-Studie gezählt.

## 3.3.3 Beschreibung und Diskussion der Reaktionsmuster der Pflegepädagogen

### 3.3.3.1 Fraglose Übernahme

Charakteristisches Merkmal des Reaktionsmusters »Fraglose Übernahme« ist, dass der strukturell verankerte Widerspruch nicht erkannt wird. Die Probanden »können zwar sowohl die Norm als auch die gesellschaftliche Funktion benennen, die miteinander in Spannung stehen, aber sie vermögen darin keinen Widerspruch zu sehen. Das Verhältnis von [...] Sollen und Sein wird von ihnen im Alltag so gedeutet, dass die Norm, obgleich sie funktional gebrochen ist, als erfüllt angesehen wird.« (Gruschka 2005: 17, zitiert nach Löw; Siebenborn / Spingler 2008: 50; vgl. auch Kersting 2013: 136ff.)

Für die Pflegepädagogen bedeutet dies, dass sie zwar um die *»traurige[n] Zustände«* (PPI1) im Pflegealltag wissen. Sie kennen auch die Situation der Schüler im Stationsalltag und greifen diese im Unterricht auf. Sie erkennen jedoch nicht, dass die an sie selbst herangetragenen Anforderungen widersprüchlich sind. Ihnen ist nicht bewusst, dass sie nicht den pflegefachlichen Anspruch im Unterricht stark machen können, wenn sie zugleich auch aufgefordert sind, Schüler zu befähigen, ihr Handeln innerhalb der Rahmenbedingungen im Pflegealltag an ökonomischen Prinzipien auszurichten. Mit ihrer Art der Vermittlung und Thematisierung des pflegefachlichen Anspruchs meinen sie, beiden Seiten gerecht werden zu können.

So betrachtet etwa der Proband PPI4 die theoretische und praktische Ausbildung als etwas, was unabhängig voneinander, gleichsam nebeneinander steht. Während der theoretischen Ausbildung gilt es, den Schülern ein Bild zu vermitteln, wie die Pflege idealerweise sein könnte. Diese Vermittlung eines idealtypischen Bildes ist mit der Hoffnung verbunden, dass die Schüler das dann auch nach Beendigung ihrer Ausbildung in die Praxis tragen. In der Praxis hingegen muss die Arbeit so organisiert werden, dass man dort dem pflegerischen Anspruch »*möglichst nahe kommt*«. (PP I 4) Damit aber haben die Lehrenden nichts zu tun; aus Sicht des Probanden sind sie nicht dafür zuständig, die Praxis zu korrigieren. Wie es denn den Schülern im Alltag gelingen soll, dem Ideal möglichst »*nahe*« zu kommen und was möglichst ›nahe‹ im Zusammenhang mit dem vermittelten idealen Anspruch bedeuten kann, das wird von dem Probanden nicht hinterfragt. Für seinen Unterricht und sein pädagogisches Verständnis sieht er darin kein Problem.

Auch der Proband PP I 2 sieht im Zusammenhang mit der Vermittlung des pflegefachlichen Anspruchs keinen Widerspruch. Er beschreibt beide Seiten in den Anforderungen an die Pflegenden als etwas sich in der Praxis Ergänzendes: Im Alltag gibt es seiner Erfahrung nach Pflegende, die eher patientenorientiert arbeiten, »*für die diese aktivierende Pflege, ja dieses ausführliche Arbeiten mit und an dem Patienten sehr wichtig (!) ist*«. Und es gibt solche, die »*nicht so zugänglich dafür*« sind, die »*vielleicht eher theoretisch als praktisch veranlagt sind*«, bei denen die funktionalen Arbeitsabläufe, die Administration, »*Stationszimmer und das Umfeld*« im Vordergrund stehen und die das machen. Beides hat seine Berechtigung, steht nebeneinander und wird aufgrund der unterschiedlichen Ausrichtungen der Pflegenden im Alltag umgesetzt.

Ein Proband hebt hervor, dass es sinnvoll sei, mit Heike oder anderen Schülern im Unterricht Diskussionen zu führen, damit sie sich verschiedene Seite des Konfliktes anschauen: »*für den einen ist vielleicht wichtig zu verstehen, dass pflegerische Versorgung eine Bedeutung hat und eine Wirkung hat, für die andere ist wichtig zu verstehen, wie kann ich das zeit[...]sparender machen.*« (PP I 3) Auch damit wird angenommen, dass im Unterricht beide Anforderungen nebeneinanderstehend vermittelt werden können.

Einer der Befragten betont die hohe Bedeutung der Norm der patientenorientierten Pflege im Unterricht. Leitend für die Entscheidungskompetenz der Schüler in der Praxis muss seiner Ansicht nach das Gewissen sein. So lässt er die Schüler im Unterricht diskutieren und eigene Strategien entwickeln, wie sie dem Patienten adäquater helfen oder mehr Zeitressourcen schaffen könnten, ohne als Lehrer selbst Lösungen zu präsentieren: »*Denen sag ich schlicht und einfach: Jeder ist seinem eigenen Gewissen verantwortlich*«. (PP I 5) Indem den Schülern der Freiraum für solche Diskussionen im Unterricht gegeben wird, kommt der Lehrer aus seiner Sicht den Anforderungen nach, die an ihn gestellt sind: Er vermittelt den hohen Anspruch; alles Weitere liegt in der Verantwortung der Schüler. Darüber hinaus lässt er »*solche Konflikte auch gern von Psychologen begleiten*«. Psychologen können solche Situationen »*fachlich kompetent aufarbeiten*«. (PP I 5)

Dass von den Lehrenden – und auch von den Schülern – etwas gefordert wird, was sie gar nicht einlösen können, dringt nicht in das Bewusstsein der Probanden mit diesem Reaktionsmuster. Für diese Pflegepädagogen gibt es in ihrer eigenen Unterrichtspraxis kein Problem hinsichtlich der Vermittlung der Norm und der ihr entgegenstehenden Befähigung zu funktionalem Handeln innerhalb der Bedingungen des Pflegealltags.

Die Probanden mit diesem Reaktionsmuster stehen dabei weder dem pflegefachlichen Anspruch noch den Schülern gleichgültig gegenüber. Sie wollen, dass die Schüler das, was sie in der Schule lernen, auch in der Praxis umsetzen können und Schüler dürfen deshalb keine schlechten Beurteilungen bekommen: »*Auch wenn wenig Personal da ist, muss man gucken, dass die Leute das, was sie in der Schule lernen […] auch irgendwo umsetzen können.*« (PP I 2) Wie das möglich sein kann, das sagt der Proband nicht. In einer naiv anmutenden Weise mahnt er die Stationen an, Theorie und Praxis zu verknüpfen. Er sagt auf der Station, »*dass es so irgendwo nicht geht […], dass die Theorie und die Praxis verknüpft werden soll.*«

Unhinterfragt und selbstverständlich werden die Anforderungen hingenommen, die an sie als Lehrende in der Vermittlung und an die Schüler in der Praxis gestellt werden. Einen Widerspruch für ihren fachlich-pädagogischen Auftrag sehen diese Pflegepädagogen nicht. Vielmehr werden die Vermittlung des normativen Anspruchs wie auch die Erfordernisse der Befähigung zum funktionalen Handeln als Einheit wahrgenommen und in der Art der Bearbeitung im Unterricht ist die Verwirklichung beider Seiten gewährleistet. Grundlage dafür ist, dass die Gepflogenheiten der Praxis unkritisch hingenommen werden: Man muss dem pflegefachlichen Anspruch in der Praxis nahekommen, man muss beiden Anforderungen im Alltag nachkommen, man muss seinem Gewissen folgen und an die Stationen wird die Forderung herangetragen, Theorie und Praxis zu verknüpfen. Sie selbst geraten im Unterricht in keinen Konflikt. (Vgl. zum Reaktionsmuster der Fraglosen Übernahme auch die ausführliche Beschreibung in Kersting 2013: 141 f.)

#### 3.3.3.2 Weiterführende Überlegungen

Im Anschluss an die Beschreibung des Reaktionsmusters »Fraglose Übernahme« bei Lehrenden lässt sich ein erster Hinweis dafür geben, in welche Richtung eine weiterführende Diskussion rsp. pflegepädagogische Bearbeitung gehen könnte. Das Ziel einer Auseinandersetzung mit diesem Reaktionsmuster ist zuallererst eine Analyse und die Erkenntnis des Widerspruchs. Die nachfolgenden Ausführungen zum Konstrukt der Widerspruchserfahrung lassen sich auf die Situation der Pflegepädagogen übertragen:

> Während in der regelkonformen Reaktionsform [der »Fraglosen Übernahme«, K.K.] Norm und Funktion noch unbegriffen nebeneinander stehen, fallen sie in der Widerspruchserfahrung auseinander. Die Pflegenden machen die Erfahrung, daß von ihnen etwas verlangt wird, was sie nicht ohne weiteres erfüllen können, auch wenn sie dies wollen: Die Kommunikation mit einer Patientin, die an einer Aphasie leidet, bedarf der Zeit genauso, wie die Begleitung sterbender Patienten nicht zwischen ›Tür und Angel‹ möglich ist. Damit Patienten mit einer Hemiplegie Bewegungsabläufe neu erlernen und in der pflegerischen Betreuung die richtige Balance zwischen aktiver und passiver Unterstützung und Förderung der eigenständigen Durchführung von Verrichtungen finden, bedarf es einer sorgfältigen Planung der Pflege, die entsprechend

> auch umgesetzt wird. Mit schnellem Arbeiten läßt sich das nicht in Einklang bringen. Auf die *Erkenntnis, daß systematisch nicht eingelöst wird, was Pflegende in der Ausbildung als optimale Pflege lernen, folgt, daß sie mit ihren subjektiven Urteilen die Zumutungen des Alltags nun nicht mehr fraglos hinnehmen können.* Eine Sensibilität für die Normverletzung führt dazu, daß sie neue Deutungsformen für die Bewältigung des konflikthaften Alltags lernen müssen. Sie können und müssen sich nun bewußt zur Kälte verhalten. Hinter diese bewußte Widerspruchserfahrung können sie nicht mehr zurückfallen. (Kersting 2013: 219f., Hervorhebungen durch die Verfasserin)

Martin Heinrich hebt in seinen Ausführungen die Bedeutung der Widerspruchserfahrung für eine aufgeklärte Sicht hervor:

> Der Versuch, nach der bewußten Widerspruchserfahrung mit dem Reaktionsmuster einer fraglosen Übernahme auf Kälte zu antworten, wäre nur mittels einer Selbsttäuschung möglich. Dies käme aber dem Reaktionsmuster einer Verdrängung gleich (s.u.). Auch diese könnte die Bewußtwerdung des Widerspruchs nicht aufheben, das heißt nicht rückgängig machen, sondern würde sie allenfalls verschleiern. Ebenso verstellt sich [...] nach der Widerspruchserfahrung das Reaktionsmuster Ahnung von Kälte. Die Unbestimmtheit gegenüber den Widersprüchen in den regelkonformen Reaktionsformen ist durch die Widerspruchserfahrung zur Gewißheit geworden. Sie [die Probanden, K.K.] sind folglich dazu gezwungen, sich in irgendeiner Weise zu diesem Wissen zu verhalten: *Die Widerspruchserfahrung zeigt sich als ein Stück Aufklärung und als diese in ihrem Kern irreversibel.* Der Weg zurück zu einer ursprünglichen Naivetät im Umgang mit Kälte ist versperrt. Ein Weg-sehen oder ein Ab-sehen vom Widerspruch ist nur in Form eines intentionalen Aktes möglich, das heißt: Nach der bewußten Widerspruchserfahrung wird jeder, was er auch tun mag, immer in irgendeiner Weise sich zu den Widersprüchen verhalten – auch noch in den subtilen Versuchen, dieses Wissen um das Disparate zu ignorieren. (Heinrich 1999: 30, Hervorhebungen durch die Verfasserin)

Wenn der strukturell verankerte Widerspruch bewusst wird, ist eine Basis geschaffen, von der aus die eigenen Verstrickungen der Pflegepädagogen in die Mechanismen der Kälte durchschaut werden können. Dies kann der Ausgangspunkt für weitere Überlegungen zum Umgang mit dem unauflösbaren Widerspruch im Unterricht sein. Dies ist m. E. eine Voraussetzung dafür, dass Pflegepädagogen in dem Zusammenhang auch ihre Rolle hinsichtlich der beruflichen Sozialisation der Schüler reflektieren.

#### 3.3.3.3 Idealisierung falscher Praxis

In beiden Pflegepädagogen-Studien wird das Reaktionsmuster »Idealisierung falscher Praxis« beschrieben. Die Probanden mit dem Reaktionsmuster erkennen den Widerspruch, der den an sie gestellten Anforderungen innewohnt. Daraus resultiert für sie die (moralische) Notwendigkeit, nach Maßnahmen zu suchen, mit denen sie in der Lage sind, diesen Widerspruch im Unterricht aufzulösen, und sie glauben, mit ihren Vorschlägen und pädagogischen Konzepten könne dies gelingen. Sie zeigen sich damit kritisch und konstruktiv. (Vgl. Kersting 2013: 170ff.)

Eine Strategie im Umgang mit dem Widerspruch im Unterricht ist es, die Vermittlung des pflegefachlichen Anspruchs so auszugestalten, dass die Schüler zunächst einmal seine hohe Bedeutsamkeit erfassen können. Zugleich – und das ist das weitere Anliegen – muss diese Bedeutsamkeit kompatibel gemacht werden mit den Bedingungen des Arbeitsalltags, damit die Schüler auch befähigt werden, innerhalb der ökonomischen Zwänge bestehen zu können. Löw, Siebenborn, Spingler beschreiben das am Beispiel eines Vorschlags eines Probanden, der mit seinem Unterricht einen schrittweisen Erkenntniszuwachs bei den Schülern anbahnen möchte. Dabei orientiert er sich zunächst einmal an der Vermittlung des normativen Anspruchs: Er macht deutlich, dass er das Verhalten von Heike begrüßt und unterstützenswert findet: »*[M]eine persönliche Einstellung ist [...] ich stimme der Heike zu. [...] mir persönlich wäre einfach die pflegeri-*

*sche Versorgung auch wichtiger.«* (PP13) Sodann führt er seine Vorgehensweise im Umgang mit dem Widerspruch im Unterricht aus:

» Im ersten Schritt muss der Schüler zunächst einmal »*das Wesentliche von Pflege*« erkennen. Das heißt, der Schüler muss lernen, wie die Pflege idealerweise durchgeführt werden soll.

» Im zweiten Schritt muss der Schüler verstehen lernen, dass er das Wesentliche von Pflege in die Rahmenbedingungen »*einzubringen*« hat. Demnach soll der Schüler also lernen, nach Möglichkeiten zu suchen, wie er den hohen pflegerischen Anspruch in die Bedingungen des Alltags integrieren kann.

» Schließlich muss er im dritten Schritt erkennen lernen, dass auf Grund von verschiedenen Faktoren wie z.B. Zeitmangel oder unkollegiale Teammitglieder eine patientenorientierte Pflege nicht immer realisierbar ist.

»In diesem Verständnis bildet die Lehrperson angehende Pflegekräfte aus, die in *jeder* Situation agieren können«, so Löw, Siebenborn und Spingler. (Löw/Siebenborn/Spingler 2008: 47, Hervorhebung im Original) Der Widerspruch in den Anforderungen des Lehrers gilt damit als aufgelöst: Der Pflegepädagoge hat für sich ein pädagogisch-didaktisches Konzept, mit dem über drei Schritte ein Erkenntniszuwachs und somit eine erfolgreiche Bearbeitung im Unterricht stattfindet. Diese Strategie ist jedoch so konstruiert, dass in der Vermittlung des pflegefachlichen Anspruchs im Unterricht zugleich die Seite Funktonalität berücksichtigt wird. Im Ergebnis vermittelt der Pädagoge nicht, wie der pflegefachliche Anspruch verwirklicht werden kann, sondern wie sich auf Kosten des Anspruchs die Seite der Funktionalität durchsetzt.

Eine weitere Bearbeitungsstrategie im Unterricht besteht darin, dass die Reflexionsfähigkeit der Schüler gefördert werden soll. Gelingt dies, so gilt der Widerspruch als gelöst und es gibt in der Vermittlung für die Pflegepädagogen kein Problem mehr. Wichtig ist es, im Unterricht den Alltagskonflikt der Schüler zu thematisieren. Eine Zielsetzung dieser Thematisierung besteht darin, dass den Schülern der Konflikt bewusst wird und sie die jeweils gegensätzlichen Sichtweisen darauf kennenlernen. Dies seien, so sagt der Proband PP I 3, die »*wirklich fruchtbaren Situationen*« im Unterricht. »*[M]it jeder Diskussion verändert sich der Blickwinkel* [der Schüler, K. K.] *und irgendwann sind die Schüler soweit, dass sie [...] das für sich auf der Station entscheiden können.*« (PP I 3)

Auch der Pflegepädagoge PP II 3 sieht es als Aufgabe der Lehrenden an, mit den Schülern das Dilemma zu bearbeiten: »*[...] da gibt's sicher sehr, sehr unterschiedliche Möglichkeiten und ich denk Lehrer oder Schulen sind sicher gehalten, genau [...] dieses Dilemma zu bearbeiten, sich gut damit zu beschäftigen, wie gestalten wir das an unserer Schule oder wie gestaltet es der einzelne Lehrer [...].*« Er konkretisiert dies und beschreibt eine methodisch angeleitete Fallreflexion. Schüler sollen damit angeregt werden, in verschiedene Rollen zu schlüpfen, so dass die Situation »*aus ganz verschiedenen Perspektiven, also der Perspektive der Stationsleitung vielleicht, oder der Examinierten oder des Patienten oder des Schülers, je nachdem reflektiert wird.*« (PP II 3) Dies soll nicht »*direktiv oder bewertend*« geschehen. Vielmehr ist die Zielsetzung »*ein Verständnis für Situationen, Rahmenbedingungen und Strukturen, Finanzierunghintergründe und Modalitäten jeder Art [...] zu entwickeln.*« (PP II 3)

Hinter dieser Vorgehensweise verbirgt sich die Überzeugung, dass der Konflikt nur oft genug im Unterricht diskutiert werden müsse, dann lernten die Schüler es mit der Zeit, Verständnis für die unterschiedlichen Perspektiven zu erlangen und eigene Entscheidungen in der Praxis treffen zu können.

Dass eine Orientierung am je individuellen Kranken und seinen Bedürfnissen und eine Orientierung an der Funktionalität und damit der Sicherung der Arbeitsabläufe innerhalb der begrenzten Bedingungen sich widersprechen und auch durch Verständnis der unterschiedlichen Perspektiven und darauf basierende Entscheidungen nicht aufgelöst werden kann, das haben die Probanden nicht im Blick. Der Widerspruch gilt als aufgelöst.

Aus Sicht des Probanden PP I 3 ist es zudem erforderlich, die Praxisanleiter besser zu qualifizieren. Nach seiner Erfahrung ist der Theorie-Praxis-Transfer »*sehr schwierig*« und Auszubildende werden schlecht begleitet, gerade »*was diese belastende Situation anbetrifft.*« Dafür müssten Praxisanleiter besser ausgebildet werden, denn »*Praxisanleiter [...] die einfach nur herkömmlich, ein paar Stunden Weiterbildung [...] genießen, sind aus meiner Sicht heutzutage einfach zu wenig qualifiziert, um [...] evidenzbasierte Pflege vor Ort zu realisiere.*« (PP II 3) Demnach müssten Praxisanleiter dafür sensibilisiert werden, »*wie in der Praxis genau mit solchen Situationen reflektierend gearbeitet werden kann.*« (PP II 3) Werden Schüler also zur Reflexion sowohl in der Theorie durch die Pflegepädagogen als auch in der Praxis durch die Praxisanleiter befähigt, dann ist der Widerspruch pädagogisch so bearbeitet, dass es aus der Perspektive der Pflegepädagogen kein Problem mehr gibt. Zusammenfassend kann man sagen, dass die Strategien bei diesem Reaktionsmuster auf praktisch umzusetzende Lösungen im Unterricht und in der Praxis gerichtet sind:

» Vermittlung der hohen Bedeutung des Ideals von Pflege mit einer schrittweisen Berücksichtigung der Rahmenbedingungen in der praktischen Umsetzung.

» Befähigung der Schüler zur Übernahme verschiedener Perspektiven in Alltagssituationen durch methodisch angeleitete Fallreflexionen.

» Forderung einer besseren Qualifikation der Praxisanleiter, damit diese in der Lage sind, Praxissituationen gemeinsam mit Schülern zu reflektieren.

Die Probanden erkennen indessen nicht, dass sich der Widerspruch in den an sie gestellten Anforderungen genauso wenig auflösen lässt wie der im Alltag der Schüler. Bei der Betrachtung des beschriebenen pädagogischen Konzeptes mit seinen drei Schritten zeigt sich, dass es die Seite der Funktionalität ist, die sich dabei durchsetzt und nicht die Vermittlung der Norm. Welche Folgen eine Befähigung zur Übernahme der verschiedenen Perspektiven haben soll, inwieweit diese pädagogisch angeleitete Fallreflexion das zugrundliegende Problem tatsächlich lösen kann, das wird nicht weiter verfolgt. Aus der Perspektive der Probanden wurde es jedoch pädagogisch im Unterricht bearbeitet bzw. an den Ort der Praxis und in die Zuständigkeit der Praxisanleiter verwiesen.

Diese kritisch-konstruktive Perspektive der Probanden, nämlich das Erkennen und Benennen der Probleme und ihre engagierte Suche nach praktikablen Lösungen im Unterricht, ist ein zentraler Aspekt des Reaktionsmusters »Idealisierung falscher Praxis«. In den Vorschlägen steckt etwas Wahres und etwas Falsches: *Das Wahre* ist zunächst die Erkenntnis des Widerspruchs und eine mögliche Annäherung an die Verwirklichung des pflegefachlichen Anspruchs, nicht zuletzt durch eine Sensibilisierung der Schüler für eine Betrachtung der verschiedenen Möglichkeiten, die der Alltag bietet. *Das Falsche* ist der Trugschluss, den Widerspruch damit auflösen zu können: Von den Probanden unbemerkt setzt sich die Seite der Funktionalität durch bzw. findet ein Arrangement mit dem Bestehenden statt. Mit ihren Strategien vermitteln sie dies auch den Schülern, ob sie es wollen oder nicht.

#### 3.3.3.4 Weiterführende Überlegungen

Ziel einer Auseinandersetzung mit den Reaktionsmustern der Coolout-Studien kann eine Aufklärung der Lehrer über ihre eigene Verstrickung in den unauflösbaren Widerspruch sein. Für eine solche Auseinandersetzung eignet sich dieses Reaktionsmuster in besonderer Weise, weil es, wie oben schon benannt, etwas ›Wahres‹ und etwas ›Falsches‹ beinhaltet. Eine nähere Betrachtung des ›Wahren und Falschen‹ kann zum Gegenstand der Reflexion der Pflegepädagogen gemacht werden:

*Das Wahre,* also das Zutreffende im Sinne einer kritisch-konstruktiven Bearbeitung ist, dass die hohe Plausibilität und Praktikabilität der Lehrerstrategien im Unterricht auf der Hand liegen: die Verpflichtung der Lehrenden, Reflexionsfähigkeit bei den Schülern anzubahnen und damit einer wichtigen pädagogischen Aufgabe nachzukommen. Die von den Lehrern hier skizzierten Vorgehensweisen im Unterricht entsprechen gängigen (pflege)pädagogisch-didaktischen Konzepten und Methoden:

» schülerorientierte und schüleraktivierende Methoden im Unterricht

» Aufgreifen der Erfahrungen der Schüler und Austauschen ihrer Sichtweisen im Unterricht,

» methodisch angeleitete Fallreflexionen zur Übernahme verschiedener Rollen und Perspektiven in Konfliktsituationen,

» schrittweises Anbahnen des Erkenntniszuwachses hinsichtlich der Komplexität der Pflege,

» Erkenntniszuwachs als Grundlage für eigene, von den Schülern in der Praxis selbst zu treffenden Entscheidungen.

Insofern lassen sich die von den Probanden vorgeschlagenen Vorgehensweisen pflegepädagogisch/didaktisch mit verschiedenen Konzepten oder Prinzipien des Unterrichts (Schülerorientierung, Erfahrungsorientierung, Schüleraktivierung und sukzessiver Erkenntniszuwachs) begründen.

*Das Falsche* ist der den Strategien innewohnende Trugschluss: Der Widerspruch im Unterricht wird entgegen der Annahme der Lehrer nicht aufgelöst, es setzt sich vielmehr die Seite der Funktionalität durch, wie etwa die Beschreibung des ›dreischrittigen Erkenntniszuwachses‹ zeigt. Auch eine breite Reflexion sowie Rollen- und Perspektivenübernahme als Möglichkeit der Auflösung der widersprüchlichen Anforderungen im Unterricht zu sehen, greift bei näherer Betrachtung nicht.

Diese Art der Thematisierung im Unterricht soll die Schüler befähigen, im Alltag reflektiert mit dem Widerspruch umzugehen und Entscheidungen treffen zu können. Der strukturell verankerte Widerspruch wird damit nicht aufgelöst, sondern er wird in einer Weise pädagogisch bearbeitet, die es erlaubt, dass er in die Hände der Schüler gelegt wird.

Wie die konkrete Hilfe für Entscheidungen durch die als ›fruchtbar‹ bezeichneten Diskussionen und Rollenübernahmen aussehen soll, also was daran genau für die Schüler in der Praxis hilfreich ist, um mit den widersprüchlichen Anforderungen umgehen zu können, das sagen die Lehrer nicht. *Für sie gilt aber der Widerspruch in den an sie selbst gestellten Anforderungen mit Hilfe pflegepädagogisch-didaktischer Arrangements als aufgelöst.*

Die hier entfaltete Perspektive auf pädagogisch-didaktische Konzepte kann als Ausgangspunkt sowohl für eine kritische Reflexion der eigenen Strategien als Pflegepädagoge im Unterrichtsalltag als auch für eine Analyse pflegepädagogischer/pflegedidaktischer Konzepte genutzt werden. Letzteres wird im vierten Kapitel beispielhaft anhand der kritisch-konstruktiven Pflegelernfelddidaktik von Karin Wittneben durchgeführt.

#### 3.3.3.5 Reflektierte Hinnahme

Die Pflegepädagogen mit dem Reaktionsmuster »Reflektierte Hinnahme« wissen, dass sie selbst im Unterricht in den unauflösbaren Widerspruch verwickelt sind.

> Diese Einsicht in die objektive Unauflösbarkeit des Widerspruchs enthebt indes nicht vom Handlungszwang. Im Handeln [hier im pädagogischen Handeln, K.K.] ist ein Kontinuum zwischen Sein und Sollen

> verbaut, das Sein wird nicht einfach hingenommen, und das Sollen ist nicht in ein Sein zu übersetzen. Daher wird auch für denjenigen, der um die objektive Widersprüchlichkeit [...] weiß, in seinem Alltagshandeln schließlich – analog zur operativen Reaktion – in der Regel nur eine pragmatische Lösung möglich sein, die freilich keine Einlösung der Norm bedeuten kann. Auch wer um die Unmöglichkeit weiß, [...] [beides, K.K.] gleichzeitig zu verwirklichen [hier: die Schüler zu befähigen, die Pflege am einzelnen Patienten und seinen individuellen Bedürfnissen auszurichteten und zur Sicherung aller Arbeitsabläufe unter den derzeitigen ökonomischen Bedingungen im Krankenhausalltag beizutragen, K.K.], wird in der je konkreten Situation entscheiden müssen. (Heinrich 1999: 17f.; vgl. dazu auch Kersting 2013: 192ff.)

Allen Pflegepädagogen mit diesem Reaktionsmuster gemeinsam ist ein Bewusstsein davon, wie begrenzt das eigene Verhalten im Unterricht bleiben muss. Den Pflegepädagogen, die eine Einsicht in die dem pädagogischen Handeln zugrundeliegenden strukturellen Bedingungen haben, ist somit eine erfolgversprechende praktische Bearbeitung des pädagogischen Konfliktes, wie sie mit dem Reaktionsmuster »Idealisierung falscher Praxis« vorgeschlagen wird, versagt. »Alle Versuche der praktischen Bearbeitung leisten bloß subjektiv, nicht aber objektiv eine Auflösung der Widersprüche.« (Heinrich 1999: 11)

Diese Einsicht hindert Pflegepädagogen daran zu glauben, sie könnten mit bestimmten Strategien tatsächlich den Widerspruch in den Vermittlungsanforderungen auflösen. »*Das ist [...] das Dilemma, das wir in der Pflegeausbildung immer haben.*« (PP II 2) Für diesen Probanden stellt sich im Unterricht die Frage: »*Ach, was sag ich denn jetzt [...]?*« Er weiß, dass er das Dilemma der Schüler nicht lösen kann, weil er seinerseits den Widerspruch, in dem er sich als Lehrer befindet »*selber [...] nicht lösen kann.*« In seinem beruflichen Alltag sieht er nur eine Möglichkeit, nämlich »*praktisch im Unterricht mit den Auszubildenden [...], dem Thema Raum geben, [...] sie dazu motivieren [...] [d]as umzusetzen, [...] was sie lernen [...]. Ich muss ihnen auch leider mitgeben, dass ich ihnen das* [Spannungsfeld, K.K.] *nicht lösen kann.*« (PP II 2)

Sie alle wissen, dass sie trotzdem genötigt sind, sich realitätstüchtig zu verhalten, und sehen keine andere Möglichkeit, als die strukturellen Bedingungen als konkreten Handlungsrahmen hinzunehmen. Alle Probanden mit dem Reaktionsmuster zeigen zunächst einmal der Praxis und den Zwängen des Alltags gegenüber ein hohes Maß an Verständnis. Sie sind sich bewusst darüber, dass für die praktische Arbeit auf den Stationen eine Lösung gefunden werden muss. Wie sich die Befragten in den konkreten Unterrichtssituationen jeweils tatsächlich verhalten, das ist unterschiedlich:[64]

Der Proband PP II 2 schlägt z.B. vor, dass im Alltag stets die aktuelle Situation berücksichtigt und reflektiert wird und immer wieder neu auf ihre Gültigkeit hinsichtlich des pflegefachlichen Anspruchs geprüft werden sollte. Er wünscht sich dabei zwar eine Verknüpfung der Theorie mit der Praxis. Ihm ist aber klar, dass dies nicht zur Auflösung des Widerspruchs führen kann. Es bleibt ihm nur, den Konflikt im Unterricht mit den Schülern zu besprechen und ihnen offen zu sagen, dass auch er den Widerspruch nicht auflösen kann.

Der Proband PP II 6 fordert zudem von den Schülern, dass sie: »*manchmal gegen den Strom der alteingesessenen Schwestern schwimmen*« sollen. Die Bemühungen der Schüler, das Gelernte im Alltag umzusetzen, unterstützt er dahingehend, dass er sich in der Praxis bei Anleitungen, Begleitungen oder Prüfungen schützend vor die Schüler stellt und sie bestärkt.

Wichtig ist nach Ansicht des Probanden PP II 4 der Austausch sowohl im pädagogischen Team, als auch mit den Schülern. Letzte-

---

**64** Vgl. dazu Flocken u.a. 2011: 58–60. Sie beschreiben die Strategien der von ihnen Befragten mit diesem Reaktionsmuster als unterschiedliche Facetten innerhalb des Reaktionsmusters: Stete Suche nach gültigen Lösungen und offener Dialog mit den Schülern; verständnisvolle Unterstützung der Schüler in der Praxis; kommunikativer Austausch mit Teamkollegen Praxisanleitern, Schülern; Verfechtung der Norm, Aufklärung und berufspolitisches Engagement.

res kann mittels methodisch angeleiteter Fallreflexionen geschehen. Auch eine enge Kommunikation mit den Praxisanleitern ist hilfreich; deren Position müsste gestärkt werden und es müssten mehr Praxisanleiter an der Schnittstelle von Theorie und Praxis zur Verfügung stehen.

Der Proband PP II 1 hebt besonders hervor, wie wichtig die Vermittlung der Norm in der Ausbildung ist. Er vertritt seinen Standpunkt auch gegenüber der Pflegedienstleitung, die, so schildert er es, von den Pädagogen Abstriche im Unterricht fordert: »*[...] wir sollen das* [Patientenorientierung, K. K.] *nimmer so unterrichten, weil das ja totaler Quatsch wäre in'nem Akutkrankenhaus.*« Das empört ihn: »*Ja, das ist natürlich ein echter Skandal, ja.*« Auch er macht den Widerspruch im Unterricht zum Thema: «*Das muss man denen [den Schülern, K.K.] ganz klar vor Augen führen.*« Seiner Ansicht nach muss man die Schüler »*immer aufklären*« und »*ganz radikal*« ansprechen, dass es um »*Patientenorientierung*« und »*Ablauforientierung*« geht. Dies hält er für schwierig: »*Also ich sehe natürlich, das ist natürlich unglaublich schwer, das den Schülern klarzumachen. Aber da darf man sie auch nicht anlügen.*« »*Wir müssen ihn* [den Konflikt, K. K.] *erkennen, um dann damit arbeiten zu können oder dann auch auf diesen Konflikt irgendwie reagieren zu können, ja.*« Eine wirkliche Lösung sieht er jedoch nur in einer Veränderung der Rahmenbedingungen und in »*mehr Personal*«. Er fordert »*berufspolitisches Engagement*«, um tatsächlich Veränderungen bewirken zu können.

Nach Ansicht des Probanden PP II 5 gibt es nur eine Strategie im praktischen Umgang mit dem unauflösbaren Widerspruch und die sieht er in einer Veränderung der Arbeitsorganisation: Die Pflege soll stärker »*arbeitsprozessorientiert*« gestaltet werden, das heißt, sie soll sich stärker an Arbeitsprozessoptimierungen etwa aus Bereichen der Industrie orientieren, um dem Konflikt so entgegen zu wirken. Obwohl er Verständnis für beide Seiten des Widerspruchs hat, tendiert er in seiner praktischen Bearbeitung stärker zur Berücksichtigung der funktionalen Arbeitsabläufe. Das begründet er damit, dass die zukünftigen Entwicklungen in der Pflege dies unweigerlich erforderlich machen werden.

Mit ihren Strategien gelingt es den Probanden, sich bewusst mit den widersprüchlichen Anforderungen zu arrangieren.

Alle bis hierher beschriebenen Probanden sind im Bereich der Gesundheits- und Krankenpflege tätig. Ein weiterer Proband unterrichtet an einem Altenpflegefachseminar. Die Auswertung seines Interviews zeigt eine Besonderheit, die der Organisation der Ausbildung in der Altenpflege geschuldet ist und – möglicherweise daraus resultierend – damit noch eine andere Facette des Reaktionsmusters »Reflektierte Hinnahme« beschreibt: Dieser Lehrende sieht sich selbst in einer hilflosen Position den Schülern und den Praxiseinrichtungen gegenüber. Er ist zunehmend resigniert und stellt sich letztlich die Frage, ob er noch in der theoretischen Ausbildung tätig sein kann. An seinen Aussagen zeigt sich zum einen noch einmal eine besondere Brisanz der Situation der Lehrenden. Zum anderen können Aussagen dieses Probanden als ein Ausgangspunkt für weitere Überlegungen hinsichtlich eines offenen Dialogs über den unauflösbaren Widerspruch dienen.

#### 3.3.3.6 Ergänzende Beschreibung eines Probanden aus der Altenpflegeausbildung

Die Unauflösbarkeit des Widerspruchs in den an ihn gestellten Anforderungen ist dem Probanden PP II 7 bewusst.[65] In seinen Aussagen zu dem Szenario äußert er sich zunächst einmal, wie folgt: Er würde auf der einen Seite Heike als Schülerin, die patientenzentriert pflegt, bestärken. Er würde mit den Verantwortlichen auf der Station bezüglich der schlechten Note sprechen und eine Begründung einfordern.

Schwierig ist es für ihn, eine Aussage zu seinem Umgang mit einem Schüler wie Elmar zu machen: »*[...]*, *ich* [weiß, K.K.] *jetzt so spontan auch nicht, was ich mit dem Schüler machen würde. Mit dem müsste man ja dann eben auch noch mal sprechen und dem die Wich-*

65 Alle Zitate sind dem Interviewtranskript dieses Probanden entnommen.

*tigkeit der patienten- oder bzw. bewohnerfördernden Pflege klarmachen.«* Der Umgang mit dem Schüler Elmar, der sich für die Sicherung der funktionalen Arbeitsabläufe stark macht, ist für ihn deshalb so schwierig, weil das Altenpflegefachseminar auf die Praxiseinrichtungen als Kooperationspartner angewiesen ist. »*Und wenn die sagen: mit denen* [dem Altenpflegefachseminar, K. K.] *bilden wir nicht weiter aus, […] die stacheln die Schüler zu sehr auf […] sind wir natürlich als […] Altenpflegefachseminar, […] eine praktische Einrichtung los. Und ohne praktische Einrichtung keine Ausbildungsplätze.«*

Der Proband weist darauf hin, dass er dann unter Umständen auch Probleme mit seiner Leitung oder Geschäftsführung bekommen könnte, »*weil ich eben die Kooperationspartner in der Praxis vergraule.«* Die Macht, die die Praxiseinrichtungen haben, wird in seiner folgenden Aussage noch einmal deutlich: »*und es gibt immer zwei, drei, vier andere Fachseminare, die auch Schüler in den Einrichtungen haben und da schauen die Einrichtungen natürlich auch, dass sie […] möglichst bequeme Fachseminare haben, die die Schüler auch nicht zu sehr […] aufmischen.«*[66]

Er beschreibt, wie sich die Rahmenbedingungen in den letzten Jahren in der Altenpflege »*deutlich*« verschlechtert haben: »*[…] Personalknappheit, schlecht ausgebildetes Hilfspersonal oder eben auch unter Umständen zwar dreijährige Fachkräfte, aber die auch resigniert haben. Das […] hat zugenommen.*« »*Ich weiß ja, was auf den Stationen abgeht …*« Er fühlt sich »*hilflos*«, wenn er »*ganz regelmäßig*« damit konfrontiert wird, dass Schüler den pflegefachlichen Anspruch in der Praxis nicht umsetzen können.

Im Unterricht bestärkt der Proband die Schüler, die versuchen, in der Praxis den pflegefachlichen Anspruch zu verwirklichen, und er versucht die Schüler, die sehr an die Zwänge der Praxis angepasst

**66** Im Rahmen eines Seminares von ver.di zum Thema »Coolout in der Pflege – zur Bedeutung für Pflegepädagogen« im Bildungshaus Undeloh im Mai 2014 wurde u. a. dieser Aspekt von den Teilnehmern intensiv diskutiert. Eine Teilnehmerin regte sodann an, dass die Altenpflegefachseminare in einer Stadt oder einem Kreis in einen Austausch treten und sich solidarisieren sollten.

sind, etwas »*wachzurütteln*« und aus der Orientierung allein an der Funktionalität »*rauszuholen*«. Denen würde er »*klarmachen*«, dass ein Schüler nicht »*dafür zuständig ist, dass die Station läuft.*« Er nimmt es nicht als seine Aufgabe an, Schüler so zu unterrichten, dass sie für die Praxis funktionieren, sondern den normativen pflegerischen Anspruch zu vermitteln.

Im Zusammenhang mit einer wie im Szenario beschriebenen Konfliktsituation allerdings würde er nicht vor der ganzen Klasse hervorheben, wie bedeutsam Patientenorientierung ist, dass es dem Wohl des Patienten dient, es für Schüler wichtig ist, entsprechende Techniken einzuüben, es unter Umständen später die Möglichkeit zur Umsetzung gibt.

Das würde er nicht machen, weil er Angst hätte, einzelne Schüler »*würden sich totlachen, wenn ich [...] die Wichtigkeit, [...] dass das zum Wohle der Bewohner ist* [noch mal anspreche, K. K.].« Dies betont der Proband mehrfach: »*Nicht vor der Klasse, nicht vor der Klasse.*« »*[...] also der Situation würde ich mich nicht stellen wollen vor der ganzen Klasse. Im Einzelgespräch mit dem Schüler, ja. Aber nicht vor der ganzen Klasse. Nein.*«

Er thematisiert und diskutiert die widersprüchlichen Anforderungen nicht im Unterricht, da er Angst hat, dass es dann »*tumultartige*« Situationen gibt, die er nicht »*auffangen*« kann. »*Die* [Schüler, K.K.] *würden mir unter Umständen vielleicht sogar einen Vogel zeigen.*«

Der Proband findet es schlimm, dass er an seine Grenzen kommt. Er sieht sich gezwungen, den Widerspruch und die Rahmenbedingungen auszublenden, und überlegt, ob er noch weiter in der theoretischen Ausbildung tätig sein möchte. »*[...] ich finde es schlimm, [...] dass ich inzwischen auch, [...] für mich so weit gekommen bin. [...], ich muss jetzt zwischenzeitlich* [die widersprüchlichen Anforderungen, K. K.] *ausblenden, weil ich da auch an eigene Grenzen komme. Das ist nicht in Ordnung und [...] das ist für mich auch eine Überlegung zu sagen, will ich weiter in der Ausbildung arbeiten?*« »*Weil, [...] ich hab [...] so viele Jahre da auch ganz hart [...] gekämpft und [...]*

*daran zu knacken gehabt, und ich hab jetzt einfach auch zunehmend das Gefühl, dass ich da auch an Grenzen komme.«*

Der Proband PP II 7 nimmt den konflikthaften Alltag mit dem unauflösbaren Widerspruch zwischen pflegefachlichen Anspruch und Funktionalität bewusst hin. Er zeigt eine Einsicht in die strukturellen Bedingungen und die eigene Verstrickung darin, die es ihm verbietet, sich konsequent an der Norm zu orientieren. Dies nimmt er hilflos und resigniert hin und zeigt damit eine Facette in dem Reaktionsmuster »Reflektierte Hinnahme«, die an Merkmale des Reaktionsmusters »Opfer« erinnert. (Vgl. Kersting 2013: 132 ff.)

#### 3.3.3.7 Weiterführende Überlegungen

Die Probanden mit dem Reaktionsmuster »Reflektierte Hinnahme« wissen um die Unmöglichkeit einer praktischen Aufhebung der Widersprüche und sind in der Lage, sich zunächst theoretisch zu distanzieren,

> »d.h. sie abstrahieren von ihrer eigenen Verstricktheit in den Widerspruch als handelnde Subjekte und gewinnen so, zunächst befreit von pragmatischen Überlegungen, die Distanz zu einer theoretischen Reflexion des Widerspruchs, die sie am Ende zur Einsicht in dessen objektive Unauflösbarkeit führen kann.« (Heinrich 1999: 17)

In den nachfolgenden Ausführungen Heinrichs zu den reflexiven Reaktionsmustern thematisiert er auch ein Reaktionsmuster, das wir in den Coolout-Studien in der Pflege nicht gefunden haben, sondern nur in Andreas Gruschkas Studien in der Pädagogik. Es handelt sich um das Reaktionsmuster »Reflektierter Protest«. Heinrich beschreibt Merkmale, zeigt die Grenzen dieses Reaktionsmusters auf und weist am Ende zugleich auf die Bedeutung beider Muster – Reflektierter Protest und Reflektierte Hinnahme – für die Bewahrung einer kritischen Haltung hin:

> Derjenige, der nun versucht, weder von der Macht des strukturell Widersprüchlichen noch von der eigenen Ohnmacht sich dumm machen zu lassen, der wird Protest gegen die Kälte formulieren, praktisch aufbegehren, wenngleich er weiß, daß seine Bemühungen unter den gegebenen Umständen keine Lösung bringen werden [...]. Die Kritik am objektiv Widersprüchlichen erscheint ihm als einzig gangbarer Weg, mit dieser Crux aufgeklärt umzugehen, ohne sich und seine Einsichten zu verleugnen. Diese Form des Protests [im Reaktionsmuster »Reflektierter Protest«, K.K.] kann jedoch schwerlich auf Dauer gestellt werden, da sie die eigene Handlungsfähigkeit bedroht [...] Zudem erfordert es eine ungeheure Energie und erweist sich als permanente narzißtische Kränkung, beständig wider sein besseres Wissen unter Protest doch das zu tun, gegen das man so vehement sich stellt: die Teilhabe an der Kälte. Aufgrund dieser Bedrohung der bürgerlichen Synthesis ist in vielen alltäglichen Situationen der Rückzug auf das Reaktionsmuster der »reflektierten Hinnahme« von Kälte wahrscheinlich. »Reflektierter Protest« und »reflektierte Hinnahme« sind die Reaktionsmuster, die die Kritik an der Kälte bewahren. (Heinrich 1999: 18)

Das Ziel einer Auseinandersetzung mit dem hier von Heinrich beschriebenen reflexiven Zugang kann in einer Selbstreflexion und einem (Selbst)Bewusstsein über diese Form der kognitiven Bearbeitung und Reflexionsfähigkeit liegen. Das Hilfreiche und Entlastende – in diesem Fall für die Pflegepädagogen – liegt in einer Selbstvergewisserung und in einer reflektierten Akzeptanz der eigenen Deutung und der möglichen praktischen Strategien im Umgang mit den objektiven Grenzen. M. E. stellt das eine gute Grundlage dar für einen souveränen und offenen Umgang mit dem unauflösbaren Widerspruch im Unterricht, der weder unkritisch und fraglos, noch idealisierend und verschleiernd oder hilflos resignierend ist. Vielmehr könnte auf dieser Grundlage der unauflösbare Widerspruch selbst zum Ausgangspunkt für Bildungsprozesse der Schüler gemacht werden, mit denen die regulativen pädagogischen Ideen der Aufklärung, Emanzipation und Mündigkeit verfolgt werden können. (Vgl. dazu auch Löser-Priester 2002: 45 f.).

Nicht zuletzt die Reaktion des Probanden PP II 7, der den Schülern hilflos gegenübersteht, führt zu der Überlegung, dass eine Diskussion dieses Reaktionsmusters mit der Zielsetzung für Lehrende geführt werden sollte, im Unterricht offen die »Pflegewirklichkeit« (Wittneben 2009: 106) mit den Schülern zu thematisieren und zu analysieren. Eine solche Offenheit im Umgang mit dem Widerspruch kann – wie oben bereits angedeutet – zum einen eine Entlastung für die Lehrer bedeuten und zum anderen können darüber Bildungsprozesse angebahnt werden.[67]

Nachfolgend wird aus dieser Perspektive heraus ein pflegefachdidaktischer Ansatz analysiert: die kritisch-konstruktive Pflegelernfelddidaktik von Karin Wittneben. Ihr Ansatz wird gewählt, weil Wittneben einen differenzierten, mehrdimensionalen Begriff der Patientenorientierung entfaltet, mit dem der hohe pflegefachliche Anspruch eingängig beschrieben wird. Diese Dimensionen der Patientenorientierung will Wittneben hinsichtlich ihres Bildungsgehaltes nutzen. Sie schreibt rückschauend auf den Entwicklungsprozess der von ihr erarbeiteten ›Leitlinien einer kritisch-konstruktiven Pflegelernfelddidaktik‹, sie habe »eigentlich Schritt für Schritt an Leitlinien einer kategorialen Pflegebildungstheorie gearbeitet.« (Wittneben 2009: 106). Der von ihr dargelegte Bildungsgehalt und die damit zu erreichenden Bildungsziele werden erläutert und diskutiert.

---

67 Ein Beispiel für eine mögliche Vorgehensweise in der Auseinandersetzung mit dem Widerspruch im Unterricht haben Darmann-Finck und Muths mit der Beschreibung, pflegefachdidaktischen Begründung und Einordnung des Themas »Coolout in der Pflege« in eine Lerninsel vorgelegt. (Vgl. Darmann-Finck 2009: 15 ff.) An dieser Stelle soll jedoch nicht die interaktionistische Pflegefachdidaktik in weitere Überlegungen einbezogen werden, sondern ausgewählte Aspekte der kritisch-konstruktiven Pflegelernfelddidaktik von Karin Wittneben.

## 3.4 Der Anspruch einer kritisch-konstruktiven Pflegelernfelddidaktik

Karin Wittneben stellt in der a.a.O. bereits erwähnten Herausgeberschrift *Modelle der Pflegedidaktik* die von ihr erarbeiteten »Leitlinien einer kritisch-konstruktiven Pflegelernfelddidaktik« vor. (Wittneben 2009: 105–121) Bezogen auf ihre wissenschaftlichen Orientierungen gibt Wittneben u.a. die »kritische Theorie der Gesellschaft« an. (Ebd.: 106) Sie lehnt sich an die kritisch-konstruktive Didaktik Wolfgang Klafkis an und benennt die Fähigkeit zur »Selbstaufklärung, Selbstbestimmung, Mitbestimmung und Solidarität« als Zielsetzung. (Ebd.: 115) »Es war und ist auch immer noch das Ziel einer Didaktik im Sinne kritisch-konstruktiver Erziehungswissenschaft, Lernenden zur Aufklärung über *ihre historische, ökonomisch-gesellschaftlich-politisch-kulturelle Situation* zu verhelfen und deshalb Lernprozesse zu fördern und herauszufordern, welche die Erreichung dieser Zielsetzung ermöglichen (Vgl. Wittneben 2003, 194).« (Wittneben 2009: 115, Hervorhebung durch die Verfasserin) Mit ihrem Konzept will sie Bildungsprozesse in der Auseinandersetzung mit der Pflegewirklichkeit initiieren. (Vgl. ebd.: 106) Wittneben fokussiert mit ihrer Didaktik Möglichkeiten der Persönlichkeitsentwicklung der Schüler und das Anbahnen einer Vielzahl von Kompetenzen. Ihr Blick richtet sich jedoch trotz der von ihr genannten Zielsetzung bei ihren konkreten Ausführungen und Beispielen für eine bildende Auseinandersetzung und entsprechenden Kompetenzerwerb *nicht* auf die ökonomisch-gesellschaftlich-politische Situation. Er richtet sich nicht auf die aus dieser Situation heraus resultierenden Rahmenbedingungen, das Spannungsfeld und die Zwänge im Stationsalltag, unter denen Schüler im Alltag bestehen müssen.[68]

---

**68** Neben ihren unten näher erläuterten Ausführungen zum Bildungsgehalt der Dimensionen der Patientenorientierung führt sie als Beispiel ein aus Narrativen her-

Nachfolgend wird zunächst Wittnebens Bildungsverständnis dargestellt und vor dem Hintergrund des unauflösbaren Widerspruchs in den Anforderungen an Pflegende und Pflegepädagogen diskutiert. Es wird erläutert, inwieweit ihr Konzept trotz der kritischen Perspektive zu einer Idealisierung falscher Praxis führen kann, weil sie die bestehenden Verhältnisse, unter denen Schüler lernen und arbeiten und Pflegepädagogen lehren müssen, nicht in ihre Perspektive aufnimmt.

### 3.4.1 Bildungsverständnis und Bildungsinhalte

Wittneben beschreibt in Anlehnung an Klafkis Theorie der kategorialen Bildung, dass in der Ausübung der Pflege und in der Aus- und Weiterbildung die Pflegewirklichkeit für die Pflegenden erschlossen und zugleich die Pflegenden für diese Wirklichkeit aufgeschlossen werden sollen. (Vgl. ebd.: 106) Unter kategorialer Bildung ist nach Klafki »eine geistige Verschränkung von Gegenstandserkenntnis und Selbsterkenntnis, die an einem Unterrichtsinhalt mit Bildungsgehalt gewonnen werden kann [gemeint, K.K.]. Damit ist eine Verschränkung von materialer Bildung, die sich auf die Objektseite bezieht, und formaler Bildung, die auf die Subjektseite gerichtet ist, vollzo-

ausgearbeitetes »Schülerhandlungsproblem« an. Dieses bezieht sich auf den Umgang einer Pflegeperson mit Ekelgefühlen vor einem Patienten und sie fordert in dem Zusammenhang die Entwicklung verschiedener Kompetenzen bei Pflegenden. Es handelt sich dabei um die Schilderung eines (Fehl-)Verhaltens einer konkreten Pflegeperson im Umgang mit einem Patienten in einer sensibel zu handhabenden Situation: Eine Schülerin führte gemeinsam mit einer Pflegenden die Körperpflege bei einer Patientin durch und sie entdeckten in allen Hautfalten einen »dicken, fetten Pilz«, der sehr unangenehm roch. Die Pflegende tat so, als würde ihr das nichts ausmachen. Ein weiterer Pfleger kam in das Zimmer, schaute sich die Stellen an, öffnete das Fenster und sagte, dass er rausgehen müsse, weil er den Gestank nicht aushalte. (Vgl. ebd.: 118) Aus dieser Situation leitet Wittneben dann »Kompetenzziele« ab. Diese beziehen sich auf eine »differenzierte Personalkompetenz« »einer stabilen Sozialkompetenz« und »soliden Fachkompetenz« sowie der Fähigkeit, die Spannung zwischen Empathie und Ekel (emotional wie rational) aushalten zu können. (Vgl. ebd.: 118f.)

gen.« (Ebd.) Dies führt Wittneben mit einem Zitat von Klafki weiter aus:

> Bildung nennen wir [sic!] jedes Phänomen, an dem wir – im eigenen Erleben oder im Verstehen anderer Menschen – unmittelbar der Einheit eines subjektiven (formalen) und eines objektiven (materialen) Moments innewerden. Der Versuch, die erlebte Einheit der Bildung sprachlich auszudrücken, kann nur mit Hilfe verschränkender Formulierungen gelingen: Bildung ist Erschlossensein einer dinglichen und geistigen Wirklichkeit für einen Menschen (objektiver Aspekt), aber das heißt zugleich: Erschlossensein dieses Menschen für diese seine Wirklichkeit (subjektiver Aspekt). (Klafki 1964: 297, zitiert nach Wittneben 2009: 105f.)

Das heißt, der Mensch erkennt die dingliche und geistige Wirklichkeit (das Objekt) und diese Erkenntnis wiederum spiegelt sich in seiner Sicht (Subjekt) auf die dingliche und geistige Wirklichkeit wider. Die so gewonnene Erkenntnis bleibt dem Menschen nicht äußerlich, sondern soll hier im Sinne einer kritisch-konstruktiven (Pflege)Didaktik im Zusammenhang mit den Zielen der Selbstaufklärung, Selbstbestimmung, Mitbestimmung und Solidarität wirksam werden. (Vgl. ebd.: 115)[69] Wittneben überträgt Klafkis allgemeine Bildungsziele auf die Pflegebildung und es stellt sich für sie unter pflegedidaktischer Perspektive die Frage: Welche Inhalte können dafür als geeignete Bildungsinhalte gelten? Diese Frage, so Wittneben, sei für eine bildungstheoretisch fundierte Pflegedidaktik unerlässlich. Zur Beantwortung dieser Frage legt sie ein Stufenmodell einer multidimensionalen Patientenorientierung von der Patienten-

69 Diese allgemeinen pädagogischen Zielsetzungen wiederum lassen sich aus der Perspektive des Widerspruchs in den Anforderungen kritisch diskutieren und zwar sowohl bezogen auf den in dieser Monographie entfalteten spezifischen Widerspruch in der Pflege als auch bezogen auf den Widerspruch in den Anforderungen in der Allgemeinen Pädagogik. (Vgl. dazu Kersting 2013: 315ff.; sowie Kersting 2015b: 263ff.; sowie Gruschka 1997/2000; Heinrich 1999)

ignorierung bis hin zur Patientenorientierung vor, in welchem sie die geeigneten Bildungsinhalte sieht. Mit ihrem Modell beschreibt sie aufeinander aufbauende Dimensionen der Patientenorientierung: Verrichtungsorientierung, Symptomorientierung, Krankheitsorientierung, Verhaltensorientierung bis hin zur umfassenden Dimension der Handlungsorientierung, bei der gezielt eine Orientierung an den Aktionen der Gepflegten stattfinden soll. Dies ergänzt sie um eine weitere querliegende Dimension der Verständigungsorientierung. (Vgl. Wittneben 2009: 108–110) Nach Wittneben wird der so verfasste Pflegebegriff »mit jeder nächst höheren Stufe inhaltlich (objektiv) erweitert, d.h. *die Patientenorientierung (Patientenzentrierung) nimmt zu und infolgedessen auch der Bildungsgehalt.* Meine Behauptung, dass ein patientenorientierter Pflegeprozess und ein schülerorientierter Bildungsprozess sich gegenseitig bedingen, ist Ausdruck dieser Dialektik.«(Wittneben 2009: 108, Hervorhebung durch die Verfasserin) Wittnebens Blick auf den Bildungsgehalt lässt sich also wie folgt zusammenfassen: je elaborierter und differenzierter der Anspruch der Patientenorientierung ausformuliert und dargelegt wird, desto mehr entspricht er der Pflegewirklichkeit, die der Schüler sich erschließen soll und für die er erschlossen werden soll, und desto größer ist der Bildungsgehalt. So zeigt Wittneben etwa die Begrenzung der hier zuerst genannten Dimension der Verrichtungsorientierung hinsichtlich des Bildungsgehaltes auf:

> Als Verrichtung verstehe ich jede Handhabung, die Pflegende mit und/oder für Patienten/Patienten ausführen. Pflegerische Verrichtungen können mechanisch mit einer starken Tendenz zur Patientenignorierung aber auch in kommunikativer Zuwendung patientenorientiert ausgeführt werden. Trotzdem schreibe ich pflegerischen Verrichtungen einen geringeren Bildungsgehalt zu, weil damit nur ein enger Ausschnitt der Pflegewirklichkeit für die Lernenden erschlossen werden kann als auch der/die Lernende für die Pflegewirklichkeit formal, d.h. in seiner/ihrer Bildungsfähigkeit eher begrenzt aufgeschlossen werden kann. (Wittneben 2009: 108)

Demgegenüber weist Wittneben der höchsten Stufe der Patientenorientierung – der Handlungsorientierung in Ergänzung durch die Dimension der Verständigungsorientierung – den höchsten Bildungsgehalt zu. Denn hier findet eine Orientierung an den Aktivitäten der Gepflegten statt; diese würden nunmehr als Subjekte und nicht mehr als Objekte pflegerischer Handlungen wahrgenommen. Es gilt, so Wittneben weiter, in Anlehnung an Habermas' Theorie des kommunikativen Handelns, in einem kommunikativen Prozess Geltungsansprüche bezüglich pflegerischer Handlungen zu problematisieren und in Frage zu stellen.

> Eine Bedingung des Verständigungsprozesses ist eine hoch differenzierte sprachlich-kommunikative Teilkompetenz zumindest auf der Seite der Pflegenden. Diese findet ihren Ausdruck in der Fähigkeit zur ›argumentativen Rede‹ (Habermas 1982, S. 49). Personen können auf dieser Stufe die in bestimmten Aussagen implizierten Geltungsansprüche problematisieren und in Frage stellen. Geltungsansprüche können erhoben werden auf die
>
> » Wahrheit von Propositionen bzw. Sachaussagen
> » Wirksamkeit teleologischer bzw. zielgerichteter Handlungen
> » Richtigkeit von Handlungsnormen
> » Angemessenheit von Wertstandards [...]
>
> Mit der quer liegenden Dimension der Verständigungsorientierung gewinnt das heuristische Modell der multidimensionalen Patientenorientierung eine neue, pflegehandlungsleitende und bildungshaltige Qualität insofern, als es als Denk- und Handlungsrahmen zu einer differenzierten Verständigung in allen anderen Dimensionen der Patientenorientierung anzuregen und anzuleiten vermag. (Wittneben 2009: 111)[70]

---

**70** Leider gibt Wittneben keinen Hinweis darauf, was genau unter einer »Teilkompetenz« zu verstehen ist.

Ergänzend verweist Wittneben darauf, dass diese Überlegungen zu einer multidimensionalen Patientenorientierung aus dem Grundverständnis einer kritischen Pflege- und Erziehungswissenschaft heraus entwickelt werden und damit aus einem Wissenschaftsverständnis heraus, »in dem Widersprüche aufgedeckt und Widerstandshandlungen zugelassen werden.« (Ebd.)

Vor dem Hintergrund des unauflösbaren Widerspruchs in den Anforderungen an Pflegende und auf der Grundlage von Wittnebens Ausführungen bis hierher wird im folgenden der von ihr intendierte Bildungsprozess in zwei Punkten diskutiert:

1. Nach Wittneben liegt der Bildungsgehalt in der Ausdifferenzierung des Begriffs der Patientenorientierung und damit in der Höhe der Stufe. Je mehr der Schüler über das lernt, was Patientenorientierung ausmacht, desto größer ist ihrer Einschätzung nach der Bildungsgehalt.
   M. E. scheint dies jedoch eine eher eingeschränkte Sicht zu sein, wenn hier die Ausdifferenzierung und Beschreibung einer idealen Pflege als »Pflegewirklichkeit« verstanden wird, die mittels kategorialer Bildung erschlossen werden soll bzw. für die der Schüler erschlossen werden soll. Eine solche Definition von Pflegewirklichkeit, im Sinne einer Beschreibung dessen, was Patientenorientierung sein soll, ist zu kurz gegriffen. Hinzugefügt werden müsste ausdrücklich die Perspektive des Praxisalltags, der konkreten Versorgungsrealität, in der sich die Pflegenden, auch die Schüler, bewegen. Denn in dieser Realität soll der Begriff der Patientenorientierung handlungsleitend sein. Erst damit würde sich der Blick nicht nur auf die Vermittlung und Begründung des pflegefachlichen Anspruchs im Sinne der Patientenorientierung richten, sondern auch auf die Forderung, pflegerisches Handeln an wirtschaftlichen Prinzipien auszurichten, und die Forderung, die Schüler zu befähigen, mit materiellen und personalen Ressourcen ökonomisch umzugehen. Zu einer Beschreibung der »Pflegewirklichkeit« muss somit notwendig immer auch eine

Thematisierung der faktisch einschränkenden Rahmenbedingungen gehören. Diese einschränkenden Rahmenbedingungen erleben die Schüler. Darauf müssen die Lehrer im Unterricht, die ja ihrerseits auch in einen vergleichbaren Konflikt geraten, reagieren. Wittneben greift diesen grundlegenden, im Pflegealltag auftretenden Konflikt trotz ihres Hinweises auf das Ziel der Aufklärung über die Situation der Lernenden nicht explizit auf.

2. Wittneben weist der Stufe der Handlungsorientierung mit der Ergänzung der Verständigungsorientierung den höchsten Bildungsgehalt zu und sie verweist darauf, was eine bildende Auseinandersetzung im Sinne einer kritisch-konstruktiven Pädagogik ausmacht: das Aufwerfen von Fragen, die Auseinandersetzung mit Geltungsansprüchen, das Aufsuchen und Aufdecken von Widersprüchen, das Aufgreifen von Widerständigem. (Vgl. ebd.) Aus ihrer Perspektive kann damit ein kritischer Bildungsanspruch verwirklicht werden, denn Schüler reflektieren jeweils die »Wahrheit von Propositionen bzw. Sachaussagen«, sie denken über die »Wirksamkeit teleologischer bzw. zielgerichteter Handlungen« nach, sie überprüfen die »Richtigkeit von Handlungsnormen« und die »Angemessenheit von Wertstandards«. Mit dieser kritischen Ausrichtung soll es somit gelingen, Widersprüche aufzudecken; Widerständiges kann aufgegriffen und »Widerstandshandlungen [können, K.K.] zugelassen werden«. (Vgl. Wittneben 2009: 111)

Spielt man das aber gedanklich durch, dann bedeutet es zum einen im Zusammenhang mit dem hier skizzierten Spannungsfeld der Lehrenden und dem unauflösbaren Widerspruch in dem, was sie zu vermitteln haben: Beiden Seiten des Widerspruchs (normativer Anspruch und Notwendigkeit der Sicherung aller Arbeitsabläufe/Funktionalität) würde je mit entsprechenden Argumenten die Legitimität bestätigt werden können. Aufgrund der strukturellen Bedingungen ist eine Auflösung zur Seite der von Wittneben beschriebenen höchsten Stufe der Patientenorientierung gar nicht möglich. Es käme zu einer nicht endenden Problematisierung und Reflexion der Geltungsansprüche.[71] Inwieweit die Anleitung zu dieser Art der Reflexion, bei der es faktisch keine Auflösung geben kann, eine »neue, *pflegehandlungsleitende*« Qualität (Wittneben 2009: 111, Hervorhebung durch die Verfasserin) haben soll, auch im Sinne einer Hilfestellung für die Schüler, bleibt m. E. unklar.[72]

Zum anderen weist Wittneben darauf hin, dass dieses Grundverständnis aus einer kritischen Pflege- und Erziehungswissenschaft und damit aus einem Wissenschaftsverständnis heraus entwickelt wurde, »in dem Widersprüche aufgedeckt und Widerstandshandlungen zugelassen werden.« Aber was heißt das für das *praktische Handeln* im Pflegealltag, wenn »Widerstandshandlungen« im Rahmen eines »pflege- und erziehungswissenschaftlichen *Wissenschaftsverständnisses*« »*zugelassen*« werden? (Ebd., Hervorhebung durch die Verfasserin) Was bedeutet ein bestimmtes Wissenschaftsverständnis für die konkrete Praxis, in der die Schüler sich tätig bewähren müssen?[73] M. E. kommt es hierbei zu einer Vermengung von theoretischer Auseinandersetzung – Darlegung des Wissenschaftsverständnisses – mit der Ebene der praktischen Handlungen – Forderung von praktischen Konsequenzen. Die Verhältnisse, innerhalb derer die Schüler und Pflegenden agieren müssen, finden

---

**71** Eine solche nicht endende Reflexion hat die Verfasserin im Zusammenhang mit einer Analyse ethischer Entscheidungsfindungsmodelle beschrieben, vgl. dazu Kersting 2013: 247 ff.

**72** Das von Wittneben als Anschauung gewählte und beschriebene »Schülerhandlungsproblem« befasst sich mit einem individuellem (Fehl-)Verhalten, dem mit individuellen Strategien begegnet werden kann. Recht unstrittig ist dabei, wie Pflegende sich in einer solchen Situation professionell verhalten sollten und könnten.

**73** Auch hier gilt, was oben bereits angemerkt ist: Bezogen auf das von Wittneben angegebene Beispiel (Umgang mit Ekelgefühlen vor Patienten) mag eine Widerstandshandlung möglich sein, die vielleicht darin bestehen kann, sich abzugrenzen von dem Verhalten des Pflegers in Anwesenheit der Patientin, ihn später auf sein Verhalten anzusprechen, ihn zu kritisieren und/oder mit ihm, mit anderen ein Gespräch über Scham- und Ekelgefühle, über Befindlichkeiten, über Werte usw. zu führen.

dabei keine hinreichende Berücksichtigung. Es wird suggeriert, ein bestimmtes Wissenschaftsverständnis lasse bereits bestimmte Handlungen innerhalb der Versorgungsrealität in der Pflege zu.

Aus Wittnebens Perspektive haben die Lehrenden damit indessen ein pädagogisches Instrument erhalten, mit dem sie Widersprüche aufsuchen und aufdecken können. Wittneben postuliert das Zulassen von Widerstandshandlungen und hebt eine »pflegehandlungsleitende Qualität« ihres Konzeptes hervor. Damit ist das Problem der Widersprüche pädagogisch genutzt und kann aus ihrer Sicht erfolgreich bearbeitet werden: Die Lehrenden können die Widersprüche im Unterricht bearbeiten, indem sie eine Fülle von Fähigkeiten bei den Schülern anbahnen. Wittneben sieht die Notwendigkeit, die Schüler zur Reflexion, zur Kommunikation, zur Argumentation und zu Widerstandshandlungen mittels ihrer Pflegedidaktik zu befähigen. Damit wird eine kritische Perspektive gezeigt. Diese wird dann direkt in konstruktive Vorschläge umgewandelt, ohne dass die zugrundliegenden Ursachen und strukturellen Bedingungen, innerhalb derer Schüler tätig sind, angetastet werden müssen. Das heißt, es gibt eine pädagogische Antwort auf Probleme, die Schüler erleben. In ihrer Darstellung blendet Wittneben aber Rahmenbedingungen und strukturell verursachte Probleme, welche den Pflegealltag mitbestimmen und dazu führen, dass der pflegefachliche Anspruch unterlaufen wird, aus. Das, was sie selbst explizit als Anspruch und Ziel einer »Didaktik im Sinne kritisch-konstruktiver Erziehungswissenschaft« ausweist – »Lernende[n] zur Aufklärung über ihre historische, ökonomisch-gesellschaftlich-politisch-kulturelle Situation zu verhelfen« (ebd.: 115) – das gerät durch ihre konstruktive Wende aus dem Blick.[74] In den Fokus genommen werden die einzelnen Schüler. Bei denen sollen die Pflegepädagogen eine Vielzahl von Fähigkeiten anbahnen, mit denen sie dann den (Problem)Situationen, Zwängen und Konflikten, denen sie ausgesetzt sind, begegnen sollen:

**74** Vgl. zum Begriff »kritisch-konstruktiv« auch Kersting 2008: 5.

> Kritik- und Urteilsfähigkeit, Kommunikationsfähigkeit, Fähigkeit, einen eigenen Standpunkt zu vertreten und diesen aufgrund besserer Einsicht korrigieren zu können, Empathiefähigkeit, Handlungs- und Verantwortungsfähigkeit, soziale Beziehungs- und Behauptungsfähigkeit, Fähigkeit, sich dynamisch, jedoch kritisch, d.h. nicht opportunistisch, auf neue Situationen und Anforderungen einstellen zu können, Fähigkeit, aus gewohnten Denk- und Einstellungsmustern auszubrechen und neue Lösungen finden zu können, begriffen als Fähigkeit zur Kreativität, Fähigkeit zur Vorwegnahme des heute oder in absehbarer Zeit Möglichen, verstanden als Fähigkeit zur »realen Utopie«; Selbstvertrauen, Selbstidentität und Frustrationstoleranz (Vgl. Wittneben 2003, S. 198). (Ebd. 115)[75]

All diese genannten Kompetenzen mögen aus pädagogischer Sicht erstrebenswert, wichtig und sinnvoll sein. Wie aber mit all diesen Kompetenzen im realen Alltag der hohe Anspruch der Patientenorientierung grundlegend verwirklicht werden können soll und in welchem Verhältnis diese Kompetenzen zur Aufklärung über die historische, ökonomisch-gesellschaftlich-politische Situation der Lernenden stehen, das wird nicht geklärt.[76] Der unauflösbare Widerspruch in den Anforderungen bleibt konstitutiv für die Pflegepraxis; das Spannungsfeld im Alltag bleibt bestehen und bestimmt auch den Pflegeunterricht weiter mit.

M. E. müssten Wittnebens Überlegungen hinsichtlich notwendiger Bildungsprozesse ergänzend hinzugefügt werden die Unauflös-

**75** Sie ergänzt diese Bildungsziele noch um »pflegetypische Bildungsziele wie die Fähigkeit zur optischen, akustischen, olfaktorischen und haptischen bzw. taktilen Wahrnehmung und die Fähigkeit zur Kinästhetik [...].« (Ebd.: 115) Als weitere Ergänzung nennt sie noch die »Fähigkeit zur emotionalen, unterstützenden Anteilnahme«. (Ebd.)

**76** Hier wäre eine differenzierte Prüfung des Kompetenzbegriffs im Zusammenhang mit je unterschiedlichen konkreten Inhalten interessant. Christof Kexel und Kristin Kohlstedt haben in ihrer Bachelorarbeit eine solche Prüfung beispielhaft vorgenommen und nach der Handlungskompetenz in der Pflege im Zusammenhang mit widersprüchlichen Anforderungen gefragt. (Vgl. Kexel/Kohlstedt, 2015)

barkeit des Widerspruchs und die Verstrickung der Menschen in den hier thematisierten Widerspruch. Das, was es (auch) zu erschließen gilt, bzw. das, wofür die Schüler (auch) erschlossen werden sollten, ist nichts Geringeres als der unauflösbare Widerspruch in den an sie gestellten Anforderungen und die Notwendigkeit, damit im Alltag umzugehen. Würde man diese ökonomisch-gesellschaftlich-politische Perspektive aufnehmen, dann wäre der Bildungsgegenstand tatsächlich die komplexe und widersprüchliche Pflegewirklichkeit, das Verhältnis des Subjekts zu dieser Wirklichkeit und sein Bewusstsein darüber. Dazu muss aber darüber aufgeklärt werden, dass es unter den derzeitigen Bedingungen keinen Ausweg aus dem Widerspruch gibt, das Spannungsfeld der Schüler, der Pflegenden, der Lehrenden (und auch der Praxisanleiter) nicht aufgelöst werden kann. Wenn dieser Bezugspunkt – die objektiv Kälte verursachenden Strukturen und die Notwendigkeit mit Kälte auf Kälte zu reagieren – *nicht* in eine Auseinandersetzung mit der Pflegewirklichkeit aufgenommen wird, dann besteht die Gefahr einer Idealisierung falsch bleibender Praxis, es besteht die o.g. Gefahr einer Umkreisung und nicht endenden Reflexionen der Geltungsansprüche, eine Fokussierung auf eine schier unendliche Fülle von Kompetenzen, die es zu befördern gilt. Diese können nicht zu einer Auflösung führen. Selbst »Widerstandshandlungen«, die aufgrund des »Wissenschaftsverständnisses zugelassen werden«, verbleiben entweder im Bereich der Vorstellungen im Rahmen von Reflexionsmaßnahmen oder aber finden eher punktuell, nicht aber systematisch, aufgrund von Argumentationen und Auseinandersetzungen von Schülern in konkreten Konfliktsituationen Eingang in die Praxis. Aufgefordert zu solchen (punktuellen) Widerstandshandlungen sind die Schüler. Sie sind die Adressaten dieser pädagogischen Bemühungen, aber sie sind zugleich aufgrund ihrer Position das schwächste Glied in der Kette der Akteure im Pflegebereich.

### 3.4.2 Befähigung zu generalisiertem Rollenhandeln und Erwerb der moralischen Urteilsfähigkeit auf postkonventionellem Niveau

In Wittnebens weiteren Ausführungen zu ihrem kritisch-konstruktiven Ansinnen zeigt sich mit ihrem Bildungsanspruch eine ähnliche Strategie: So nimmt sie etwa die Dimensionen der Persönlichkeitsentwicklung als Prozess des Kompetenzerwerbs von Krüger und Lersch (1993) in ihre Überlegungen auf. (Vgl. Wittneben 2009: 113) Im Zusammenhang mit der von ihren Bezugsautoren dargestellten Ontogenese sozialer Kompetenz schreibt Wittneben hinsichtlich der Stufen des Rollenhandelns auf der dritten und höchsten Stufe:

> Aus Relevanzgründen für eine wissenschaftliche Pflegedidaktik und eine professionelle Pflegepraxis gehe ich vor allen Dingen auf die Stufe 3, das generalisierte Rollenhandeln, ein. Immer größere Handlungskreise fordern zu einer immer vielfältigeren Übernahme neuer Rollen heraus. Der Vielfalt der Anforderungen können Jugendliche nur entsprechen, wenn sie zur Rollenübernahme fähig sind und die eigenen Handlungen und Handlungen anderer sowie die Bedeutung einer Handlungssituation von unterschiedlichen Standpunkten aus betrachten und bewerten können. Außer der Fähigkeit zur Rollenübernahme bzw. einer Fähigkeit zur kognitiven Empathie sind eine Fähigkeit zur Distanz von der eigenen Rolle (Rollendistanz) sowie eine Ambiguitäts- bzw. Frustrationstoleranz zu erwerben als Merkmal einer sozial kompetenten Persönlichkeit und als Ausdruck einer Ich-Identität bzw. Ich-Stärke. Ambiguität aushalten zu können heißt, Doppeldeutigkeiten und Doppelsinnigkeiten in einer Situation tolerieren und *darüber hinaus denkend und handelnd auflösen zu können.* (Wittneben 2009: 113, Hervorhebung durch die Verfasserin)

Auch hier werden Merkmale einer Idealisierung in Wittnebens Darstellung deutlich, die etwas Wahres und etwas Falsches beinhaltet.

Das Wahre ist: Eine Auseinandersetzung mit unterschiedlichen Perspektiven und Rollen, eine Befähigung zur Empathie, das Erkennen von Doppeldeutigkeiten usw. führen zu einem erweiterten Horizont in der Betrachtung und Bewertung von Situationen, und das gilt es in Bildungsprozessen anzustreben. Das Falsche indessen ist wiederum der Trugschluss, dass dies dazu führen würde, grundsätzlich Doppelsinnigkeiten, Doppeldeutigkeiten »handelnd auflösen zu können« im Sinne der höchsten Stufe der multidimensionalen Patientenorientierung und damit des normativ Gebotenen.

Vergleichbares gilt ebenso für Wittnebens Ausführungen im Zusammenhang mit den anzubahnenden Stufen der Moralentwicklung nach Lawrence Kohlberg. Sie skizziert dazu die 3 Ebenen bzw. Niveaus der Moralentwicklung und schreibt zur dritten Ebene:

> […] die Ebene des postkonventionellen moralischen Bewusstseins (3), verschränkt mit der Stufe des generalisierten Rollenhandelns und einer ausgeprägten Form von Ich-Identität bzw. Ich-Stärke, d.h. der Jugendliche kann sich immer mehr von institutionalisierten Regeln lösen und in seinem Denken und Handeln an allgemeinen Prinzipien orientieren, die nicht kodifiziert sein müssen und sogar zu bestehenden Gesetzen im Widerspruch stehen können. So eine Handlungskompetenz zu vermitteln und zu erwerben ist ein Kernziel kritisch-konstruktiver Pflegelernfelddidaktik (Vgl. Wittneben 2003, S. 234ff.; Krüger/Lersch 1993, S. 105ff.). (Wittneben 2009: 113)

An dieser Stelle muss zunächst angemerkt werden, dass jede der drei von Kohlberg beschriebenen Ebenen jeweils zwei Stufen der Moralentwicklung umfasst. Die dritte Ebene bzw. das dritte Niveau, das postkonventionelle Niveau, bestehend aus den Stufen 5 und 6, das Wittneben hier für Pflegeschüler anstrebt, lässt sich wie folgt beschreiben:

> <u>Postkonventionelles Niveau:</u> Bestehende Ordnungen werden nicht als unveränderbar angesehen, sondern sie werden hinterfragt und zugleich wird versucht, eigene Werte und Prinzipien zu definieren.

> Stufe 5: Moral des sozialen Kontraktes, bzw. der gesellschaftlichen Nützlichkeit, zugleich die Stufe individueller Rechte.
> Hier wird eine Perspektive hinsichtlich des Problems eingenommen, die der Gesellschaft vorgeordnet ist. Gesetze sind für gesellschaftliches Leben notwendig, sie sollen das Zusammenleben ermöglichen und zum Wohle der Gesellschaftsmitglieder sein. Durch Gesetze werden unterschiedliche Werte, die es durchaus zum Beispiel innerhalb verschiedener Gruppen gibt, relativiert, denn Gesetze sind zum Wohle aller. Das Wohl aller ist aber auch in Zusammenhang mit dem Stellenwert des einzelnen menschlichen Lebens zu bringen und es ist trotz aller Schwierigkeiten, die erkannt werden, sorgfältig abzuwägen, was nun übergeordnet ist. Berücksichtigt werden Prinzipien der sozialen Organisation.
>
> Stufe 6: Moral der individuellen Gewissensprinzipien, universelle ethische Prinzipien.
> Die hier eingenommene Perspektive ist die eines moralischen Standpunktes, von dem aus sich gesellschaftliche Ordnungen herleiten. Ein durchdachtes Menschenbild liegt den Überlegungen zugrunde: Jeder Mensch trägt seinen Endzweck in sich. Das Wesen der Moralität ist, daß dieser Endzweck des Menschen anerkannt wird und bewahrt werden muß. Daraus ergeben sich Prinzipien im Umgang mit anderen. Diese Prinzipien sind die Grundlage für Gesetze, die die Gesellschaft regeln sollen. Die Prinzipien selbst stehen damit vor dem Gesetz, sie sind Ausgangspunkt für das Gesetz. Damit ist der moralische Standpunkt, der Blick auf die Anerkennung des Endzweckes jedes Menschen vor dem Gesetz angesiedelt. Die Legitimation eines moralischen Urteils bezieht sich nicht zwingend auf das Gesetz. Sie kann durchaus auch dagegen formuliert werden, wenn es aufgrund des o.b. Menschenbildes sein muß, weil der Endzweck des Menschseins zum Prinzip erhoben wird. (Kersting, 2013: 64ff.)

Dieses postkonventionelle Niveau und eine entsprechende Handlungskompetenz will Wittneben vermitteln. Dabei berücksichtigt sie aber nicht, dass das von ihr angestrebte Niveau bzw. die Stufe 6 nur theoretisch konstruiert wurde:

> Die Stufe 6, der Personen wie etwa Moralphilosophen oder als besonders prominente Person zum Beispiel Martin Luther King zuzuordnen sind und mit der aus Kohlbergs Sicht die Hoffnung auf eine moralische Gesellschaft verbunden ist, konnte im Laufe der Forschungsarbeit von ihm und seinen Mitarbeitern nicht verifiziert werden. [...] Garz schreibt zum Nachweis der Stufe 6: ›Eine Antwort auf dieser Stufe liegt in Kohlbergs Längsschnittstudie nicht vor. Die Aussagen der Stufe 6 entstammen vielmehr entweder aus gezielt geführten Interviews oder der Interpretation vorliegender Dokumente von ausgesuchten Personen (›moral exemplars‹ nach Colby und Damon) wie Martin Luther King, Abraham Lincoln, Gandhi oder Sokrates.‹ (Garz, Detlef (1996), S. 61, vgl. dazu auch S. 120). (Kersting 2013: 72 ff.)

Es ist fraglich, inwieweit Schüler im Rahmen einer dreijährigen Gesundheits- und Krankenpflegeausbildung zu einer moralischen Urteilsfähigkeit, wie sie anhand von Dokumentenanalysen einem Martin Luther King, Abraham Lincoln, Gandhi oder Sokrates zugeschrieben wird, befähigt werden können sollen. Auch stellt sich die Frage, was Wittneben in diesem Zusammenhang mit Handlungskompetenz meint. Denn wenn Handlungskompetenz sich zeigen soll in der Orientierung an der höchsten Stufe der Patientenorientierung, dann stellt sich auch hier wieder heraus, dass der Widerspruch auf der Handlungsebene auch durch ein postkonventionelles moralisches Bewusstsein in diesem Spannungsfeld nicht aufzulösen ist. Martin Heinrich kritisiert in diesem Zusammenhang die implizite Prämisse der Kohlbergtheorie, dass es ein Kontinuum von moralischem Wissen, moralischem Urteilen und moralischem Handeln gäbe. Diese Prämisse bedeutet, dass die Menschen sich

> wider eine widersprüchliche Realität behaupten müssen, um ihrem formaltheoretischen Anspruch genügen zu können. Gegenüber die-

sen moralischen Besserwissern werden diejenigen, die mit reflektierter Hinnahme, mit reflektiertem Protest oder der Dekomposition ihres Urteilsvermögens auf Kälte reagieren, als ewige Bedenkenträger erscheinen. Wider die Praxis an ihren Einsichten festzuhalten, lässt deren Status zwar als aufgeklärt, aber wenig attraktiv erscheinen – denn sie wissen nicht, was sie tun sollen. Ihnen tut die Kohlbergsche Theorie der Moralentwicklung großes Unrecht, wenn sie den Grund für das Scheitern am moralischen Anspruch ins Subjekt verlegt und dabei ignoriert, dass die Quelle für das Fortbestehen der widersprüchlichen Praxis auch in ihr selbst liegt: Nicht jeder, der weiß, was das Richtige ist, kann dies auch tun.« (Heinrich 2000: 70)[77]

### 3.4.3 Zusammenfassung

In Wittnebens Modell einer kritisch-konstruktiven Pflegelernfelddidaktik und in den Leitlinien ihrer Pflegebildungstheorie ist ein pädagogischer Optimismus aufgehoben, der vor dem Hintergrund der Coolout-Studien mit dem Reaktionsmuster »Idealisierung falscher Praxis« bezeichnet werden kann. Die ihrem Modell innewohnenden pädagogischen Strategien zielen auf eine Orientierung an der Vermittlung der Kommunikations- und Verständigungsfähigkeit sowie der Reflexionsfähigkeit ab. Dahinter verbirgt sich die Hoffnung, dass über eine »höhere Verständigungsfähigkeit« (Wittneben 2009: 111) der Pflegenden etwa über die Richtigkeit von Handlungsnormen oder die Angemessenheit von Wertstandards die höchste Dimension der Patientenorientierung auch umgesetzt werden kann. Das mag bei dem von ihr als Beispiel genannten Schülerhandlungsproblem der Ganzkörperwaschung im Zusammenhang mit Ekelgefühlen auch zutreffen. Nicht in den Blick nimmt sie in ihrem Konzept

77 Wie oben ist auch hier noch einmal auf Giese zu verweisen. Sie fordert ein »gerüttelt[es] Maß an Zurückhaltung gegenüber moralisierenden Appellen und Sollenforderungen.« (Giese 2013: 74)

die be- und verhindernden Alltagsbedingungen. Erst in der Betrachtung der Pflegewirklichkeit, die tatsächlich die Versorgungsrealität hinsichtlich der ökonomischen Zwänge einbezieht, zeigt sich immer auch das, was den Anspruch der Patientenorientierung verhindert und zu etwas führt, was Pflege nicht sein soll: Patientenignorierung als Teil der Reproduktion des Bestehenden. In diesem unauflösbaren Widerspruch lässt sich aus der Perspektive der Coolout-Studien der Bildungsgehalt festmachen.

# 4 Bildung im Medium des Widerspruchs

Welche Konsequenzen für die Pflegeausbildung lassen sich vor dem Hintergrund der vorgelegten Studien und Analysen nun ableiten? Zur Klärung dieser Frage wird zunächst noch einmal kurz auf die vorherigen Kapitel zurückgegriffen (4.1). Im Anschluss daran wird die Thematisierung des unauflösbaren Widerspruchs in den Anforderungen an Pflegende als eine wesentliche pädagogische Aufgabe dargelegt (4.2). Dem schließen sich in einem Ausblick Fragen und Anregungen für weiterführende Diskussionen an. Dabei werden auch zwei praxisnahe Beispiele für eine mögliche Integration des Themas in die Pflegeausbildung zur Diskussion gestellt. Es handelt sich zum einen um die Darstellung eines theoretischen Unterrichtskonzeptes, verfasst von Christina Flocken. Zum anderen wird eine Unterrichtseinheit beschrieben, die in einer Krankenpflegeschule entwickelt wurde, seit einigen Jahren durchgeführt und immer wieder evaluiert und weiterentwickelt wird. Dieser Beitrag stammt von Christian Jonda und Sabine Meisterernst (4.3). Das Kapitel endet mit einer Schlussbemerkung. (4.4)

## 4.1 Zusammenfassung der Studien und Analysen

In der vorliegenden Monographie wird im ersten Kapitel die Dialektik von Sollen und Sein in der Pflege beschrieben. Der unauflösbare Widerspruch in den Anforderungen an Pflegende wird unter Rückgriff auf die Metapher der »Bürgerlichen Kälte« erläutert und das Forschungsdesign der Coolout-Studien wird schrittweise herausgearbeitet. Mit den verschiedenen identifizierten Reaktionsmustern auf den unauflösbaren Widerspruch wird erklärt, wie Pflegende innerhalb des Spannungsfeldes im Arbeitsalltag bestehen können. Die Reaktionsmuster werden mit der Kälteellipse im Überblick dargestellt. Coolout in der Pflege wird auf dieser Grundlage als Theorie einer moralischen Desensibilisierung beschrieben: Die Reaktionsmuster zeigen, wie Pflegende lernen, sich kalt zu machen gegenüber den widersprüchlichen Anforderungen, die an sie gestellt werden. Wie oben ausgeführt, heißt das: Mit der Kälte tendieren die Menschen zu einem Zustand der Gleichgültigkeit gegenüber dem Widerspruch. Dies geschieht vor allen Dingen in Form einer Integrationsleistung, die sich in den Reaktionsmustern abbildet. Mit dieser werden die gegensätzlichen Forderungen – hier Befolgen der Norm, da Befolgen der Funktionslogik – so in Einklang gebracht, dass es vermeintlich einen Ausgleich gibt und die Menschen handlungsfähig bleiben. Das führt im Alltag zu einem mehr oder weniger unmerklichen Unterlaufen des normativen, pflegefachlichen Anspruchs, zu einer Normalitätstendenz strukturell regelverletzender Abläufe. Diese Normalitätstendenz wird mit den Studien offengelegt. Es wird gezeigt, wie sich darüber die Strukturiertheit der Praxis reproduziert.

Die in dem zweiten und dem dritten Kapitel vorgestellten Studien zeigen auf, inwieweit das die Situation der Praxisanleiter und Pflegepädagogen betrifft. Sie sind in je ihren jeweiligen Tätigkeitsbereichen gleichermaßen in den unauflösbaren Widerspruch verstrickt.

Darauf reagieren sie mit verschiedenen Reaktionsmustern auf unterschiedlichen Reflexionsniveaus.

Beide – Praxisanleiter und Pflegepädagogen – nehmen im Zusammenhang mit der (Aus-)Bildung und der Sozialisation Einfluss auf die nachwachsende Generation und sie tragen so – zum Teil unreflektiert und ohne sich dessen bewusst zu sein – zu einer Stabilisierung der bestehenden Verhältnisse bei.

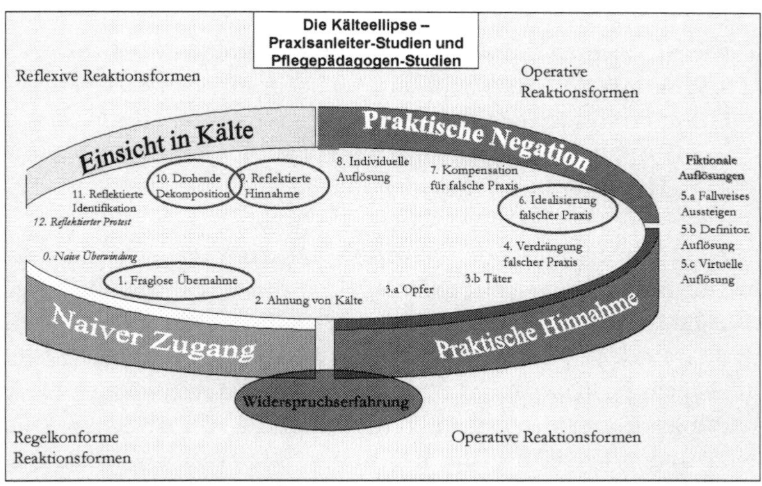

**Abbildung 16:** Kälteellipse – Reaktionsmuster der Folgestudien

Den Praxisanleiter-Studien und auch den Pflegepädagogen-Studien schließen sich je Beschreibungen und Analysen ausgewählter pflegepädagogischer/pflegedidaktischer Konzepte bzw. Theorien an.[78] Es zeigt sich dabei,

» wie der zunächst eingängig beschriebene und begründete hohe fachliche Anspruch herabgesetzt bzw. Strategien empfohlen und

78 Wittneben spricht explizit von einer »Pflegebildungstheorie«. (Wittneben 2009: 106)

rhetorische Figuren genutzt werden, mit denen der Anspruch nur vermeintlich erfüllt wird;

» wie der konkrete Stationsalltag und die Versorgungsrealität, innerhalb derer Praxisanleiter, Pflegende und Schüler handeln müssen und für die sie doch ausgebildet werden sollen, unkritisch ausgeblendet werden und die Verantwortung für gelingende Praxis den einzelnen Pflegenden zugeschrieben wird;

» wie eine kritische Perspektive, die direkt in konstruktive Vorschläge mündet, dann in idealisierende Strategien umschlägt: Gefordert werden der Erwerb von »Ich-Stärke« und die Bildung von Persönlichkeiten, die mit einer Fülle von Kompetenzen und Fähigkeiten ausgestattet werden sollen.

Mit der Umsetzung dieser Konzepte soll dann das gelingen, was bislang nicht gelingt. Im Ergebnis zeigen diese Analysen aber, dass das ›gut Gemeinte‹ nicht das ›Gute‹ hervorbringt[79]: Die Vorschläge und Strategien in den Konzepten sind allesamt so konstruiert, dass mit ihnen die strukturellen Bedingungen nicht angetastet, gar nicht grundsätzlich in Frage gestellt werden (müssen), denn die Konzepte sind innerhalb der bestehenden Verhältnisse anzuwenden. Das macht die Konzepte interessant und attraktiv, denn sie geben den Pflegenden, Praxisanleitern, Pflegepädagogen direkt Empfehlungen an die Hand. Sie stabilisieren damit aber latent das, was sie verändern oder verbessern wollen. Das heißt nicht, dass nicht in bestimmten Situationen, bei bestimmten Patienten auch positive Auswirkungen möglich sind. Zum einen aber bleibt das wie oben dargelegt eher dem Zufall, der je individuellen Pflegekraft und der je individuellen Situation überlassen. Zum anderen wird damit die Aufmerksamkeit auf die einzelnen Pflegenden gerichtet und so abgewendet von den strukturellen Ursachen. »Die materiellen und gesellschaftlichen Be-

---

**79** Vgl. dazu auch Gruschkas Ausführungen zur Schulreform (Gruschka 2011: 134)

dingungen werden [damit, K.K] als unveränderbar hingenommen, denn würde man sie zum Gegenstand der Kritik erheben, so entbehrte diese der praktischen Folgen. Das wiederum wäre dann keine praxistaugliche Kritik mehr, weil keine umsetzbaren Verbesserungsvorschläge daraus resultierten.« (Kersting 2013: 296) Insofern sind die hier analysierten Konzepte einem Arrangement mit den bestehenden Strukturen dienlich und tragen selbst zu einer moralischen Desensibilisierung bei.[80] Es wäre zu erörtern, inwieweit sich solche Konzepte weniger als eine Grundlage für eine gelingende Pflegepraxis darstellen, als vielmehr das Resultat der objektiv Kälte verursachenden Bedingungen sind, denen sie immanent bleiben.[81] Daraus wiederum resultierte die Frage danach, in welcher Weise das systematisch in die Aus-, Fort- und Weiterbildung sowie im Studium in die Vermittlung aufgenommen werden könnte und müsste. So könnte aufgedeckt werden, ob und warum als innovativ geltende Konzepte und Neuerungen für die Praxis oftmals wirkungslos bleiben bzw. die (nachhaltigen) Veränderungen/Verbesserungen nicht in der Form eintreten (können), wie sie intendiert und gewünscht sind. (Vgl. Kersting 2013: 297) Dies allerdings setzt die Bereitschaft zu bzw. die Akzeptanz einer Kritik »ohne Fluchtmöglichkeit ins Positive zu formulieren« (Gruschka 2015: 42) voraus, was zunächst schwer auszuhalten ist.

Die hier vorgenommene Zusammenfassung verdeutlicht die Herausforderung für die Pflegepädagogik. M. E. muss dem mit Offenheit und Aufklärung begegnet werden.

---

**80** Vgl. dazu auch in Kersting 2013 das Kapitel 7.3 »Die Halbherzigkeit »konstruktiver« Problembearbeitung: Alles bleibt wie es ist, weil alles besser werden soll«. In diesem Kapitel wird am Beispiel der Pflegeethik ausgeführt, wie eine Vermischung von theoretischer Auseinandersetzung und praktischen Vorschläge zu einer Immunisierung gegenüber der Empirie führt. In den Blick genommen werden dabei in erster Linie die praktikablen Strategien. (Kersting 2013: 294 ff.)

**81** Und diese Frage wiederum könnte auch konkret auf die Diskussion z.B. um Burnout-Prophylaxen oder Maßnahmen zur Förderung der Resilienz bezogen werden.

## 4.2 Die Thematisierung des unauflösbaren Widerspruchs in den Anforderungen als pädagogische Aufgabe

Nachfolgend wird die Thematisierung des unauflösbaren Widerspruchs als pädagogische Aufgabe diskutiert. Zunächst sei in dem Zusammenhang darauf hingewiesen, dass sowohl in der Coolout-AG im Fachbereich Sozial- und Gesundheitswesen an der Hochschule Ludwigshafen am Rhein als auch im Rahmen von Seminaren, Workshops und Fortbildungsveranstaltungen zum Thema Coolout für Pflegende, Praxisanleiter und Pflegepädagogen die Frage diskutiert wird: Inwieweit ist es ›zulässig‹ und sinnvoll, dass Schüler sich mit dieser Perspektive auseinandersetzen? Dabei werden immer auch Bedenken thematisiert, ob insbesondere Schüler

» dadurch nicht frustriert werden und ihnen die Motivation genommen wird, statt sie zu unterstützen und zu fördern,

» dadurch nicht überfordert werden, weil das Thema sehr komplex ist und eine Diskussion möglicherweise auf einem hohem Abstraktionsniveau geführt wird?

Mit anderen Worten: Kann man ihnen eine solche Perspektive und die Auseinandersetzung damit zumuten?

> Der Philosophie oder auch der Theorie der Gesellschaft wird die Schuld aufgebürdet, dass sie das Leben unerträglich und nur immer schwerer macht, dass wir womöglich, wie man so schön sagt, den Menschen etwas nehmen würden, wo es doch darauf ankäme, ihnen etwas zu geben, zum Beispiel die Arbeitsfreude. (Adorno 1997: 194)

Der objektive Widerspruch ist

> [...] wahrscheinlich, und das wäre durchaus in Übereinstimmung auch mit dem, was die Psychologie uns sagt, dann viel empfindlicher [...], wenn wir ihn uns nicht bewußt machen [...], als wenn wir ihn selber noch begreifen [...]. (Ebd.)[82]

Adorno plädiert hier m. E. für eine ›Aufklärung‹ auch mit Verweis darauf, dass dies möglicherweise eher eine Ent- als eine Belastung darstelle. Dieser Aspekt zeigt sich auch in den verschiedenen Hinweisen, die aus der Kritik an den in der vorliegenden Arbeit analysierten Konzepten abgeleitet werden konnte.[83] Denn die Schüler, Pflegenden, Praxisanleiter, Pflegepädagogen bewegen sich alle in dem unauflösbaren Widerspruch, ob sie ihn wahrnehmen oder nicht; an sie alle sind die je tätigkeitsbezogenen widersprüchlichen Anforderungen gestellt. Dies aufzudecken bedeutet, ihnen die Möglichkeit zu geben, die typischen alltäglichen Konfliktsituationen, die ihnen begegnen, im Zusammenhang mit den strukturellen Bedingungen zu durchschauen, bewusst damit umzugehen und sich dazu zu positionieren. Eine wissenschaftsorientierte Ausbildung und damit auch eine entsprechende Ausgestaltung der Ausbildung sind Ausgangspunkte dafür.

Die Pflegeausbildung soll sich gemäß den gesetzlichen Grundlagen an pflegewissenschaftlichen Erkenntnissen orientieren. Wissenschaftsorientierung heißt, »daß alle Bildungsinhalte in ihrer Bedingtheit und Bestimmtheit durch die Wissenschaften erkannt und

---

**82** Entsprechende Erörterungen dazu, auch im Zusammenhang mit einzelnen Reaktionsmustern wie ›Fraglose Übernahme‹ oder ›Opfer‹, finden sich in Kersting 2013: 300ff..

**83** Letztlich zeigen die Erfahrungen mit den Rückmeldungen aus Seminaren, Fortbildungen und Workshops mit unterschiedlichen Teilnehmern (Schüler, Pflegende, Praxisanleiter, Pflegepädagogen), dass die Auseinandersetzung und Aufklärung als entlastend angesehen werden. Es gibt jedoch vereinzelt auch Teilnehmer, die diese Erkenntnisse als belastend ansehen und eher davon abraten, dies Schülern zuzumuten.

entsprechend vermittelt werden.« (Kultusminister des Landes Nordrhein Westfalen (Hrsg.) 1972: 22) Dies bedeutet, dass das »Prinzip der Kritik [berücksichtigt wird, K.K.], d.h. alle Inhalte der fachlichen Lernziele sind mit den Voraussetzungen, Implikationen und Konsequenzen zu lehren, so daß dem Lernenden die Möglichkeit des Widerspruchs gegen die ihm zugemutete Intentionalität offen bleibt.« (Ebd.: 23) Diesem pädagogischen Verständnis wohnt bereits vom Grundsatz her nicht nur die Möglichkeit, sondern auch das Erfordernis einer Offenlegung inne. Dies korrespondiert mit Wittnebens Intention der Offenlegung von Widersprüchlichem, geht aber zugleich darüber hinaus. Denn es bedeutet, auch die bei Wittneben zu findende ›zugemutete Intentionalität‹ (nämlich mittels Persönlichkeitsbildung und dem Erwerb der verschiedensten Kompetenzen dem pflegefachlichen Anspruch zur Geltung zu verhelfen) ausdrücklich in Frage zu stellen und dem auch widersprechen zu können. In dieser Vorgehensweise verbergen sich nicht nur die Überprüfung und Reflexion der Praxis auf der Grundlage der Theorie, sondern auch die Umkehrung: die Überprüfung der Theorie auf der Grundlage der Praxis.[84]

### 4.2.1 Der normative Anspruch als ein uneingelöstes Versprechen

Die weiteren Überlegungen für eine Thematisierung des unauflösbaren Widerspruchs in den Anforderungen an Pflegende als pädagogische Aufgabe richten sich auf

» den Stellenwert des normativen Anspruchs angesichts seiner Be- und Verhinderung,

84 Dies bezieht sich dann nicht nur auf Theorien, Konzepte, Instrumente pflegerischen Handelns, sondern gleichermaßen auf Theorien, Konzepte, Instrumente der Pflegedidaktik/Pflegepädagogik und Anleitung.

» Aufklärung als Zielsetzung einer kritischen (Pflege-)Pädagogik und

» Entlastung für die im Pflegebereich Tätigen im Sinne einer Hilfestellung im Alltag.

Eine mögliche Antwort auf die Frage danach, inwieweit aus der hier eingenommen Perspektive an dem hohen Anspruch festgehalten werden kann, bietet Herwig Blankertz.[85] Das Festhalten an dem pflegefachlichen Anspruch einer Orientierung am einzelnen Patienten könnte demnach nur unter der Bedingung vertreten werden, dass er als ein »uneingelöstes Versprechen sichtbar wird.« (Blankertz 1974, zitiert nach Kutscha 2009: 20). Er ist ein *notwendiges* Versprechen, wie die Analyse der Dialektik von Sollen und Sein im ersten Kapitel zeigt. Er ist die regulative Idee, an der (zumindest derzeit noch) im Zusammenhang mit einer humanen Versorgung von kranken-, pflege- und unterstützungsbedürftigen Menschen in unserer Gesellschaft festgehalten wird. Unter den gegebenen (und als unveränderbar geltenden) ökonomischen Bedingungen im Pflege- und Gesundheitsbereich wird der Anspruch notwendigerweise unterlaufen. Die Ausführungen zur Dialektik von Sollen und Sein in der Pflege zeigen, dass die Beschreibung dessen, was als das Gute, Wünschenswerte und als Norm formulierte gilt - eine individuelle und professionelle Pflege - nicht dazu führt, dass dies auch verwirklicht wird. Vielmehr wird diese Beschreibung missbraucht, um die defizitäre Si-

**85** Bei Blankertz geht es um die Frage nach der Bildung durch den Beruf, um eine an den Neuhumanismus anknüpfende Grundlegung der Berufsbildungstheorie im Zusammenhang mit der Freisetzung des Subjekts unter ökonomischen Zwängen: »Der Kern des Bildungsverständnisses könne heute nur noch unter der Bedingung vertreten werden, so Blankertz, »dass er durch alle beschämende Kapitulationen der Pädagogik hindurch als ein uneingelöstes Versprechen sichtbar wird.« (Blankertz 1974, S. 68). Und er fügt hinzu: Die Definition der Bildung zu Urteil und Kritik sei bisher immer wieder entgegen seinen Versprechungen dazu missbraucht worden, politische Verhältnisse zu rechtfertigen, die in Wirklichkeit die Bedingungen für Bildung im behaupteten Sinne nicht zuließen. (Blankertz 1997, S. 68).« (Kutscha 2009: 20)

tuation in der Pflege zu verschleiern.[86] Hieraus folgt, dass der hohe Anspruch gerade mit der Offenlegung und Diskussion seiner Verhinderung und seiner Instrumentalisierung deutlich werden kann – eben als ein *uneingelöstes und unter den derzeitigen Bedingungen uneinlösbares Versprechen.*

Mit dieser ideologiekritischen Ausrichtung wird nicht nur der Aspekt der Aufklärung über die Situation, in der sich die Akteure im Pflegebereich bewegen, verfolgt. Hier zeigt sich, inwieweit in dieser Perspektive auch etwas Entlastendes steckt, denn deutlich wird: Das Scheitern des normativen Anspruchs ist nicht dem Einzelnen zuzuweisen, sondern es ist strukturell angelegt. Insofern sind Strategien infrage zu stellen, mit denen eine Personalisierung vorgenommen wird, Strategien, mit denen der Einzelne dann pädagogisiert, psychologisiert oder aufgefordert wird (etwa unter Bezugnahme auf Motivationsstrategien), sich immer wieder aufs Neue zu motivieren für einen Anspruch, der strukturell bedingt zum Scheitern verurteilt ist. (Vgl. S. 180 der vorliegenden Arbeit; sowie Kersting 2015a: 124)

## 4.2.2 Die Befähigung zum Denken in Widersprüchen

Will man der nachwachsenden Generation also einen umfassenden Blick auf Pflege vermitteln, so lässt sich das nicht allein mit einer positiven Beschreibung erreichen. Die Konfrontation der Auszubildenden mit dem ›Guten‹ im Sinne der gebotenen Norm führt nicht dazu, dass sie tatsächlich die Norm verwirklichen können oder aber sensibler werden hinsichtlich moralischer Probleme im Pflegealltag.

Denn was sie tun *sollen,* das lernen sie alle. Aber sie gewöhnen sich unmerklich an die Unterwanderung des pflegerischen Anspruchs, weil sie auch lernen, mit den Normverletzungen umzugehen. Diese Gewöhnung, zu der die Praxisanleiter ebenso wie die Pflegepädago-

**86** Vgl. Kersting 2015b: 262.

gen beitragen, ist in der Ausbildung (aber auch in der Fort- und Weiterbildung sowie im Studium) zu thematisieren.

»Nur am Widerspruch des Seienden zu dem, was zu sein es behauptet, läßt Wesen sich erkennen.« (Adorno 1994a: 169) Das bedeutet für die Pflegeausbildung und damit für den Unterricht und die Praxisanleitung, sowohl den gebotenen pflegefachlichen Anspruch je in seiner Notwendigkeit für den einzelnen Patienten zu entfalten, als auch die (aus derzeitiger ökonomischer Sicht als notwendig erscheinende) systematische Verhinderung dessen, was als das ›Gute‹ und ›Richtige‹ Geltung beansprucht, aufzudecken und mitzudenken.

Eine solche Art der Auseinandersetzung und Durchdringung von fachlichen Ansprüchen (konkretisiert etwa in pflegerischen Theorien, Konzepten, Instrumenten) im Zusammenhang mit den Bedingungen, unter denen Pflege stattfindet, kann jedoch nicht dazu führen, Desensibilisierungsprozesse aufzuheben. (Vgl. S. 160 der vorliegenden Arbeit; sowie Kersting 2015a: 124)

Aber sie bietet zumindest eine Antwort auf die Desensibilisierung: Sie bewusst zu machen, zu re-sensibilisieren, Selbstverständlichkeiten, die aus der Normalitätstendenz der Regelverletzung heraus resultieren, in Frage zu stellen und zu einem Denken in Widersprüchen zu befähigen.[87] Mit einer solchen Reflektion und »mit der Kritik an den objektiven Bedingungen, die mit der Analyse der Kälte als Anpassungsmechanismus bzw. als Mechanismus der Desensibilisierung einhergeht, wird Partei ergriffen für einen Zustand, in dem das ›Gute‹ verwirklicht ist.« (Kersting 2013: 52; vgl. dazu Gruschka 1994: 18, 76 ff.)

Zu Beginn der vorliegenden Arbeit wird bereits beschrieben, dass die hier eingenommene Perspektive Distanz braucht und sie weder den Kritiker in einen Zustand jenseits der Kälte versetzt, noch dass daraus eine praktische Moral im Sinne der Verwirklichung des Gu-

**87** Vgl. dazu auch die Ausführungen zur Re-Sensibilisierung, S. 162 f. der vorliegenden Arbeit.

ten erwachsen kann. (Vgl. Gruschka 1994: 50f., 76ff.; sowie S. 50 der vorliegenden Arbeit) »Der Distanzierte bleibt so verstrickt wie der Betriebsame; vor diesem hat er nichts voraus als die Einsicht in seine Verstricktheit und das Glück der winzigen Freiheit, die im Erkennen als solchem liegt.« (Adorno 1994b: 23). An dieser Stelle ist erneut zu betonen, dass diese Einsicht und die darin liegende winzige Freiheit wichtig sind, »als geistige Haltung, denn ohne sie wäre Kälte gar nicht mehr aufzuklären, sie verschwände im dumpfen Gefühl.« (Gruschka 1994: 51)

Die hier vorgeschlagene Auseinandersetzung mit dem pflegefachlichen Anspruch kann m. E. dazu führen, dass der normative Anspruch deutlich, unmissverständlich und neu als *das selbstverständlich Anzustrebende* in das Bewusstsein gerät und nicht in der Normalitätstendenz der Regelverletzung oder im dumpfen Gefühl des Scheiterns im Alltag versinkt: In der radikalen Kritik, in der Negation bleibt das Positive bewahrt. Das ist der Ausgangspunkt für die Bereitschaft für grundlegende Veränderungsprozesse, die die Strukturen in den Blick nehmen, für (berufs)politisches Engagement und für damit einhergehende Argumentationen und auch möglichen Widerstand auf einer politischen Ebene. Denn – »Wer, wenn nicht die Subjekte, könnte diese Praxis verändern?« (Heinrich 2000: 70)

Eine solche Auseinandersetzung indessen braucht, wie oben gesagt, Raum, Zeit, zumindest zeitweise und gedanklich eine gewisse Distanz zur Alltagspraxis und die Begleitung durch Lehrende und Anleitende, die diesen Perspektivwechsel selbst vollzogen haben. Das setzt voraus, dass die Praxisanleiter und Pflegepädagogen diese Art der Reflektion kennenlernen und sich mit dem Widerspruch in den an sie gestellten Anforderungen auseinandersetzen.[88]

**88** Dies wiederum stellt einen hohen Anspruch dar, weil eine solche Auseinandersetzung das Einnehmen eines hohen Abstraktionsniveaus und deshalb zeitliche Freiräume erfordert. Dies ist in einem wissenschaftlichen Studium zumindest bei entsprechenden Schwerpunktsetzungen gegeben. (Vgl. Kersting 2011: 21) Für die Praxisanleiterqualifikation müsste das gleichermaßen ermöglicht werden. Hier ist zu prüfen, inwieweit die Praxisanleiterqualifikation aufgrund der vielfältigen Heraus-

Wenn Schüler dann nicht nur die unterschiedlichen Perspektiven auf den Widerspruch in Diskussionen, Fallreflexionen oder Rollenspielen einnehmen können, sondern zugleich die Unauflösbarkeit erkennen, dann kommt das der von Martin Heinrich an anderer Stelle benannten Aufklärung nahe:

> Derjenige, der nun versucht, weder von der Macht des strukturell Widersprüchlichen noch von der eigenen Ohnmacht sich dumm machen zu lassen, der wird Protest gegen die Kälte formulieren, praktisch aufbegehren, wenngleich er weiß, daß seine Bemühungen unter den gegebenen Umständen keine Lösung bringen werden [...] Die Kritik am objektiv Widersprüchlichen erscheint ihm als einzig gangbarer Weg, mit dieser Crux aufgeklärt umzugehen, ohne sich und seine Einsichten zu verleugnen. [...] »Reflektierter Protest« und »reflektierte Hinnahme« sind die Reaktionsmuster, die die Kritik an der Kälte bewahren. (Heinrich 1999: 18)

Das Ziel einer Auseinandersetzung mit dem hier von Heinrich beschriebenen reflexiven Zugang kann in der wie oben dargelegten Erkenntnis und einem (Selbst-)Bewusstsein über diese Form der kognitiven Bearbeitung und Reflexionsfähigkeit liegen. Voraussetzung dafür ist ein Blick auf die Dialektik von Sollen und Sein und den Prozess der Desensibilisierung (und damit die Kälteellipse mit den Reaktionsmustern) von einer Metaebene aus. Eine daraus resultierende Selbstvergewisserung und Akzeptanz der eigenen Deutung, aber auch das Kennenlernen der möglichen praktischen Strategien im Umgang mit den objektiven Grenzen haben m.E. eine entlastende Wirkung. Sie bieten die Möglichkeit, offen und souverän mit dem unauflösbaren Widerspruch in der Anleitung und im Unter-

---

forderungen nicht auch auf dem akademischen Niveau angesiedelt sein müsste. Vgl. Hochschule Ludwigshafen am Rhein, Modulhandbuch Bachelorstudiengang Pflege Dual, 2013. Und es ist zu klären, wie eine solche Auseinandersetzung dann in der Pflegeausbildung initiiert werden kann. (Vgl. in der vorliegenden Arbeit S. 256ff.)

richt umzugehen.[89] Darin aufgehoben ist für Schüler die Möglichkeit der Bildung als »Bildung im Medium des Widerspruchs.« (Kersting 2013: 302)

Hier wird einem Bildungsverständnis gefolgt, das sich der Aufklärung verpflichtet sieht und auch eine Widerständigkeit gegenüber den gesellschaftlichen Bedingungen impliziert, unter denen Menschen leben rsp. Pflegende pflegen, Praxisanleiter anleiten, Lehrende lehren. Bildungstheoretisch lässt sich das auf Wilhelm von Humboldt und auf Heinz Joachim Heydorn zurückführen: »Wo auch immer ausschließlich auf diese Welt hin gebildet wird, erhält Bildung nicht nur den Charakter frühzeitiger sozialer Determination, sondern der Mensch wird über den Prozess der Anpassung intellektuell paralysiert.« (Heydorn, Heinz-Joachim (1995), Werke in 9 Bänden, Band 2, S. 136, zitiert nach Borst 2009: 89; vgl. dazu auch Kersting 2011: 3ff.; Liessmann 2006: 55f.) An dieser Stelle lassen sich noch einmal Bezüge herstellen zur ›Normalitätstendenz strukturell regelverletzender Abläufe‹:

> [...] vom Inhalt tolerierbare oder gar als normal erscheinende, jedoch strukturell regelverletzende Abläufe [können, K.K.] auf die Dauer, gerade weil sie keinen Widerstand mobilisieren, sich als besonders transformationsfähig erweisen. (Oevermann 1999a: 257)

Sie sind deshalb so wirkungsvoll für die unhinterfragte Reproduktion der bestehenden Verhältnisse, weil sie

> weniger dramatisch erscheinen und insofern harmlos erscheinen [...], weil sie aufgrund ihrer Unscheinbarkeit nicht bemerkt und als normal akzeptiert werden.« (Ebd.)[90]

---

**89** Vgl. dazu auch Darmann-Finck 2009: 15ff.; Greb 2009: 30f.; sowie Greb 2003.

**90** An dieser Stelle drängt sich als eine weiterführende Frage auf, welche Auswirkungen die heute als »normal« akzeptierte Regelverletzung auf zukünftige Deutungen haben können. Anders formuliert: Inwieweit nimmt das Ausmaß der hinnehmbaren Normverletzung unmerklich zu? Vgl. dazu auch den Beitrag im Spiegel 44/2015 von

Um dieser unhinterfragten und unmerklichen Reproduktion der bestehenden Verhältnisse, einer ›Paralyse‹ durch die Zwänge der Anpassung entgegenzuwirken, gilt es, in Bildungsprozessen die Widersprüche, »die der bürgerlichen Gesellschaft geschuldet sind [hier: der Widerspruch, der einem Pflege- und Gesundheitsbereich geschuldet ist, welcher eine humane Versorgung und individuelle Betreuung gewährleisten will und zugleich Wirtschaftsprinzipien unterworfen ist], wenn auch nicht ausdifferenziert, so doch zumindest »*in nuce*« mit zu reflektieren.« (Borst 2009: 90, Hervorhebung im Original)

Dieses Zitat von Borst legt eine direkte Verknüpfung dieses Bildungsanspruchs mit einer Vermittlung der Coolout-Studien nahe. Denn mit den Coolout-Studien wird nicht nur der Widerspruch differenziert aufgedeckt. Sie bieten zudem einen geeigneten (Bildungs-) Gegenstand, mit dem gegen die von Heydorn oben formulierte intellektuelle Paralyse gewirkt werden kann, weil der Widerspruch wie auch die eigene Verstrickung der Schüler, Pflegenden, Praxisanleiter, Pflegepädagogen darin explizit reflektiert werden. (Vgl. auch Kersting 2011: 4 ff.)

Zugleich sind in diesem Bildungsverständnis sowohl der hohe Stellenwert der Reflexion der Geltung beanspruchenden Norm als auch über die Beschränkungen, die Strategien des praktischen Umgangs und die Suche nach Möglichkeiten der Überwindung aufgehoben.

Nach meiner Einschätzung sprechen im Einzelnen folgende Aspekt für eine Vermittlung in der Pflegeausbildung[91]:

---

Höflinger »Wir sind nur noch Pflegeroboter«.

**91** Die Coolout-Studien sind schon seit 2004 im Landeslehrplan für die Pflegeausbildung in Baden Württemberg als Ausbildungsinhalt verankert. (Vgl. Sozialministerium Baden Württemberg 2004: 60) In der Coolout-AG an der Hochschule Ludwigshafen am Rhein werden u. a. Fragen nach curricularer Verankerung, Möglichkeiten und Zielsetzungen der Vermittlung der Coolout-Studien in den Pflegeausbildungen und in der Praxisanleiterqualifikation diskutiert. Es werden Vermittlungskonzepte vorgestellt, in kollegialer Beratung weiterentwickelt und Unterrichtserfahrungen ausgetauscht.

» Das, was bislang verdeckt und zum Teil unbegriffen im Rahmen der beruflichen Sozialisation geschieht, wird damit aufgedeckt. Es wird der Reflexion und einer bildenden Auseinandersetzung für die Schüler zugänglich gemacht.

» Die Coolout-Studien ermöglichen es den Schülern, sich mit den Bedingungen ihrer täglich erlebten Praxis und ihren eigenen Erfahrungen auseinanderzusetzen. Sie lernen, den unauflösbaren Widerspruchs im eigenen Alltag, in kleinen Alltagssituationen zu erkennen und zugleich als strukturell (gesellschaftlich) verankert zu begreifen.

» Die Schüler lernen anhand der Bandbreite der Reaktionsmuster kennen, wie sie und andere mit dieser Praxis umgehen, welche unterschiedlichen Möglichkeiten der Deutungen des Konfliktes und der Deutungen bezogen auf das Handlungsrepertoire es gibt.

» Die Schüler lernen, dass Coolout kein individuelles Phänomen ist, sondern dass es alle Akteure im Pflegebereich betrifft und aus den strukturellen Bedingungen des Gesundheitswesens resultiert.

» Die Schüler lernen mit den Reaktionsmustern auch kennen, in welcher Weise diese nicht nur jeweils eine Schutzfunktion, sondern auch eine Stabilisierungsfunktion haben. Sie können sich mit diesem Wissen die Stabilität der bestehenden Verhältnisse erklären, und sie können erfassen, welche Bedeutung ein aktives, (berufs)politisches Engagement hat.

Eine wie hier vorgeschlagene Thematisierung des unauflösbaren Widerspruchs und des Umgangs damit kann der Sensibilisierung und der Anregung für notwendige weiterführende Auseinandersetzungen mit dem dienen, was Schülern, Pflegenden, Praxisanleitern, Pflegepädagogen, anderen Akteuren im Pflege- und Gesundheitsbereich[92] und nicht zuletzt den Patienten unter den derzeitigen Bedingungen zugemutet wird. Denn Coolout ist kein individuelles Phänomen oder gar ein individuelles Versagen, dem man auf der individuellen Ebene zu begegnen hat, sondern es betrifft alle und ist den gesellschaftlichen Verhältnissen – hier der Versorgungsrealität im Gesundheitswesen – geschuldet. Darüber gilt es aufzuklären: »Die fast unlösbare Aufgabe besteht darin, weder von der Macht der anderen, noch von der eigenen Ohnmacht sich dumm machen zu lassen.« (Adorno 1994: 67)

**92** Vgl. dazu auch Kersting 2015c. In dem Artikel wird die Frage nach der Bedeutung der Coolout-Studien für die Berufsgruppe der Hebammen aufgeworfen.

## 4.3 Ausblick

Den vorangestellten Ausführungen zur Thematisierung des unauflösbaren Widerspruchs in den Anforderungen als pädagogische Aufgabe schließen sich hier einige aus den Studien und Analysen resultierende Fragestellungen, Überlegungen und Anregungen für eine mögliche Weiterarbeit an. Diese beziehen sich zum einen auf eine eher theoretisch-analytische Ebene (4.3.1) und zum anderen auf Impulse für eine praxisbezogene pädagogisch-didaktische Ebene (4.3.2). Für letztere werden zwei Konzeptvorschläge zur Thematisierung des Widerspruchs und Vermittlung der Coolout-Studien in der Pflegeausbildung vorgestellt. Diese Konzepte sind als Versuche zu verstehen, das von mir skizzierte aufklärerische Potenzial im Unterricht nutzbar zu machen und weiterführende Diskussionen anzuregen. (4.3.3)

### 4.3.1 Weiterführende Fragestellungen und Forschungserfordernisse

Auf einer theoretisch-analytischen Ebene ist eine Diskussion der Coolout-Studien unter Bezugnahme auf weitere pflegepädagogische/pflegedidaktische Theorien und Konzepte sinnvoll. Denkbar sind dabei etwa Aspekte wie

» die oben bereits formulierte Frage danach, inwieweit sich solche Konzepte weniger als eine Grundlage für eine gelingende Pflegepraxis darstellen, als vielmehr das Resultat der objektiv Kälte verursachenden Bedingungen sind;

» daraus wiederum resultierte die Frage danach, in welcher Weise das systematisch in die Aus-, Fort- und Weiterbildung sowie im

Studium in die Vermittlung aufgenommen werden könnte und müsste. (Vgl. S. 243 der vorliegenden Arbeit)

» Zu fragen ist auch, wie die Perspektive des Widerspruchs, wie der Anspruch des ›Denkens in Widersprüchen‹ konkret und systematisch in Anleitungs- und Vermittlungskonzepten, in pflegedidaktische Theorien und Modelle aufgenommen werden soll und kann. In diesem Zusammenhang kann auch eine Diskussion geführt werden über die Bedeutung unterschiedlicher wissenschaftstheoretischer Ansätze für die Pflegepädagogik/Pflegedidaktik und in Folge auch ganz konkret für den Unterricht/die Anleitung.[93]

» Es wäre die Frage zu stellen nach Abgrenzungen oder Übereinstimmungen zwischen verschiedenen Theorien/Konzepten mit der hier entfalteten kritischen Perspektive sowie daraus resultierende wechselseitige Anregungen und Ergänzungen.[94]

Weitere Fragen und Forschungserfordernisse, die sich aus den hier vorgelegten Studien ableiten lassen, sind nicht unmittelbar der Pflegepädagogik/Pflegedidaktik, sondern eher allgemein der Pflegewissenschaft zuzuordnen; jedoch sind sie in Folge auch bedeutsam für die Pflegeausbildung.

Hier ist etwa der Frage nach der Bedeutung dieser ›negativen‹ Perspektive für Theorie- und Konzeptentwicklung in der Pflege nachzugehen: Inwieweit ist in Pflegetheorien und -konzepten selbst (und nicht nur in der Vermittlung) der Widerspruch und damit der Blick auf die Versorgungsrealität, in der die Konzepte umgesetzt werden sollen, aufzunehmen? Wie kann in Theorien und Konzepten ein Zu-

**93** Vgl. dazu auch insbesondere die Synopse pflegedidaktischer Forschungsfelder von Ertl-Schmuck / Greb 2015: 258 ff..

**94** Vgl. dazu etwa Greb 2003; Greb 2009; Darmann-Finck 2009; Darmann-Finck 2010.

sammenhang zwischen den Ansprüchen zur Ausgestaltung der Pflegepraxis mit den Bedingungen dieser Praxis berücksichtigt werden?

Bezogen auf die Sozialisationsforschung in der Pflege ist der Prozess der moralischen Desensibilisierung im Pflegealltag im Zusammenhang mit der beruflichen Sozialisation näher zu untersuchen. Ausgangspunkt ist dabei die Annahme, dass berufliche Sozialisation als Prozess der Wechselwirkungen von externen Anforderungen, Erwartungen und realen Bedingungen, ihrer jeweiligen Wahrnehmung und Ausbildung von Deutungs- und Handlungsmustern durch die (Inter-)Akteure verstanden wird. (Vgl. Lempert 2006: 414f.) Zu prüfen ist hier, inwieweit mit den Beschreibungen der Reaktionsmuster dieser Prozess der Wechselwirkung inhaltlich für den Bereich der Pflege konkretisiert werden kann.

In dem Zusammenhang sind auch die Bedeutung des Widerspruchs in den Anforderungen der Pflegepädagogen und Praxisanleiter und deren Reaktionsmuster für die Sozialisation der Schüler zu untersuchen. (Vgl. S.70 der vorliegenden Arbeit; sowie Darmann-Finck/Foth 2014: 174, 178)

Weitere Überlegungen beziehen sich auf die Bedeutung der Coolout-Studien für die Diskussion um eine Professionalisierung der Pflege. In der vorliegenden Arbeit wird der Beitrag der Coolout-Studien und der daraus resultierenden Analysen von Theorien und Konzepten für die Professionalisierung der Pflege angedeutet. (Vgl. S.79 der vorliegenden Arbeit) Aufgabe einer Profession ist es demnach, nicht nur methodische Kritik zu formulieren im Sinne einer Überprüfung von Geltungsfragen, sondern auch praktische Kritik zu üben im Sinne einer Aufklärung über die bestehenden Verhältnisse, innerhalb derer professionelles Handeln praktiziert werden soll. (Vgl. Oevermann 1999b: 98ff.) Dies gilt es differenzierter zu beschreiben und hinsichtlich des aktuellen Standes der Professionalisierung der Pflege weiter zu untersuchen, was sowohl unter Bezugnahme auf eine Mikro- als auch auf eine Makroebene geschehen kann:

» So beschreibt etwa Anke Gerlach Merkmale einer professionellen Identität und sie fokussiert dabei eine kritische Reflexionsfähigkeit. Der Erwerb einer solchen Fähigkeit kann in einen Zusammenhang gebracht werden mit dem Aufklärungspotenzial der Coolout-Studien und dem damit einhergehenden differenzierten Blick sowohl auf pflegefachliche Ansprüche als auch auf die realen Versorgungsbedingungen, die dem entgegenstehen. (Vgl. Gerlach 2013: 209ff.)[95]

» Interessant wäre es auch, Professionsmerkmale wie etwa die akademische Qualifikation oder die Standesvertretung in einer Pflegekammer näher zu betrachten. Solche äußeren Erscheinungsformen von Professionen könnten hinsichtlich der Chancen professionalisierten Handelns gemäß pflegefachlichen Ansprüchen unter den derzeitigen tatsächlichen Versorgungsbedingungen auf ihre gewünschten und ihre tatsächlichen Auswirkungen sowie ihre Funktion hin untersucht werden.

### 4.3.2 Impulse für die Ausbildungspraxis

Ausgehend von dem unauflösbaren Widerspruch nicht nur in den Anforderungen an Pflegeschüler, sondern auch in den Anforderungen an Praxisanleiter und Pflegepädagogen ist ein praxisnaher Erfahrungsaustausch innerhalb der jeweiligen Berufsgruppe oder auch berufsgruppenübergreifend sinnvoll.[96] Dazu können Situationsschilderungen aus dem jeweiligen Arbeitsalltag von Praxisanleitern

---

**95** Gerlach thematisiert im Kontext ihrer Studie zur professionellen Identität in der Pflege unterschiedliche Orientierungsrahmen Pflegender (traditioneller und akademischer Orientierungsrahmen). Sie diskutiert deren Auswirkungen auf die professionelle Identität und zeigt in dem Zusammenhang auch den Stellenwert einer kritischen Reflexionsfähigkeit eingängig auf.

**96** Das zeigen nicht nur Erfahrungen aus den Diskussionen in Seminaren und Fortbildungsveranstaltungen, sondern auch Anfragen, die per Email an mich gerichtet werden.

und Pflegepädagogen sowie der Umgang mit diesen Situationen als Ausgangspunkte für weitere Überlegungen – auch hinsichtlich der je eigenen Deutungen und Strategien – dienen.

Hilfreich kann auch eine Thematisierung des Widerspruchs und der Vermittlung der Coolout-Studie aus der Perspektive der Praxisanleiter und Pflegepädagogen sein. Dabei können Anleitungs- und Unterrichtskonzepte vorgestellt, Unterrichtsmaterialien und Vorschläge zur methodischen Vorgehensweise ausgetauscht, diskutiert sowie in kollegialer Beratung weiterentwickelt werden. Hierbei wären die Erfahrungen bezüglich der Aufnahme dieser Thematik seitens der Schüler von besonderem Interesse. Auch ist die Frage zu klären, in welchem curricularen und zeitlichen Rahmen das Thema »Coolout« in Pflegeausbildungen aufgenommen und verankert werden kann und soll.[97]

Zwei praxisnahe Konzepte für die Thematisierung des unauflösbaren Widerspruchs in den Anforderungen an Pflegende und für die Vermittlung der Coolout-Studien in der Pflegeausbildung sollen zu weiterführenden Diskussionen anregen. Dabei handelt es sich zum einen um ein theoretisches Konzept, das von *Christina Flocken* im Rahmen einer Bachelorarbeit entwickelt wurde und von ihr in einer Zusammenfassung beschrieben wird. Zum anderen handelt es sich um ein von *Christian Jonda* und *Sabine Meisterernst* erarbeitetes Unterrichtskonzept, das seit einigen Jahren in einer Gesundheits- und Krankenpflegeschule umgesetzt und immer wieder weiterentwickelt wird.

---

**97** Diese Frage kann ausgeweitet werden auf pflegewissenschaftliche Studiengänge (grundständiges Pflegestudium, ausbildungsintegriertes, ausbildungsbegleitendes sowie berufsbegleitendes Studium), Weiterbildungen und/oder Studienangebote für die Qualifikation zum Praxisanleiter, Pflegepädagogikstudiengänge sowie Fortbildungsangebote für unterschiedliche Adressaten aus dem Berufsfeld der Pflege und Gesundheit. Recherchiert man im Internet unter dem Stichwort »Coolout« oder »Coolout in der Pflege«, so findet man mittlerweile ein nicht unbeachtliches Angebot an Fortbildungen für unterschiedliche Zielgruppen mit unterschiedlichem Umfang zu der Thematik, etwa von Kliniken und Bildungseinrichtungen, aber auch eine Verankerung des Themas »Coolout« in Landeslehrplänen oder Schulcurricula. Eine systematische Übersicht dazu steht noch aus.

### 4.3.3 Unterrichtskonzept zum Thema: Der Widerspruch in den Anforderungen an Pflegende und die Coolout-Studie (von Christina Flocken)

Die Verfasserin hat im Rahmen ihrer Bachelorarbeit ein Konzept zur Thematisierung des unauflösbaren Widerspruchs in den Anforderungen an Pflegende und zur Vermittlung der Coolout-Studien in der Ausbildung zur Gesundheits- und Krankenpflege entwickelt, das bislang in dieser Form noch nicht umgesetzt wurde.

#### 4.3.3.1 Aufbau und Zielsetzung des Konzeptes

Das Konzept ist so aufgebaut, dass über die drei Ausbildungsjahre hinweg die Erfahrungen der Schüler im Zusammenhang mit dem Spannungsfeld zwischen pflegefachlichem Anspruch und der Funktionalität im Pflegealltag bearbeitet werden. Die Aufgabe des Pädagogen ist es, den Schülern einen geschützten Raum zu geben, Zeit zur Verfügung zu stellen und sie bei dem Prozess zu begleiten, sich bewusst mit einem grundlegenden, immer wiederkehrenden Problem differenziert auseinanderzusetzen.

Die Dialektik von Sollen und Sein rsp. der Zusammenhang von normativem pflegefachlichem Anspruch und der Sicherstellung der funktionalen Arbeitsabläufe stellt die Grundlage der Praxisreflexion dar. Durch diese Form der systematischen Praxisreflexionen im Rahmen der theoretischen Ausbildung werden die Erlebnisse und Erfahrungen der Schüler ernst genommen.

Im Verlaufe der Ausbildung werden die Schüler sukzessive befähigt, die Komplexität des unauflösbaren Widerspruchs zu durchdringen, verschiedene Möglichkeiten zu erkennen, darauf zu reagieren und sich differenziert mit den Coolout-Studien auseinanderzusetzen. Insofern bietet das Konzept Bedingungen der Möglichkeit von Bildungsprozessen im Medium des Widerspruchs. Intendiert ist dabei auch eine Entlastung der Schüler, indem ihnen durch die Unauflösbarkeit des Widerspruchs vor Augen geführt wird, dass sie alleine das Dilemma nicht auflösen können. Es wird an den konkreten Erfahrungen der Schüler angeknüpft und damit an dem, was die Schüler beschäftigt. Es wird ihnen ermöglicht, den Widerspruch schrittweise durch die Reflexion des Erlebten zu durchdringen.

### 4.3.3.2 Überblick über das Konzept

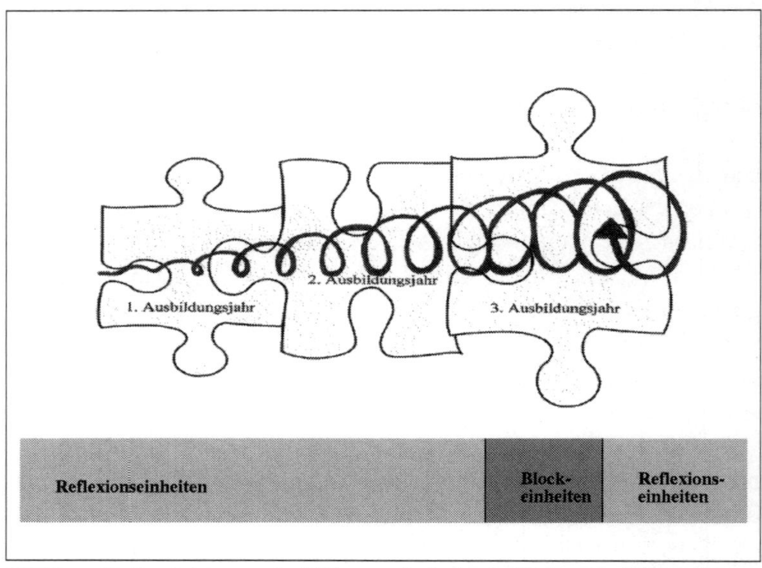


**Abbildung 17:** Durchdringung des Widerspruchs in der dreijährigen Ausbildung der Gesundheits- und Krankenpflege

Das vorliegende Konzept ist eng an den Erfahrungen der Schüler ausgerichtet. Insbesondere im ersten und zweiten Ausbildungsjahr liegt der Schwerpunkt in der Reflexion dieser Erfahrungen. Vorgeschlagen werden in einer Dreijahresplanung Reflexionseinheiten, die bezogen auf die Durchdringung des Widerspruchs aufeinander aufbauen. In jedem Ausbildungsjahr können mehrere Reflexionseinheiten durchgeführt werden.[98] (Vgl. Abb. oben) Die tatsächliche Anzahl und zeitliche Verortung ist je nach Einrichtung und curricularen Vorgaben variabel zu gestalten. Insofern ist die nachfolgende Beschreibung als eine mögliche Vorgehensweise zu verstehen.

**Erstes Ausbildungsjahr**

Bereits im Einführungsblock werden die Schüler darüber informiert, dass sie über drei Jahre hinweg immer wieder die Möglichkeit erhalten werden, ihren Praxisalltag auch im Zusammenhang mit dem theoretischen Unterricht reflektieren zu können. Vorhandene Erfahrungen und Erwartungen an das Berufsfeld werden in einer ersten Reflexionseinheit gesammelt. Die Schüler werden vertraut gemacht mit verschiedenen Methoden, die in den Reflexionseinheiten Anwendung finden können.[99]

Am Ende des Einführungsblockes, direkt vor dem ersten Praxiseinsatz, werden die Wünsche, Sorgen, Erwartungen der Schüler in einer weiteren Reflexionseinheit gesammelt und ausgetauscht. Die

---

**98** In der Bachelorarbeit hat die Verfasserin das Konzept als »Schülerorientiertes Interaktionskonzept« bezeichnet. Dieses Konzept besteht ursprünglich aus einer Reihe von sogenannten Konzeptbausteinen, die über die dreijährige Ausbildung zu festen Zeitpunkten in den Unterricht integriert werden können. In der vorliegenden Arbeit wird das Konzept zusammenfassend in einer Form beschrieben, die eine größere Flexibilität in der Umsetzung bietet. Der Begriff des Konzeptbausteins wird durch den Begriff der Reflexionseinheit abgelöst, weil mit diesem Begriff deutlicher wird, was sukzessive in der Ausbildung angebahnt werden soll – die Reflexionsfähigkeit bezogen auf die Dialektik von Sollen und Sein in der Pflege. In dem Konzept sind ursprünglich 10 Reflexionseinheiten à 90 Minuten vorgesehen, die entsprechend thematisch Lehrplänen/Rahmenlehrplänen zugeordnet werden können. Als ein Beispiel wird hier eine Zuordnung zum rheinlandpfälzischen Rahmenlehrplan vorgenommen.

**99** Eine Möglichkeit bietet die Methode des Stimmungsbildes, welche als ein Anstoß für Reflexionsprozesse genutzt werden kann. Stimmungsbilder können sowohl als Ausgangspunkte für die Einschätzung der je aktuellen Situation der Schüler als auch einer Gesamtbetrachtung der Erfahrungen im Verlauf der Ausbildung dienen, wenn sie entsprechend gesammelt und am Ende der drei Jahre evaluiert werden. Es können weitere Methoden angewendet werden, die zum Anstoßen von Reflexionsprozessen geeignet sind, wie etwa Kartenabfrage oder Mindmap.

Schüler erhalten zudem einen Arbeitsauftrag für den Praxiseinsatz, der im nächsten Theorieblock aufgegriffen wird (z.B. einen Beobachtungsauftrag hinsichtlich ausgewählter bislang theoretisch vermittelter Inhalte und deren Umsetzung in der Praxis).

Im zweiten Theorieblock sollen Schüler unter Rückgriff auf den Arbeitsauftrag positive und negative Erlebnisse und Erfahrungen aus dem Praxiseinsatz in einer weiteren Reflexionseinheit thematisieren. Für den nächsten Praxiseinsatz erhalten die Schüler erneut einen Arbeitsauftrag, mit dem weitere Erfahrungen und Erlebnisse gesammelt und der Reflexion zugänglich gemacht werden können. Diese Vorgehensweise wiederholt sich im gesamten ersten Ausbildungsjahr jeweils beim Wechsel von Theorieblöcken und Praxiseinsätzen.

Auf diesem Wege wird den Schüler im Austausch untereinander und mit dem Lehrer ein immer facettenreicherer und differenzierterer Blick auf Anspruch und Wirklichkeit in der Pflege ermöglicht. Es findet eine bewusste Auseinandersetzung mit der eigenen Rolle im Zusammenhang mit den Aufgaben und Anforderungen im pflegerischen Berufsalltag statt.

### Zweites Ausbildungsjahr

Im zweiten Ausbildungsjahr werden die Praxisreflexionen fortgesetzt und hinsichtlich des Widerspruchs in den Anforderungen konkretisiert. Die Schüler erhalten weitere Arbeitsaufträge für die Praxiseinsätze (etwa auch für die Außeneinsätze). Bei diesen Arbeitsaufträgen richtet sich der Blick ganz konkret auf die beiden Seiten des Widerspruchs (z.B. Beobachtung einer pflegerischen Maßnahme unter dem Aspekt der Patientenorientierung und den Versorgungsbedingungen der Praxis).

In der Auswertung dieser Arbeitsaufträge können erstmalig auch normativer Anspruch und Funktionalität als zwei sich gegenüberstehende Pole aufgezeigt werden.

### Ende zweites Ausbildungsjahr/drittes Ausbildungsjahr

Die auf diesem Wege reflektierten Erfahrungen der Schüler bieten am Ende des zweiten Ausbildungsjahres (etwa im letzten Theorieblock) oder zu Beginn des dritten Ausbildungsjahres eine Grundlage, um die Kältestudie explizit als Unterrichtsinhalt zu bearbeiten. Dies sollte in Blockform, idealerweise in drei Blockeinheiten mit je 6 Unterrichtsstunden geschehen.[100]

Den Schülern wird zu Beginn dieser Blockeinheiten das Szenario aus den Pflegepädagogik-Studien vorgestellt (Rollenspiel oder Lesen). Es dient dem exemplarischen Aufzeigen des Spannungsfeldes, in dem Schüler sich bewegen. Dazu könnten z.B. Fragen aus dem Interviewleitfaden der Forschungsprojekte mit den Schülern diskutiert werden, um den Widerspruch aufzugreifen (etwa in Form einer Partnerarbeit/Interviewsituation: Wie finden Sie die Situation? Können Sie Heike verstehen? Können Sie Elmar verstehen? ...)[101]

Daran anknüpfend werden die Kälteellipse, die Reaktionsmuster und die Entwicklungslogik entweder vom Lehrer vorgestellt oder durch die Schüler erarbeitet. Hierzu können Auszüge aus den Reaktionsmusterbeschreibungen als Arbeitsmaterial für die Schüler dienen.[102]

---

**100** Die Verfasserin hat diese Blockeinheiten, in denen die Kältestudie thematisiert wird, in der Bachelorarbeit als »Cooldays« bezeichnet. Dieser Begriff erschien seinerzeit sehr eingängig, ist aber genauso zu problematisieren wie der Begriff »Coolout«. (Vgl. S. 13 der vorliegenden Arbeit).

**101** Der Arbeit mit dem Szenario kann sich eine Vorstellung des Forschungsdesigns anschließen. Dadurch können die Schüler einen Einblick in den Aufbau eines qualitativen Forschungsprojektes erhalten. Das Aufzeigen und Besprechen des Forschungsdesigns kann den Schülern den Stellenwert und die Bedeutung der Pflegeforschung und des wissenschaftlichen Arbeitens verdeutlichen. Damit würde sich eine curriculare Zuordnung zum Themenkreis ›Pflegewissenschaft und Forschung‹ legitimieren.

**102** Geeignet sind die Reaktionsmusterbeschreibungen in Kersting 2013: 136ff.. Die Verfasserin hat im Rahmen der Bachelorarbeit verschiedene Fallbeispiele erarbeitet. Diese haben einerseits den Vorteil, dass sie kürzer und weniger komplex als die Beschreibungen von Kersting sind und damit besonders geeignet für den Unterricht erscheinen. Andererseits besteht die Gefahr einer Verkürzung bzw. Verzerrung der

Einer Reflektion und Diskussion der Reaktionsmuster hinsichtlich der je eigenen Deutung der Schüler ist dabei Raum und Zeit zu geben, nicht zuletzt bezogen auf die Frage nach der Ursache eines Scheiterns des pflegefachlichen Anspruchs.[103] In dem Zusammenhang ist es auch bedeutsam, sowohl die Frage nach einer Belastung der Schüler durch Kenntnis der Studie als auch den Aspekt einer Entlastung der Schüler hinsichtlich des Kennenlernens der Bandbreite der Möglichkeiten der Deutungen und Strategien im Alltag zu thematisieren.

Die Diskussion und die inhaltliche Bearbeitung der Kältestudie im Unterricht sollen den gesundheitspolitischen Kontext, die Rahmenbedingungen und Strukturen des Gesundheitswesens mit einbeziehen.[104] Den Schülern wird die Einsicht in die Unauflösbarkeit des Widerspruchs ermöglicht (soweit diese Einsicht nicht vorher schon vorhanden ist). Diese Einsicht impliziert die Aufklärung über die eigene Verstrickung in die Strukturen. Dies kann insofern eine entlastende Funktion haben, als damit einer Personalisierung und einer ›Schuldzuweisung‹ des möglichen Scheiterns des pflegerischen Anspruchs vorgebeugt werden kann. Eine aktive Auseinandersetzung mit den beiden Seiten des unauflösbaren Widerspruchs kann zu einer eigenen Positionierung/Haltung in diesem Spannungsfeld rsp. Berufsalltag führen.

Voraussetzungen für die Umsetzung des Konzeptes und für den Umgang mit den Schülern im Zusammenhang mit der Erkenntnis des unauflösbaren Widerspruchs ist die Durchdringung der Dialektik von Sollen und Sein auch hinsichtlich ihrer Bedeutung für die Pflegepädagogen.[105]

---

Merkmale der einzelnen Muster.

**103** Dabei ist zu beachten, dass die Kälteellipse mit den beschriebenen Reaktionsmustern als Reflexionsfolie dienen kann, jedoch kein ›Diagnoseinstrument‹ darstellt.

**104** Vgl. Darmann-Finck (zusammen mit Sabine Muths) 2009: 18.

**105** Vgl. dazu auch S. 251 der vorliegenden Arbeit.

### 4.3.3.3 Mögliche Einbettung des Konzeptes in den Rahmenlehrplan Rheinland Pfalz

| Ausbildungsstand | 1. Ausbildungsjahr | 2.Ausbildungsjahr | | 3. Ausbildungsjahr | | |
|---|---|---|---|---|---|---|
| **Lernmodul und Inhalt des Moduls** | Lernmodul 1 | Lernmodul 15a | Lernmodul 14a | Lernmodul 19 | Lernmodul 22 | Lernmodul 23a |
| | „Mit der Pflegeausbildung beginnen"[1] | „Pflegebedürftige Menschen aller Altersgruppen, Angehörige und Bezugspersonen von der Aufnahme bis zur Entlassung begleiten und die Überleitung in andere Versorgungsstrukturen gestalten (I)"[2] | „Pflegehandeln an ethischen Prinzipien ausrichten und verantworten (I)"[3] | „Die Qualität der Gesundheitsversorgung sichern"[4] | „Berufliches Selbstverständnis entwickeln und zur Weiter-entwicklung des Pflegeberufes im gesell-schaftlichen Kontext beitragen"[5] | „In Gruppen und Teams zusammen-arbeiten (I)"[6] |
| **Gesamtstundenzahl des Lernmoduls** | 168 | 34 | 36 + 8 | 34 | 44 | 33 |
| **Geplante Stundenanzahl für das Konzept** | Ca. 8 | Ca. 6 | 6 | 12 | 10 | 4 |
| | | | | | | |

[1] Ministerium für Soziales, Arbeit, Gesundheit und Demographie des Landes Rheinland Pfalz), 2005:2ff
[2] Ebd.:72f
[3] Ebd.:68ff
[4] Ebd.:93f
[5] Ebd.:104ff
[6] Ebd:106ff

**Abbildung 18:** Mögliche Zuordnung der Thematik zu Lernmodulen des Rahmenlehrplanes Rheinland-Pfalz

Die Abbildung 18 zeigt in einer tabellarischen Darstellung eine mögliche Zuordnung des Konzeptes zu den Lernmodulen des rheinland-pfälzischen Rahmenlehrplanes. Dabei werden auch Vorschläge für anteilige Stundenzuweisungen unterbreitet. Entscheidend ist die Nähe bzw. Passung des Sinnzusammenhangs der einzelnen Reflexionseinheiten und der Vermittlung der Kältestudie zu den entsprechenden Inhalten der Lernmodule der drei Ausbildungsjahre.

#### 4.3.3.4 Zusammenfassung

Das Konzept mit seinen hohen Reflexionsanteilen ermöglicht den Schülern ein schrittweises Erkennen des unauflösbaren Widerspruchs in den an sie gestellten Anforderungen. Dabei werden die Schüler systematisch von den Pflegepädagogen begleitet. Das Konzept umfasst nicht nur die reine Wissensvermittlung der Thematik der Kältestudie, sondern soll vor allem die Möglichkeit einer Entwicklung der Schüler hinsichtlich einer differenzierten Sichtweise auf das Spannungsfeld bieten, in dem sie sich bewegen. Inwieweit diese Zielsetzung erreicht werden kann, ob die vorgesehenen Reflexionseinheiten zu umfangreich oder nicht hinreichend sind, ob einzelne Landeslehrpläne, Rahmenlehrpläne oder Schulcurricula den entsprechenden Freiraum zulassen können, das (und sicher auch weitere Fragen) könnte erst durch eine Umsetzung des Konzeptes, im Idealfall mit einer entsprechenden wissenschaftlichen Begleitung und Evaluation, geklärt werden. Insbesondere wäre in dem Zusammenhang auch zu prüfen, wie nachhaltig die mit dem Konzept einhergehenden Zielsetzungen sich auf die Schüler, auf ihre Wahrnehmung des Spannungsfeldes und ihren Umgang damit auswirken.

### 4.3.4 »Coolout unterrichten« aus Sicht der Praxis (von Christian Jonda und Sabine Meisterernst)

Nachfolgend beschreiben die Verfasser, die an einem Bildungszentrum für Pflegeberufe tätig sind, mit welchen Vorüberlegungen und Intentionen sowie curricularen Zuordnungen ein Unterrichtskonzept zum Thema »Coolout« für die dreijährige Pflegeausbildung in der Gesundheits- und Krankenpflege entwickelt wurde.[106] Das Konzept wird im Überblick vorgestellt und es werden Unterrichtserfahrungen und daraus resultierende Weiterentwicklungen des Konzeptes erläutert.

#### 4.3.4.1 Vorüberlegungen der Verfasser zur Entwicklung eines Unterrichtskonzeptes

Ausgangspunkt für die Entwicklung eines Unterrichtskonzeptes zur Vermittlung der Coolout-Studie war die von Karin Kersting in ihrer Studie die für uns Praktiker entscheidende Frage: »Inwieweit ist eine Aufklärung der Auszubildenden über die strukturellen Bedingungen des Pflegealltags nötig und wie kann eine Bildung im Medium des Widerspruchs didaktisch planerisch verfügbar gemacht werden?« (Kersting 2002: 302)

Mit dieser Frage werden Lehrende in der theoretischen Pflegeausbildung konfrontiert. Denn zum Beispiel zeigt sich der Widerspruch in den Anforderungen an die Schüler im Rahmen von Praxisreflexionen, die nach stationären Einsätzen zu Beginn des darauffolgenden Theorieblockes stattfinden.[107] Die Schüler haben dabei die Gelegen-

---

106 Dieses Konzept wird nicht nur in der Gesundheits- und Krankenpflegeausbildung, sondern auch in der Fachweiterbildung für Anästhesie- und Intensivpflege umgesetzt.

107 In der hier beschriebenen Bildungseinrichtung finden diese Reflexionen regelmäßig nach jedem Praxiseinsatz statt und es stehen dafür immer 90 Minuten zur Verfügung.

heit, das Erlebte und ihre Erfahrungen in einem geschützten Rahmen wiederzugeben und mit Hilfe der Kursleitung zu reflektieren. Immer wieder werden von den Schülern Zeitdruck und Arbeitsverdichtung problematisiert.

Die Herausforderung, erworbene theoretische Kenntnisse unter den gegebenen Bedingungen in der Praxis anzuwenden, scheint für Schüler eine große Hürde zu sein. Frustration und Desillusionierung können daraus resultieren. Die Bedrängnis der Schüler führt auch zu einer Bedrängnis der Lehrer.

Im Mittelpunkt der Überlegungen, die Kältestudie im Unterricht zu thematisieren, stand in unserem Kollegium die folgende Frage: Wie können pflegefachliche Normen, die aufgrund der strukturellen Bedingungen im Pflegealltag systematisch verletzt werden, unterrichtet und reflexiv bearbeitet werden? In dem Zusammenhang stellte sich weiterhin die Frage, welches Wissen über die strukturellen Gegebenheiten im Sinne einer Aufklärung vermittelt werden sollte. Gemeint war damit, dass es jedem Auszubildenden ermöglicht werden muss, hinter die Fassade des zu erlernenden Berufes zu schauen, um für die Praxis gewappnet zu sein. Ein Instrument der Aufklärung ist für uns die Kältestudie.

Mit der Idee, die Studie in den Lehrplan der Schule aufzunehmen, ergaben sich im Kollegium Diskussionen und folgende Fragen:

» Lässt sich die Vermittlung der Kältestudie mit dem gesetzlichen Auftrag einer staatlich anerkannten Schule für Krankenpflegeberufe vereinbaren?

» Ist die Beschäftigung mit diesem Thema für die Schüler sinnvoll und hilfreich für ihre Berufspraxis?

» Schüler erleben im Unterricht immer wieder, dass sie durch die Lehrer Hinweise oder Unterstützung bei der Klärung von Fragen und bei der Lösung von Problemen bekommen. Wie können Lehrer aber damit umgehen, dass sie bei der Auseinandersetzung mit dem unauflösbaren Widerspruch und der Kältestudie keine Auflösung für das Dilemma anbieten können?

» Einzelne Reaktionsmuster zeigen, dass manche Schüler die Kälte gar nicht wahrnehmen oder nur erahnen. Führen das Wissen um die Studie und die Studienergebnisse sie nicht erst in eine Erkenntnis der strukturell verursachten Normverletzung und damit in eine Desillusionierung?

» Werden durch diese Aufklärung möglicherweise Ausbildungsabbruch und Berufsausstieg provoziert? Oder wird durch einen offenen Dialog über das, was den Schülern im Alltag begegnet, ein solcher verhindert?

Trotz dieser kritischen Fragen wurde wegen der Stichhaltigkeit der eingangs geschilderten Gründe die Kältestudie 2010 in den schuleigenen Lehrplan implementiert. Insbesondere wurde in den Diskussionen klar, dass Zweifel an einer Vermittlung ein paternalistisches Vorgehen bedeuten würden, denn es hieße zu wissen, was das Beste für den Schüler ist. Sobald Schüler geschont werden, weil ihnen Erkenntnisse vermeintlich nicht zugemutet werden können, werden sie zwar geschont, aber zugleich auch entmündigt. Wissenschaftliche Erkenntnisse vorzuenthalten bedeutet, dem Anspruch einer wissenschaftsorientierten Ausbildung nicht gerecht zu werden.

Im Folgenden werden die Intentionen des Unterrichtes, die curriculare Einbettung und der Ablauf des Unterrichtes sowie die Unterrichtserfahrungen dargestellt.

#### 4.3.4.2 Intention

Mit dem allgemeinen Ziel der Ausbildung in der Gesundheits- und (Kinder-)krankenpflege, dass »[...] Schülerinnen und Schüler als aktiv und kritisch Lernende in ihrer Handlungskompetenz gestärkt werden« (Ausbildungsrichtlinie NRW 2003: 3), ergibt sich mit dem

Thema Coolout für die Lehrer eine besondere Herausforderung. Denn bezogen auf die Ergebnisse der Studie ist der Begriff der Handlungskompetenz dahingehend zu hinterfragen, welche konkrete Hilfestellung der Lehrer den Schülern geben kann.

Im Unterricht wird das Szenario der ersten Coolout-Studien vorgestellt und bearbeitet. Die Konfliktsituation lässt aber eine eindeutige Definition von richtiger und kompetenter Handlung nicht zu. Wie kann der Lehrer nun mit der daraus resultierenden eigenen Unsicherheit die Schüler so unterstützen, dass sie sich in der Praxissituation weniger hilflos fühlen? Hilflosigkeit kann im Ausgeliefertsein einer Praxissituation entstehen, die objektiv schwer zu beeinflussen ist.

Die Verfasser sind davon überzeugt, dass durch die kognitive Durchdringung der Konfliktsituation einschließlich ihrer institutionellen Zusammenhänge und der eigenen Verstrickungen dieser Hilfslosigkeit vorgebeugt werden kann. Natürlich ist der Entscheidungsrahmen (und damit eine Kontrolle der Situation) in einer solchen Dilemmasituation begrenzt. (Vgl. Flammer 1990: 59) Aber durch das Kennenlernen der Bandbreite der Deutungen/Reaktionsmuster werden verschiedene Möglichkeiten und Strategien für die Alltagsbewältigung bewusst gemacht.

Neben der objektiven Bewältigung der Situation muss im Unterricht auch das subjektive Erleben bearbeitet werden, damit das eigene Gefühlsleben geschützt werden kann. Die Schüler finden Entlastung, indem sie ihre eigenen Erfahrungen und Erlebnisse aussprechen können. Sie finden Zuhörer und erkennen, dass sie mit ihren Problemen nicht alleine sind und dass darüber eine Solidarität in der Kursgemeinschaft entstehen kann.

Eine besondere Herausforderung besteht in der hier gebotenen pädagogischen Enthaltsamkeit. Der Lehrer darf es weder ›besser wissen‹ noch schlicht zur Erfüllung des pflegefachlichen Anspruchs ermahnen.

#### 4.3.4.3 Legitimation des Themas und curriculare Einordnung

Weiter oben wurde dargelegt, warum aus unserer Sicht das Thema »Coolout« in der Pflegeausbildung erforderlich ist. Daneben gilt es, hinreichend zu begründen, mit welcher Legitimation das Thema in einer staatlich anerkannten Schule für Krankenpflegeberufe des Landes Nordrhein Westfalen unterrichtet werden kann.

**Krankenpflegeausbildungs- und Prüfungsverordnung (KrPflAPrV)**

In der Anlage 1 der Ausbildungs- und Prüfungsverordnung von 2003 findet sich der *Themenbereich 6:* »Pflegehandeln an pflegewissenschaftlichen Erkenntnissen ausrichten«. Damit wird den Schulen den Auftrag gegeben:

> Die Schülerinnen und Schüler [...] zu befähigen, sich einen Zugang zu den pflegewissenschaftlichen Verfahren, Methoden und Forschungsergebnissen zu verschaffen, Pflegehandeln mit Hilfe von pflegetheoretischen Konzepten zu erklären, kritisch zu reflektieren und die Themenbereiche auf den Kenntnisstand der Pflegewissenschaft zu beziehen [...] (Bundesministerium 2003b)

Zweifelsohne liefert die Kältestudie ein Beispiel für pflegewissenschaftliche Erkenntnisgewinnung und lädt ein zu einer kritischen Reflexion von Pflegehandeln vor dem Hintergrund des Kenntnisstandes der Pflegewissenschaft.

Im *Themenbereich 10* werden die Schulen u.a. beauftragt, die Schüler zu befähigen, »[...] sich kritisch mit dem Beruf auseinander zu setzen« »[...] mit Krisen und Konfliktsituationen konstruktiv umzugehen«. (Ebd.) Auch hier bietet sich die Auseinandersetzung mit der Kältestudie an.

Der *Themenbereich 11* erfordert u.a., den Schüler zu befähigen [...] das Gesundheitswesen in seinen Entwicklungen wahrzunehmen, deren Folgen für den Pflegeberuf einzuschätzen und sich in die Diskussion einzubringen.« (Ebd.)

Vor dem Hintergrund der Kältestudie ergibt sich sogar eine neue Perspektive auf den *Themenbereich 7*. Immerhin pointiert der Auftrag dieses Themenbereiches den Widerspruch an sich, nämlich »Pflegehandeln an Qualitätskriterien, rechtlichen Rahmenbestimmungen sowie wirtschaftlichen und ökologischen Prinzipien auszurichten«. (Ebd.)

Die Vermittlung der Kältestudie lässt sich somit hinsichtlich des gesetzlichen Auftrages begründen.

**Ausbildungsrichtlinie NRW**

Die Themenbereiche der Anlage 1 der Ausbildungs- und Prüfungsverordnung von 2003 werden weiter konkretisiert in der für das Land Nordrhein Westfalen verbindlichen Ausbildungsrichtlinie für staatlich anerkannte Schulen für Krankenpflegeberufe. Dazu werden in der NRW Ausbildungsrichtlinie Lernheiten beschrieben.

Mit dem Auftrag, die Handlungskompetenz der Lernenden zu stärken, ist den Schulen damit eine Richtlinie an die Hand gegeben, die durch Offenheit gekennzeichnet ist. Die Ausbildungsrichtlinie soll »[...] Freiräume des Lehrens und Lernens« ermöglichen. (Ausbildungsrichtlinie NRW 2003: 11) Diese Freiräume gilt es nun zu nutzen, um die Vermittlung der Kältestudie auch mit der verbindlichen Richtlinie und den dort beschrieben Lerneinheiten zu legitimieren.

Im Lehrplan der berichtenden Schule sind die Unterrichtsstunden für die Kältestudie dem Kontingent der *Lerneinheit II 5: »Lernen in der praktischen Ausbildung«* entnommen, denn während dieser Zeit sollen sich die Schüler »[...] über ihre eigenen praktischen Ausbildungserfahrungen austauschen und daraus Merkmale für eine qualitativ gute praktische Ausbildung ableiten.« (ebd.: 57) Diese Lerneinheit ist im Lehrplan der Schule im zweiten Ausbildungsjahr vorgesehen. Für die Kältestudie stehen dann acht Unterrichtseinheiten zur Verfügung. Erfahrungsgemäß reicht dieser Umfang aus, denn zu diesem Zeitpunkt sind bereits mehrere Lerneinheiten mit inhaltlichen Bezügen zum Thema erteilt worden. Mit der Bearbeitung dieser Lerneinheiten werden Grundlagen gelegt, die das Verständnis der Studie begünstigen und eine für den Austausch notwendige Sprache vorbereiten. Aus Platzgründen werden die Lerneinheiten nicht detailliert beschrieben, sondern nur skizziert.

» *Lerneinheit II.10 Pflege als Wissenschaft* beinhaltet: Auftrag der Pflegeforschung und Definition der verschiedenen Forschungsansätze

» *Lerneinheit II.11 Ethische Herausforderungen für Angehörige der Pflegeberufe* beinhaltet: Normen und Werte, Dilemma, ethische Entscheidungsfindung

» *Lerneinheit III.13 Wirtschaftliche Rahmenbedingungen* beinhaltet: Widerspruch ökonomische Zwänge und Pflege, politische Verankerung des Gesundheitssystems

» *Lerneinheit II.9 Pflegen als Beruf* beinhaltet: berufspolitische Positionen

» *Lerneinheit II.8 Geschichte der Pflegeberufe* beinhaltet: Traditionen des pflegerischen Anspruches, Emanzipationsbestrebungen

» *Lerneinheit II.22 Gewalt* beinhaltet: Strukturelle Gewalt

» *Lerneinheit III.1 Kinder und Jugendliche* beinhaltet: moralische Entwicklung im Kinder- und Jugendalter

Unter den Handlungszwängen der Schulpraxis hat sich in der Vergangenheit erwiesen, dass die Reihenfolge der Lerneinheiten in jedem Ausbildungsjahrgang nicht unverändert beibehalten werden kann. Als Basis vor der Vermittlung der Kältestudie, ist indes immer entscheidend die Lerneinheiten »Pflege als Wissenschaft« und »Moralentwicklung nach Kohlberg« zu unterrichten. Neben anderen Gründen hat es sich für die Vermittlung als hilfreich erwiesen, wenn alle Lehrkräfte mit der Kältestudie so vertraut sind, dass Verweise auf die Studie erfolgen können oder auf Nachfragen der Schüler reagiert werden kann.

Aus mehreren Gründen findet die Vermittlung erst im zweiten Ausbildungsjahr statt. Die Schüler sollten genügend Praxiserfahrungen gesammelt haben, um von ihrem eigenen Entscheidungs- und Verhaltensrepertoire berichten zu können. Außerdem schildern Schüler in den Praxisreflektionen eine Fülle anderer Erfahrungen, die sie von Beginn der Ausbildung an erleben und für deren Reflektion und Bearbeitung genügend Raum und Zeit im Unterricht erforderlich ist, wie etwa die Auseinandersetzung mit den Themen Sterben, Hilflosigkeit und Ekel. Ein zu frühes Durchleuchten der Widerspruchserfahrung könnte dazu führen, dass auf dieser Folie alle Ausbildungserfahrungen betrachtet werden. Eine solche Prägung ist nicht intendiert und zu einseitig. Alle Lerneinheiten, die für die Kältestudie relevant sind, werden in der Ausbildungsrichtlinie NRW der integrierten Ausbildungsphase zugeordnet. Im dritten Ausbildungsjahr, der Differenzierungsphase, ist die Gesundheits- und (Kinder-) Krankenpflege bei »bestimmten Patientengruppen« zu erteilen. Damit entfällt eine Zuordnung des Themas in das dritte Ausbildungsjahr.

#### 4.3.4.4 Vorstellung des Unterrichts

Auf den folgenden Seiten wird die Gliederung der Unterrichtsplanung vorgestellt. Die Tabelle zeigt die aktuelle thematische Struktur der Unterrichtseinheit in Form einer Matrix: Inhalte, Intentionen, Sozialformen und Medieneinsatz. Nach dem Einstieg, der an vorangegangene Unterrichtsthemen anknüpft, bekommen die Schüler genügend Raum, ihre eigenen Erfahrungen und Reaktionen auf den alltäglichen Konflikt zu beschreiben und zu reflektieren. Anschließend wird die Kältestudie vorgestellt. In der darauf folgenden Diskussion können die Schüler eigene Gedanken und Gefühle zum Ausdruck bringen. Die Beiträge der Schüler auf die Verdeutlichung des Widerspruches und die Ergebnisse der Kältestudie können sehr emotional sein. Aus diesem Grund wird die Diskussion am Ende der Unterrichtseinheit immer in Form eines Teamteachings begleitet.

Mit zwei Lehrenden ist es eher möglich, auf die ausgelösten Reaktionen und Schülerbeiträge angemessen zu reagieren. Mit dem zweiten Kollegen entsteht zusätzlich ein Korrektiv, wenn seitens eines Lehrers Idealisierungsstrategien angeboten werden. Die Unauflösbarkeit des Widerspruchs lässt sich auch für sie in den Diskussionen besser aushalten. Die Lehrer sind in der Diskussionsleitung zurückhaltend. Nach der offen gestellten Einstiegsfrage brauchen die Schüler Zeit, ihre Gedanken zu ordnen, auszusprechen und zu hören, was die anderen sagen. Den Schülern Raum geben, bedeutet auch Variabilität in der zur Verfügung stehenden Zeit. Aus der Situation der Gruppe ergibt sich, wie lange die Diskussion jeweils dauert. Insofern sollte genügend Zeit dafür eingeplant werden.

### Überblick über die Unterrichtseinheit

Auf den nächsten Seiten folgt ein tabellarischer Überblick (Unterrichtsmatrix). Der Unterrichtsablauf wurde im Laufe der letzten fünf Jahre mehrmals verändert, da sich jeweils durch anschließende Evaluationen neue Gesichtspunkte ergaben. Die Erfahrungen mit dem Unterricht und die Gründe für Veränderungen sind im nächsten Abschnitt dieses Kapitels thematisiert.

***Überblick über die Unterrichtseinheit***

| Phase | Inhalte | Unterrichts-/ Sozialform | Medien | Kommentar / Intention |
|---|---|---|---|---|
| Begrüßung | Agenda: Überblick über den Verlauf der Unterrichtseinheit | Moderation | | |
| Einstieg in das Thema, Informationsvermittlung Herstellen von Anschlussfähigkeit | Wiederholung: Moralentwicklung nach L. Kohlberg: Begriffsklärung: Dilemma / Stufen und Niveaus der Moralentwicklung / Annahme linearer Entwicklung | Gruppengespräch | Power Point Präsentation | Das Stufenmodell der Moralentwicklung wurde im Vorfeld in der Lerneinheit 3.1 „Kinder und Jugendliche“ thematisiert. Bezugnahme auf Kohlbergs Stufen der Moralentwicklung im Zusammenhang mit der Cool-out-Studie als Einstieg in die Thematik (Kersting 2013:55ff) |
| Überleitung und Arbeitsauftrag | Schüler bekommen das Szenario Ulli zu lesen (Szenario aus der Ursprungsstudie Kersting 2013:25) | Lesen in Einzelarbeit | Szenario Ulli | Bezugnahme auf die eigene Situation, anknüpfen an eigene Erfahrungen aus dem Pflegealltag. |
| Vertiefung | Arbeitsauftrag: Wie würden Sie an Ullis Stelle reagieren und warum? | Einzelarbeit | Moderationskarten | Persönliche Auseinandersetzung mit der Situation. |
| Vertiefung | Jeder Schüler heftet seine Moderationskarte an die Pinnwand und erläutert seine Reaktion. | Schülervortrag | Pinnwand, Moderationskarten | Reflexion, bewusst machen der eigenen Reaktionen und die der Mitschüler auf den Konflikt, Ähnlichkeiten und Unterschiede im Erleben der Situation werden deutlich, Stärken des Gemeinschaftsgefühls. |

**Abbildung 19a:** Unterrichtsmatrix

***Überblick über die Unterrichtseinheit 2***

| Phase | Inhalte | Unterrichts- / Sozialform | Medien | Kommentar / Intention |
|---|---|---|---|---|
| Informations-vermittlung | Hintergrundinformationen zu Karin Kersting. | Vortrag<br>Lehrerzentriert | Power Point Präsentation | |
| Informations-vermittlung | Ausgangspunkt der Studie:<br>Gesellschaftliche und pädagogische Normen vs. leistungsorientiertes und funktionales Handeln in der Gesellschaft.<br>Übertragung auf die Pflege: pflegefachliche Norm vs. Funktionalität im Pflegealltag | Vortrag<br>Lehrerzentriert | Power Point Präsentation | Transfer des Dilemmas aus der Erziehungswissenschaft in die Pflege (strukturelle Vergleichbarkeit).<br>Erkennen des Dilemmas sowie Erkennen seiner strukturellen Verankerung. |
| Informations-vermittlung | Klärung des Begriffes „Bürgerliche Kälte" | Vortrag<br>Gruppengespräch | | Kurzer theoretischer Input:<br>Klärung des theoretischen Bezugspunktes der Coolout-Studie: die Metapher der „Bürgerlichen Kälte" aus der Kritischen Theorie der Gesellschaft (Frankfurter Schule). |
| Informations-vermittlung<br>Herstellen von Anschlussfähigkeit | Vorstellung des Untersuchungsdesigns und der Forschungsfrage<br>Kurze Wiederholung:<br>• Forschungsansätze<br>• Forschungsdesigns | Vortrag<br>Lehrerzentriert | Power Point Präsentation | Pflegewissenschaftliche Grundbegriffe (Forschungsfrage, Möglichkeiten der Datenerhebung, Auswertung von Daten) wurde in der Lerneinheit 2.10 „Pflege als Wissenschaft" bereits thematisiert. |

**Abbildung 19b:** Unterrichtsmatrix

***Überblick über die Unterrichtseinheit 3***

| **Phase** | **Inhalte** | **Unterrichts- / Sozialform** | **Medien** | **Kommentar / Intention** |
|---|---|---|---|---|
| Arbeitsauftrag und Vertiefung | Arbeitsauftrag<br>Erarbeitung aller Reaktionsmuster arbeitsteilig durch die Schüler | Schüler Partner-arbeit | Kopien aus Kersting 2013, S. 134-195 | Wissen erlangen,<br>Kennenlernen der Reaktions-muster und die Bandbreite der Deutungen |
| Vertiefung / Infor-mationsvermittlung | Vorstellung der Reaktionsmuster arbeitsteilig | Schülervortrag | | |
| Informationsver-mittlung | Zusammenfassung der Forschungsergebnisse:<br>• Kälteellipse<br>• Abgrenzung zu Kohlbergs Theorie der moralischen Urteilsfähigkeit<br>• Abgrenzung zu Burnout<br>• Beschreibung und Erklärung des Pro-zesses der moralischen Desensibilisie-rung bereits in der Ausbildung.<br>• Wichtiger Hinweis: Kälteellipse und Reaktionsmuster sind keine Instrumen-te zur Diagnostik. | Vortrag<br>Lehrerzentriert | Power Point Prä-sentation | Wissen erlangen.<br>Kennenlernen aller Reaktions-muster.<br>Resümee wesentlicher Ergebnis-se. |
| Diskussion im Stuhlkreis | Einstieg in die Diskussion mit der einleitenden Frage:<br>„Wie geht es Ihnen mit den Ergebnissen?" | Gruppengespräch | | Emotionalen Reaktionen Raum geben (z.B. Frustrati-on/Erleichterung).<br>Versprachlichung des eigenen Erlebens, Erkennen der eigenen Reaktionsmuster,<br>Reflexion von Deutungsmög-lichkeiten und unterschiedlichen Strategien im Umgang mit dem Widerspruch. |

**Abbildung 19c:** Unterrichtsmatrix

#### 4.3.4.5 Erfahrungen und Weiterentwicklung des Konzepts

Auffällig ist eine hohe Aufmerksamkeit und Konzentration vieler Schüler im gesamten Unterrichtsverlauf. Nach der Vorstellung/dem Lesen des Szenarios beginnen Schüler spontan, ihre eigenen Erfahrungen und Gedanken darzulegen. Der Lehrer muss sich nicht anstrengen, die Schüler zur Äußerung ihrer Erfahrungen zu animieren, die Erlebnisse ›sprudeln heraus‹. Es bedarf keiner weiteren Intervention zur Meinungsäußerung von pädagogischer Seite. Die Schüler werden in dieser Phase neugierig auf die folgenden Inhalte.

Mit der Kältestudie bietet sich ein Beispiel für Pflegeforschung an, wie es kaum näher an der Lebenswirklichkeit der Schüler sein könnte. In anderen Lerneinheiten mit pflegewissenschaftlichen Themen kann erfahrungsgemäß diese Aufmerksamkeit weniger leicht hergestellt werden.

Die Komplexität der Kältestudie bewirkt jedoch, dass nicht alle Schüler das Thema Coolout in der zur Verfügung stehenden Zeit gleichermaßen durchdringen. Manche Wortbeiträge in der Abschlussdiskussion lassen auf Missverständnisse oder Unklarheiten schließen. Diese Beobachtung ist indessen auch bei anderen Themen nicht ungewöhnlich. Wahrscheinlich gibt es zwei unterschiedliche Wege, um mit diesem Problem umzugehen: Die Fehlinterpretationen der Studie werden vorsichtig in der Diskussion korrigiert und weitere Unschärfen im Verständnis zunächst hingenommen. Immerhin sind Schüler mit Ergebnissen konfrontiert, die die Widerspruchserfahrung als nicht lösbar aufzeigen. Wenn ein Schüler diesen Gedanken nicht erträgt, ihn nicht zulassen kann oder will, so muss er dazu durch den Lehrer nicht gezwungen werden. Alternativ müsste sonst der Erarbeitung und Diskussion der Kältestudie mehr Raum und Zeit gegeben werden. Dies gilt es zu überlegen.

Weiter oben wurde erwähnt, dass in der Phase der Diskussion mit emotionalen Reaktionen gerechnet werden muss. Die erlebten Reaktionen reichen von Betroffenheit, Trauer, Wut bis hin zu Erleichterung. Immer wieder äußern Schüler, dass sie die Situation zwar frustrierend finden, aber sie sich nun entlastet fühlen. Sie verstehen, dass es nicht ihre Schuld und Unzulänglichkeit ist, wenn sie unter den Bedingungen im Pflegealltag leiden und ihrem eigenen Anspruch nicht gerecht werden können. Einige Schüler sprechen offen über ihre Erleichterung und erkennen, dass es kein individuelles Problem ist. Sie erleben, dass sie damit nicht alleine sind und es ihren Kurskollegen ebenso ergeht. Bisher haben wir erst einmal erlebt, dass Schüler mit der Unauflösbarkeit des Widerspruches nicht zurechtkamen. Sie reagierten verärgert und warfen den Lehrern vor, keine Lösung bereit zu haben. In diesem einen Fall wurde die Sinnhaftigkeit der gesamten Lerneinheit und der Forschungsergebnisse durch Schüler in Frage gestellt.

In der Diskussion sind die Schüler sehr zugewandt und verständnisvoll im Umgang miteinander. Sie hören einander zu, lassen sich gegenseitig ausreden und beziehen sich in ihren Wortbeiträgen aufeinander. Dies mag an einer großen Offenheit im Zusammenhang mit der Brisanz des Themas (immerhin geht es um Normverletzungen im Pflegealltag) und auch an einer Zurückhaltung der Lehrer liegen. Zur Evaluation des Unterrichtes wird derzeit ein Fragebogen ca. drei Monate nach dem Unterricht eingesetzt, der den Umgang und Nutzen mit den Studienergebnissen aus der Perspektive der Schüler sichtbar machen soll. Auf der Grundlage dieser Schülerrückmeldungen und der Erfahrungen der Lehrer ergaben sich bis jetzt mehrere Weiterentwicklungen, die im Folgenden beschrieben werden:

Die Auseinandersetzung mit dem Begriff »Bürgerliche Kälte« wurde anfänglich im Unterricht nur oberflächlich behandelt. Es zeigte sich aber, dass die Schüler ohne eine Auseinandersetzung mit diesem Begriff, das Erkennen der Unauflösbarkeit des Widerspruchs im eigenen Alltag nicht in einen Zusammenhang mit den Strukturen des Gesundheitswesens und der Gesellschaft bringen können.

In einem weiteren Schritt wurde der Aktivitätsanteil der Schüler erhöht. Anfänglich bekamen die Schüler alle Reaktionsmuster durch den Lehrenden in Form eines Vortrages vorgestellt. Nun erarbeiten die Schüler alle Reaktionsmuster in Kleingruppen selbst und stellen sie anschließend im Kurs vor. Durch die Eigenarbeit wurde eine vertiefende Auseinandersetzung mit den Reaktionsmustern erreicht sowie der Anteil an Lehrervorträgen reduziert.

Nachdem die Schüler das Szenario Ulli gelesen haben, wurden sie ursprünglich gebeten ihre Reaktionen, inklusive Begründung auf eine Moderationskarte zu schreiben. Anschließend stellten sie ihre Antworten der Gruppe vor. Die Antworten wurden exemplarisch auf einer Pinnwand dem dazugehörigen Reaktionsmuster zugeordnet. Dieses Clustern der Schülerantworten entfällt nun aus zwei Gründen. Zum einen sind die Antworten der Schüler nicht so einfach eindeutig zuzuordnen. Es gibt nicht genügend Zeit für vertiefende Fragen, um das Reaktionsmuster tatsächlich bestimmen zu können. Abgesehen davon würde eine Zuordnung dazu führen, dass, bewusst oder unbewusst, die Reaktionsmuster als Diagnoseinstrument verwendet werden. Da sie dies aber ausdrücklich nicht sind, haben wir von der Methode des Clusterns und Zuordnens abgesehen.

Die von Kersting erstellte Kälteellipse wurde inzwischen in den Unterricht aufgenommen. Mit ihr entsteht ein Überblick über alle Deutungsmöglichkeiten. Die Unauflösbarkeit des Widerspruches wird klarer und mit einem Blick von oben können eigene Positionen und Verstrickungen betrachtet werden. Durch diese Veränderungen wurde der Zeitrahmen inzwischen auf acht Unterrichtseinheiten (4 Doppelstunden) erhöht.

#### 4.3.4.6 Resümee

Im Vorangegangenen wird dargelegt warum, wie und mit welchen Erfahrungen die Kältestudie in der Ausbildung zur Gesundheits- und Kranken/Kinderkrankenpflege an der berichtenden Schule (Sana Bildungszentrum Remscheid) unterrichtet wird. Auch die Veränderungen des Unterrichtes, die sich als notwendig zeigen, werden dargestellt. Möglicherweise führen weitere Erfahrungen, aber auch die mittlerweile vorliegenden Ergebnisse der Folgestudien zu weiteren Entwicklungen in der Konzeption des Unterrichts.

Hervorzuheben ist, dass nach den Aussagen der Schüler im Unterrichtsverlauf und in der schriftlichen Evaluation die Thematik als sinnvoll und hilfreich eingeschätzt wird. Die überwiegende Mehrheit gibt an, dass ihnen das Wissen über die Ergebnisse der Coolout-Studie in ihrem Berufsalltag geholfen habe. Aus den Fragebögen ergibt sich ergänzend, dass auch examinierten Pflegenden die Studie nicht vorenthalten werden sollte. Die Schüler plädieren dafür, dass die Studie in den Lehrplan jeder Schule aufgenommen werden solle.

Bezogen auf die Frage, ob das Wissen um die Studie die Schüler desillusioniert, ergeben sich einige Anhaltspunkte durch die zum Teil emotionalen Reaktionen wie etwa Trauer, Wut, Fassungslosigkeit. Schüler beschreiben auch eine unterstützende Wirkung des Unterrichtes: Sie haben das Gefühl nicht allein zu sein, sie geben an zu erkennen, dass es nicht ihre Schuld sei, und der Unterricht helfe ihnen, die eigene Arbeitssituation zu verstehen. Ob die Aufklärung durch den Unterricht Ausbildungsabbruch und Berufsausstieg provozieren kann, kann hier nicht beantwortet werden. Es ist möglich, dass der Widerspruch an sich zum Abbruch führen könnte. Wir vermuten aber, dass dann die Ursache nicht in der Aufklärung über die Sache, sondern in der Sache selbst liegt (der negativen Erfahrung). Um einen solchen möglichen Zusammenhang zu klären, müssten jedoch weitere Untersuchungen erfolgen.

Grundsätzlich muss auch auf die Vorläufigkeit des derzeitigen Evaluationsinstrumentes hingewiesen werden. Zu prüfen wäre zukünftig, in welcher Weise, auch unter Bezugnahme auf qualitative Methoden, der Nutzen einer Auseinandersetzung mit den Coolout-Studien im Hinblick auf Bildungs- und Sozialisationsprozesse untersucht werden kann.

Die Problematik der Lehrer, keine Auflösung für das Dilemma anbieten zu können, bleibt eine pädagogische Herausforderung. Im Zusammenhang mit dem Widerspruch zwischen Norm und Funktion, zu der sich jeder Lehrer nahezu täglich im Unterricht zu verhalten hat, sind wir der Auffassung, dass das gesamte Kollegium die Studie kennen sollte. Ein kollegialer Austausch wird möglich und der Blick auf den Widerspruch in den eigenen Anforderungen als Lehrer wird geschärft.

## 4.4 Schlussbemerkung

Die Coolout-Studien werden in dieser Monographie hinsichtlich ihrer Bedeutung für die Pflegeausbildung vorgestellt und diskutiert. Sie zeigen die Komplexität der Bildung und Sozialisation in Theorie und Praxis, nicht zuletzt, weil dabei auch die Situation der Praxisanleiter und Pflegepädagogen mit in den Blick genommen wird. Die Auseinandersetzung mit den Studien stellt nicht nur eine Herausforderung für die Pflegepädagogik/Pflegedidaktik dar, sondern auch für die Praxisgestaltung, Pflegeforschung, Theorie- und Konzeptentwicklung sowie (Berufs)Politik – ist doch eine Auflösung des Widerspruchs unter den herrschenden Bedingungen verstellt.

Die Coolout AG im Fachbereich Sozial- und Gesundheitswesen der Hochschule Ludwigshafen am Rhein bietet derzeit einen Raum für weiterführende Diskussionen. Über Rückmeldungen, weiterführende Fragen, Anregungen, Kommentare zu den Studien, Analysen, Schlussfolgerungen und/oder Unterrichtskonzepten, die diese Diskussionen noch weiter befördern können, würde ich mich freuen.

Karin Kersting
*Karin.Kersting@hwg-lu.de*

# Literatur

Adorno, Theodor W. (1994): *Negative Dialektik.* 8. Auflage, Suhrkamp Verlag, Frankfurt am Main. – zitiert als 1994a.

Adorno, Theodor W. (1994): *Minima Moralia. Reflexionen aus dem beschädigten Leben.* 22. Auflage, Suhrkamp Verlag, Frankfurt am Main. – zitiert als 1994b.

Adorno, Theodor W. (1997): *Philosophische Terminologie.* Band 1, 8. Auflage, Suhrkamp Verlag, Frankfurt am Main.

Adorno, Theodor W., Horkheimer, Max (1994): *Dialektik der Aufklärung. Philosophische Fragmente.* Fischer Verlag, Frankfurt am Main.

Aebli, Hans (1987): *Zwölf Grundformen des Lehrens.* 3. Auflage, Klett-Cotta Verlag, Stuttgart.

Arnold, Rolf/Lipsmeier, Antonius (Hrsg.) (2006): *Handbuch der Berufsbildung.* 2. aktualisierte und erweiterte Auflage, Springer Verlag, Heidelberg.

Aufenanger, Stefan/Lenssen, Margrit (Hrsg.) (1986): *Handlung und Sinnstruktur.* Kindt Verlag, München.

Behrens, Johann/Görres, Stefan/Schaeffer, Doris/Bartholomeyczik, Sabine/Stemmer, Renate (2012): *Agenda Pflegeforschung.* Martin-Luther-Universität Halle-Wittenberg, Halle.

Bergmannsheil Berufsgenossenschaftliches Universitätsklinikum Bochum (2014): Unser Leitbild. http://www.bergmannsheil.de/das-bergmannsheil/unser-leitbild.html (Letzter Zugriff: 4.4.2016).

Bierbaum, Harald / Euler, Peter / Feld, Katrin / Messerschmidt, Astrid / Zitzelsberger, Olga (Hrsg.) (2007): *Nachdenken in Widersprüchen. Gernot Koneffkes Kritik bürgerlicher Pädagogik*. Büchse der Pandora Verlags GmbH, Wetzlar.

Bischoff, Claudia (1984): *Frauen in der Krankenpflege. Zur Entwicklung von Frauenrolle und Frauenberufstätigkeit im 19. und 20. Jahrhundert*. Campus Verlag, Frankfurt.

Blum, Karl / Isfort, Michael / Schilz, Patricia / Weidner, Frank (2006): *Pflegeausbildung im Umbruch – Pflegeausbildungsstudie Deutschland (PABiS)*. Deutsche Krankenhaus Verlagsgesellschaft, Düsseldorf.

Borst, Eva (2009): *Theorie der Bildung. Eine Einführung*. Baltmannsweiler: Schneider Verlag Hohengehren.

Braun, Stefanie / Rudolph, Daniel / Vogler, Monika (2011): Praxisanleiter in der Pflege zwischen Anspruch und Wirklichkeit. Unveröffentlichter Forschungsbericht, Hochschule Ludwigshafen am Rhein – Fachbereich Sozial- und Gesundheitswesen, Ludwigshafen am Rhein.

Bundesgesundheitsministerium (2003): Gesetz über die Berufe in der Krankenpflege (KrPflG). http://www.gesetze-im-internet.de/bundesrecht/krpflg_2004/gesamt.pdf (Letzter Zugriff: 22.10.2014). – zitiert als Bundesgesundheitsministerium, 2003a.

BUNDESGESUNDHEITSMINISTERIUM (2003): Ausbildungs- und Prüfungsverordnung für die Berufe in der Krankenpflege (KrPflAPrV), Anlage 1 A der KrPflAPrV ›Theoretischer und praktischer Unterricht‹. http://www.gesetze-im-Internet.de/bundesrecht/krpflaprv_2004/gesamt.pdf (Letzter Zugriff: 22.10.2014). – zitiert als Bundesgesundheitsministerium, 2003b.

DAMMER, KARL-HEINZ / VOGEL, THOMAS / WEHR, HELMUT (HRSG.) (2015): *Zur Aktualität der Kritischen Theorie in der Pädagogik.* Springer Verlag, Heidelberg.

DARMANN-FINCK, INGRID (2009): Interaktionistische Pflegedidaktik; in: OLBRICH, CHRISTA (HRSG.) (2009): *Modelle der Pflegedidaktik.* Urban & Fischer, München. – S. 1–21.

DARMANN-FINCK, INGRID (2010): »Mensch Bert, bist Du immer noch nicht fertig?« Pflegedidaktische Ansätze zum Umgang mit restriktiven Rahmenbedingungen in der Pflegeausbildung. http://www.zes.uni/Bremen.de/uploads/Veranstaltungen/2010/100701Pflegekraefte-Workshop_Darmann-Finck.pdf (Letzter Zugriff: 10.11.2015).

DARMANN-FINCK, INGRID / FOTH, THOMAS (2014): Bildungs-, Qualifikations- und Sozialisationsforschung in der Pflege; in: SCHAEFFER, DORIS / WINGENFELD, KLAUS (HRSG.): *Handbuch Pflegewissenschaft.* Beltz Juventa Verlag, Weinheim. – S. 165–182.

DEUTSCHER BILDUNGSRAT FÜR PFLEGEBERUFE (HRSG.) (2010): Pflegebildung offensiv. Handlungsleitende Perspektiven zur Gestaltung der beruflichen Qualifizierung in der Pflege. http://www.bildungsrat-pflege.de/de/index.php?id_mnu=103 (Letzter Zugriff: 5.11.2015).

Diakonissenkrankenhaus Mannheim (2014): Unser Leitbild. http://www.diakonissen. de/krankenhaeuser/mannheim/ueber-uns/unser-leitbild.html (Letzter Zugriff: 4.4.2016).

Duden (1990): *Fremdwörterbuch.* Band 5, 5. neu bearbeitete und erweiterte Auflage, Dudenverlag, Mannheim u.a..

Elsbernd, Astrid (2013): Pflegewissenschaftliche Fundierung der Pflegelehre – Herausforderungen an eine fachfundierte Pflegelehre; in: Linseisen, Elisabeth / Uzarewicz, Charlotte (2013): *Aktuelle Pflegethemen lehren.* Lucius & Lucius Verlagsgesellschaft, Stuttgart. – S. 27–40.

Ertl-Schmuck, Roswitha, Greb, Ulrike (Hrsg.) (2015): *Pflegedidaktische Forschungsfelder.* Beltz Juventa Verlag, Weinheim.

Flammer, August (1990): *Erfahrung der eigenen Wirksamkeit.* Hans Huber Verlag, Bern.

Flocken, Christina / Follmann, Nina / Hünlein, Daniela / Schonsky, Katja u. a. (2011): Akademisierte Pflegepädagogen zwischen Anspruch und Wirklichkeit in ihrem Berufsalltag. »Kalt« erwischt …!. Unveröffentlichter Forschungsbericht, Hochschule Ludwigshafen am Rhein – Fachbereich Sozial- und Gesundheitswesen, Ludwigshafen am Rhein.

Friedeburg, Ludwig von / Habermas, Jürgen (Hrsg.) (1999): *Adorno-Konferenz 1983.* 3. Auflage, Suhrkamp Verlag, Frankfurt am Main.

Gerlach, Anke (2013): *Professionelle Identität in der Pflege. Akademisch Qualifizierte zwischen Tradition und Innovation.* Mabuse Verlag, Frankfurt.

GIESE, CONSTANZE (2013): Wissen – Können – Sollen: Ethik in der Pflegebildung als Ethik eines Careberufes. Vorüberlegungen zur Förderung ethischer Kompetenz; in: LINSEISEN, ELISABETH / UZAREWICZ, CHARLOTTE (2013): *Aktuelle Pflegethemen lehren.* Lucius & Lucius Verlagsgesellschaft, Stuttgart. – S. 59–77.

GREB, ULRIKE (2003): *Identitätskritik u. Lehrerbildung. Ein hochschuldidaktisches Konzept f. d. Fachdidaktik Pflege.* Mabuse Verlag, Frankfurt.

GREB, ULRIKE (2009): Der Strukturgitteransatz in der Pflegedidaktik; in: OLBRICH, CHRISTA (HRSG.) (2009): *Modelle der Pflegedidaktik.* Urban & Fischer, München. – S. 23–43.

GRUSCHKA, ANDREAS (1985): *Wie Schüler Erzieher werden. Studie zur Kompetenzentwicklung und fachlichen Identitätsbildung in einem doppelqualifizierenden Bildungsgang des Kollegschulversuchs NW.* Büchse der Pandora Verlags GmbH, Wetzlar.

GRUSCHKA, ANDREAS (1988): *Negative Pädagogik.* Büchse der Pandora Verlags GmbH, Wetzlar.

GRUSCHKA, ANDREAS (1994): *Bürgerliche Kälte und Pädagogik.* Büchse der Pandora Verlags GmbH, Wetzlar.

GRUSCHKA, ANDREAS (1996): Wie mißt und wie stimuliert man moralische Urteilskraft? Von den Konflikten auf dem Weg zum guten und schlechten Menschen (Teil 1); in: *Pädagogische Korrespondenz, Zeitschrift für kritische Zeitdiagnostik in Pädagogik und Gesellschaft,* Heft 18/1996. – S. 49–71.

GRUSCHKA, ANDREAS (1997): Wie lernt man kalt zu werden? Von den Konflikten auf dem Weg zum guten und schlechten Menschen (Teil 2); in: *Pädagogische Korrespondenz. Zeitschrift für kritische Zeitdiagnostik in Pädagogik und Gesellschaft,* Heft 19/1997. – S. 34–59.

GRUSCHKA, ANDREAS (2000): Was wäre, wenn es nach mir ginge? Moralische Urteile von Kindern im Augenblick ihrer Konfrontation mit bürgerlicher Kälte. Pädagogische Korrespondenz.; in: *Zeitschrift für kritische Zeitdiagnostik in Pädagogik und Gesellschaft,* Heft 25/2000. – S. 29–43.

GRUSCHKA, ANDREAS / DENECKE, WOLFGANG / HEINRICH, MARTIN / POLLMANNS, MARION (2005): Bürgerliche Kälte und Gesellschaft. Entwurf eines Forschungsprojektes, http://publikationen.ub.uni-frankfurt.de/frontdoor/index/index/docId/4071 (Letzter Zugriff: 7. 11. 2015).

GRUSCHKA, ANDREAS (2011): *Verstehen lehren. Ein Plädoyer für guten Unterricht.* Reclam Verlag, Stuttgart.

GRUSCHKA, ANDREAS (2015): Wozu Negative Pädagogik?; in: DAMMER, KARL-HEINZ, VOGEL, THOMAS, WEHR, HELMUT (HRSG.) (2015): *Zur Aktualität der Kritischen Theorie in der Pädagogik.* Springer Verlag, Heidelberg. – S. 37–51.

HÄUSLER, EVELINE (HRSG.) (2015): *Profession Pflege, Entwicklungen und Herausforderungen.* Verlag Wissenschaft und Praxis, Sternenfels.

HAROLD, BARBARA (HRSG.) (2012): *Vorbereitet für die Zukunft? Aktuelle Herausforderungen in der praktischen Pflegeausbildung.* Facultas Verlag, Wien.

HEINRICH, MARTIN (1999): Zum Stand einer Theorie der Ontogenese Bürgerlicher Kälte Oder: »Wie man kalt wird« (Teil 3); in: *Pädagogische Korrespondenz. Zeitschrift für kritische Zeitdiagnostik in Pädagogik und Gesellschaft,* Heft 24/1999. – S. 5–31.

Heinrich, Martin (2000): Was tun? Zur Diskontinuität von moralischem Wissen, moralischem Urteil und moralischem Handeln; in: *Pädagogische Korrespondenz. Zeitschrift für kritische Zeitdiagnostik in Pädagogik und Gesellschaft,* Heft 25/2000. – S. 58–71.

Heinrich, Martin (2001): *Alle, Alles, Allseitig. Studien über die Desensibilisierung gegenüber dem Widerspruch zwischen Sein und Sollen der Allgemeinbildung.* Büchse der Pandora Verlags GmbH, Wetzlar.

Hochschule Ludwigshafen am Rhein (2014): Modulhandbuch Bachelorstudiengang Pflegepflegepädagogik. http://www.hs-lu.de/studium/bachelor/pflegepaedagogik.html (Letzter Zugriff: 5. 11. 2015).

Hochschule Ludwigshafen am Rhein (2013): Modulhandbuch Bachelorstudiengang Pflege Dual. http://www.hs-lu.de/studium/bachelor/pflege-dual.html (Letzter Zugriff: 5. 11. 2015).

Höflinger, Laura (2015): Wir sind nur noch Pflegeroboter; in: *Spiegel,* Heft 44/2015. – S. 120–122.

International Council of Nurses (ICN) (2014): *ICN-Ethikkodex für Pflegende.* https://www.oegkv.at/fileadmin/user_upload/International/DBfK-ICN-Ethikkodex_fuer_Pflegende-print-final2014__2_.pdf (Letzter Zugriff: 3. 11. 2015).

Isfort, Michael/Weidner, Frank u. a. (2010): *Pflegethermometer – Eine bundesweite Befragung von Pflegekräften zur Situation der Pflege und Patientenversorgung im Krankenhaus.* herausgegeben von: Deutsches Institut für angewandte Pflegeforschung e.V. (dip), Köln. – Online verfügbar unter http://dip.de (Letzter Zugriff: 3. 11. 2015).

KAAG, NADINE/MEINHARDT, SABRINA (2014): Coolout in der stationären Altenpflege – Was macht man, wenn man sich nicht schneller beeilen kann?. Unveröffentlichte Bachelorarbeit, Hochschule Ludwigshafen am Rhein – Fachbereich Sozial- und Gesundheitswesen, Ludwigshafen am Rhein.

KERSTING, KARIN (1999): Coolout im Pflegealltag; in: *Pflege und Gesellschaft,* Jg. 4, Heft 3/1999. – S. 53–60.

KERSTING, KARIN (2008): ›Kluge Konzepte‹ zur Verbesserung der Situation in der Pflege oder: Zur Perspektive einer kritischen Pflegewissenschaft (Editorial); in: *Pflege. Die wissenschaftliche Zeitschrift für Pflegeberufe,* Jg. 21, Heft 1/2008. – S. 3–5.

KERSTING, KARIN (2010): Interviewtranskript und Auswertung, Pflegepädagoge Altenpflege. Unveröffentlichtes Manuskript, Hochschule Ludwigshafen am Rhein – Fachbereich Sozial- und Gesundheitswesen, Ludwigshafen am Rhein.

KERSTING, KARIN (2011): Vom emphatischen Bildungsanspruch und seiner Unterwanderung: Berufliche Hochschulbildung und Professionalisierung der Pflegeberufe vor dem Hintergrund der Kältestudien; in: Ethik und Gesellschaft, ökumenische Zeitschrift für Sozialethik, Heft 1/2011. – Online verfügbar unter http://www.ethik-und-gesellschaft.de/mm/EuG-1-2011_Kersting.pdf (Letzter Zugriff: 20. 11. 2014).

KERSTING, KARIN (2012): Anspruch und Wirklichkeit in der praktischen Ausbildung: Studien zur moralischen Desensibilisierung; in: HAROLD, BARBARA (HRSG.) (2012): *Vorbereitet für die Zukunft? Aktuelle Herausforderungen in der praktischen Pflegeausbildung.* Facultas Verlag, Wien. – S. 50–74.

KERSTING, KARIN (2013): *»Coolout« in der Pflege. Eine Studie zur moralischen Desensibilisierung.* 3. Auflage, Mabuse Verlag, Frankfurt. – dritte Auflage von KERSTING, KARIN (2002): *Berufsbildung zwischen Anspruch und Wirklichkeit. Eine Studie zur moralischen Desensibilisierung im Pflegealltag.* Hans Huber Verlag, Bern u. a.

KERSTING, KARIN (2014): Im Kälte-Modus. Neue Studien zum Coolout in der Pflege: Die Situation der PraxisanleiterInnen; in: *Pflegezeitschrift*, Jg. 67, Heft 8/2014. – S. 486–491.

KERSTING, KARIN (2015): Die Coolout-Studien in der Pflege – eine Analyse des unauflösbaren Widerspruchs in den Anforderungen an Pflegende; in: HÄUSLER, EVELINE (HRSG.) (2015): *Profession Pflege, Entwicklungen und Herausforderungen.* Verlag Wissenschaft und Praxis, Sternenfels. – S. 103–127; zitiert als 2015a.

KERSTING, KARIN (2015): Bürgerliche Kälte in der beruflichen Bildung – Strukturelle Bedingungen und Reaktionen von Lehrern. Eine Analyse aus der Pflegepädagogik; in: DAMMER, KARL-HEINZ/ VOGEL, THOMAS/WEHR, HELMUT (HRSG.) (2015): *Zur Aktualität der Kritischen Theorie in der Pädagogik.* Springer Verlag, Heidelberg, S. 255–276 (Zitiert als 2015b).

KERSTING, KARIN (2015): Das Phänomen »Coolout« in der Pflege – bedeutsam auch für Hebammen?; In: Die Hebamme, Jg. 28, Heft 3/2015. – S. 154–156; zitiert als Kersting 2015c.

KEXEL, CHRISTOPH/KOHLSTEDT, KRISTIN (2015): Kompetenzen in der Pflege. Handlungsfähigkeit in einem Berufsfeld mit widersprüchlichen Anforderungen. Unveröffentlichte Bachelorarbeit, Hochschule Ludwigshafen am Rhein – Fachbereich Sozial- und Gesundheitswesen, Ludwigshafen am Rhein.

Körner, Christina (2013): *Zwischen Anspruch und Wirklichkeit. Eine Qualitative Studie zum subjektiven Alltagserleben von Praxisanleitern der Akutpflege.* Diplomica Verlag, Hamburg.

Kleemann, Frank / Krähnke, Uwe / Matuschek, Ingo (2013): *Interpretative Sozialforschung: Eine Einführung in die Praxis des Interpretierens.* 2. Auflage, Springer Verlag, Wiesbaden.

Klinikum Ludwigshafen (2014): Leitbild. http://www.klilu.de/content/unternehmen/leitbild/index_ger.html (Letzter Zugriff: 4.4.2016).

Krankenhaus Hetzelstift Neustadt/Weinstrasse (2014): Unser Leitbild. http://www.hetzelstift.de/unserklinikum/leitbild-traeger/unser-leitbild (Letzter Zugriff: 4.4.2016).

Kultusminister des Landes Nordrhein-Westfalen (Hrsg.) (1972): *Kollegstufe NW, Strukturförderung im Bildungswesen des Landes Nordrhein-Westfalen.* Schriftenreihe des Kultusministers, Aloys Henn Verlag, Düsseldorf. – Heft 17, Februar 1972.

Kutscha, Günter (2009): Bildung im Medium des Berufs? Ein kritisch-konstruktiver Beitrag zur Auseinandersetzung mit der bildungstheoretischen Grundlegung der Berufs- und Wirtschaftspädagogik durch Herwig Blankertz unter besonderer Berücksichtigung neuerer Beiträge zur Theorie der beruflichen Bildung; in:
Lisop, Ingrid / Schlüter, Anne (Hrsg.) (2009): *Bildung im Medium des Berufs? Diskurslinien der Berufs- und Wirtschaftspädagogik.* GAFB, Frankfurt am Main. – S. 13–36.

Landespflegerat Baden-Württemberg (2014): Befragung zur Situation der Praxisanleitung in der Pflege in Baden-Württemberg. http://www.lpr-bw.de/pdf/2014_3009_Praesentation_V14.pdf (Letzter Zugriff: 12.8.2015).

LINSEISEN, ELISABETH/UZAREWICZ, CHARLOTTE (2013): *Aktuelle Pflegethemen lehren.* Lucius & Lucius Verlagsgesellschaft, Stuttgart.

LIESSMANN, KONRAD PAUL (2006): *Theorie der Unbildung. Die Irrtümer der Wissensgesellschaft.* Paul Zsolnay Verlag, Wien.

LEMPERT, WOLFGANG (2006): Berufliche Sozialisation und berufliches Lernen; in: ARNOLD, ROLF/LIPSMEIER, ANTONIUS (HRSG.) (2006): *Handbuch der Berufsbildung.* 2. aktualisierte und erweiterte Auflage, Springer Verlag, Heidelberg. – S. 413–420.

LÖSER-PRIESTER, INGEBORG (2002): *Pflegetheorien und ihre Auswirkungen auf die Pflegepraxis.* Kaiserswerther Diakonie, Düsseldorf; Evangelische Fachhochschule Ludwigshafen, Ludwigshafen am Rhein. – Studienbrief.

LÖW, MATTHIAS/SIEBENBORN, TIMO/SPINGLER, TINA (2008): »Und die Moral von der Geschicht …« – Lehrende in der Pflege zwischen Anspruch und Wirklichkeit. Unveröffentlichter Forschungsbericht, Hochschule Ludwigshafen am Rhein – Fachbereich Sozial- und Gesundheitswesen, Ludwigshafen am Rhein.

MAMEROW, RUTH (2013): *Praxisanleitung in der Pflege.* 4. aktualisierte Auflage, Springer, Heidelberg.

MENSDORF, BIRTE (2010): *Schüleranleitung in der Pflegepraxis. Hintergründe, Konzepte, Probleme, Lösungen.* 4. Auflage, Kohlhammer Verlag, Stuttgart.

MINISTERIUM FÜR SOZIALES, ARBEIT, GESUNDHEIT UND DEMOGRAFIE DES LANDES RHEINLAND-PFALZ (1998): Landesverordnung zur Durchführung des Landesgesetzes über die Weiterbildung in den Gesundheitsfachberufen (GFBWBGDVO) vom 13. Februar 1998. http://msagd.rlp.de/fileadmin/masgff/menschenpflegen/Landesgesetze/14_Durchf%C3%BChrungsverordnung_zum_Weiterbildungsgesetz_Gesundheitsfach.pdf (Letzter Zugriff: 5.11.2015).

MINISTERIUM FÜR SOZIALES, ARBEIT, GESUNDHEIT UND DEMOGRAPHIE DES LANDES RHEINLAND PFALZ (2005): Rahmenlehrplan und Ausbildungsrahmenplan für die Ausbildung in der Gesundheits- und Krankenpflege und Gesundheits- und Kinderkrankenpflege. http://msagd.rlp.de/fileadmin/masgff/soziales/Pflege/2013_Bericht_aus_der_Pflege1.pdf (Letzter Zugriff: 6.11.2015).

MINISTERIUM FÜR GESUNDHEIT, SOZIALES, FRAUEN UND FAMILIE DES LANDES NORDRHEIN-WESTFALEN (2003): Ausbildungsrichtlinie für die staatlich anerkannten Kranken- und Kinderkrankenpflegeschulen in NRW. – zitiert als Ausbildungsrichtlinie NRW 2003.

MÖGLICH, CHRISTINE / PEUKERT, KARINA / ROOS, INGRID / SOHNS-BÖTTCHER, CLAUDIA (2009): Wie verarbeiten Praxisanleiter im Rahmen der Betreuung des Pflegeschülers alltägliche moralische Konfliktsituationen?. Unveröffentlichter Forschungsbericht, Hochschule Ludwigshafen am Rhein – Fachbereich Sozial- und Gesundheitswesen, Ludwigshafen am Rhein.

OEVERMANN, ULRICH U.A. (1979): Zur Methodologie einer objektiven Hermeneutik und ihre allgemeine forschungslogische Bedeutung in den Sozialwissenschaften; in: SOEFFNER, HANS-GEORG (HRSG.) (1979): *Interpretative Verfahren in den Sozial- und Textwissenschaften.* J.B. Metzlersche Verlagsbuchhandlung, Stuttgart. – S. 352–433.

OEVERMANN, ULRICH (1986): Kontroversen um sinnverstehende Soziologie. Einige wiederkehrende Probleme und Mißverständnisse in der Rezeption der ›objektiven Hermeneutik‹; in: AUFENANGER, STEFAN/LENSSEN, MARGRIT (HRSG.) (1986): *Handlung und Sinnstruktur.* Kindt Verlag, München. – S. 19–83.

OEVERMANN, ULRICH (1999): Zur Sache. Die Bedeutung von Adornos methodologischem Selbstverständnis für die Begründung einer materialen soziologischen Strukturanalyse; in: FRIEDEBURG, LUDWIG VON/HABERMAS, JÜRGEN (HRSG.) (1999): *Adorno-Konferenz 1983.* 3. Auflage, Suhrkamp, Frankfurt am Main. – S. 234–289; zitiert als Oevermann 1999a.

OEVERMANN, ULRICH (1999): Theoretische Skizze einer revidierten Theorie professionalisierten Handelns; in: COMBE, ARNO/HELSPER, WERNER (HRSG.) (1999): *Pädagogische Professionalität.* 3. Auflage, Suhrkamp Verlag, Frankfurt am Main. – S. 70–182; zitiert als Oevermann 1999b.

OLBRICH, CHRISTA (HRSG.) (2009): *Modelle der Pflegedidaktik,* Urban & Fischer Verlag, München.

OLBRICH, CHRISTA (2009): Kompetenztheoretisches Modell der Pflegedidaktik; in: OLBRICH, CHRISTA (HRSG.) (2009): *Modelle der Pflegedidaktik.* Urban & Fischer Verlag, München. – S. 63–85.

OLBRICH, CHRISTA (2009): Kompetenzorientierte Praxisanleitung, in: OLBRICH, CHRISTA (HRSG.) (2009): *Modelle der Pflegedidaktik,* Urban & Fischer Verlag, München. – S. 123–134.

QUERNHEIM, GERMAN (2004): *Spielend anleiten und beraten. Hilfen zur praktischen Pflegeausbildung.* 2. Auflage, Urban & Fischer Verlag, München.

QUERNHEIM, GERMAN (2013): *Spielend anleiten und beraten. Hilfen zur praktischen Pflegeausbildung.* 4. Auflage, Urban & Fischer Verlag, München.

REBLE, ALBERT (1989): *Geschichte der Pädagogik.* 15. neu bearbeitete Auflage, Klett-Cotta Verlag, Stuttgart.

REICHERTZ, JO (1995): Die Objektive Hermeneutik – Darstellung und Kritik; in: KÖNIG, ECKARD / ZEDLER, PETER (HRSG.) (1995): *Bilanz Qualitativer Forschung, Band II: Methoden.* Deutscher Studien Verlag, Weinheim. – S. 379–423.

SCHRÖCK, RUTH (1995): Zum moralischen Handeln in der Pflege, in: *Pflege,* Band 8, Heft 4/1995. – S. 315–322.

SOEFFNER, HANS-GEORG (HRSG.) (1979): *Interpretative Verfahren in den Sozial- und Textwissenschaften.* J.B. Metzlersche Verlagsbuchhandlung, Stuttgart.

SUTTER, HANSJÖRG (1997): *Bildungsprozesse des Subjekts. Eine Rekonstruktion von Ulrich Oevermanns Theorie- und Forschungsprogramm.* Westdeutscher Verlag, Opladen.

TIMMERBERG, VERA (1999): Zur Ontogenese bürgerlicher Kälte im Normbereich der Allgemeinbildung. Unveröffentlichte Diplomarbeit, Universität Gesamthochschule Essen.

VER.DI (2012): Ausbildungsreport Pflegeberufe 2012. https://gesundheit-soziales.verdi.de/++file++512ef83e6f684471a20002a0/download/ Ausbildungsreport Pflegeberufe 2012 (Letzter Zugriff: 12.8.2015).

ver.di (2015): Zusammenfassung Ausbildungsreport Pflegeberufe. https://gesundheit-soziales.verdi.de/berufe/pflegeberufe/++co++b-7b6aa72-e449-11e5-855a-525400438ccf (Letzter Zugriff: 4.4.2016).

Wittneben, Karin (2009): Kernelemente einer kritisch-konstruktiven Pflegelernfelddidaktik; in: Olbrich, Christa (Hrsg.) (2009): *Modelle der Pflegedidaktik,* Urban & Fischer Verlag, München. – S. 105–121.

Zedler, Peter (Hrsg.) (1995): *Bilanz Qualitativer Forschung, Band II: Methoden.* Deutscher Studien Verlag, Weinheim.